私の精神障害リハビリテーション論

蜂矢英彦
Hachiya Hidehiko

金剛出版

まえがき

齢九〇歳、卒寿にして思いがけなく著書を世に出すこととなった。そろそろ我が人生も卒業近し、と思っていたから、いささか不思議な感じである。なにしろ傘寿からしばらくは机に向かうことも難しい不健康状態が続き、寝転んで文庫本を眺めＤＶＤを視聴することくらいしか出来なかったのだが、薬石効あってか八〇歳代後半から短時間ながら机に向かうこともできるようになった。

そんなころ、たまたま日本評論社から「私を変えたできごと」と題する原稿執筆の勧めがあり、記憶だけを頼りに「戦後精神科医療の黎明期を生きて」と題する一文を書いたところ、旧知の金剛出版編集部から「これを芯にして本を作ろう」という有難い申し入れがあり、かくして「著書出版」の運びになったという次第である。無為閉居の状態から生き返って間もない私にとっては望外の話である。

とはいえ、最近のものは第一部の回顧談と最後尾の座談会だけで、中味は二〇世紀中に書きためたものばかり。まことに新味に乏しいと我ながら恥ずかしく思っている。しかし、わが国の精神障害リハビリテーションに関する二〇世紀後半の動向を眺めるのに、多少は役立つ論考ではあると思うので、各章の「まとめ」を補足して一冊とした。

動作緩慢・思路弛緩の老骨を相手に、座談会のために我が家まで足を運んでくださった精神障害者リハビリテーション学会前副会長の寺谷隆子さんと現理事の栄セツコさんのお二人、並びに根気よく一冊の本にまとめていただいた金剛出版編集部の中村奈々さんには、こころからお礼を申し上げたい。

二〇一五年一二月五日

目次

第一部　戦後精神科医療の黎明期から沖縄体験まで

一　戦後精神科医療の黎明期を生きて

統合失調症のひろば四号（二〇一三）
世田谷さくら会会報（二〇一四）

はじめに

大正生まれの私は今や米寿を過ぎ、最後の徴兵検査を受けた戦中派である。学徒出陣した文科系同期生中六名は戦死。学校や職場の同期生の八割近くはもはやこの世にいない。生き残りの大半も癌や脳梗塞などと苦闘中である。私自身、身体も頭も故障だらけだが、平地ならばなんとか歩けるし、文庫本の活字も拾える。難しい学説などは無理だが、この『統合失調症のひろば』なら私でも楽しく（ときに息苦しく！）読める。

さて、こんな老骨に編集部から〈特集：私を変えた出来ごと〉への執筆の勧めがきた。臨床の現場を離れてはや一〇年、専門誌もほとんど「積ん読」だけの私。一世代若い委員諸侯が編集する本誌に役立つものが書けるかどうか甚だ怪しいが、迷ったあげく今の私を形づくった「昔のできごと」の回顧ならば、と腹を括った。以下

一．肺結核による挫折体験（障害の受容へ）
二．松沢病院の研究生体験（リハへの目覚め）
三．家族会との交流体験（当事者への共感）
四．沖縄派遣医体験（地域活動への開眼）

どれも一九五〇～六〇年代の古い話題だが、どだい人間が古いのだからご勘弁いただく。

一　挫折体験に学ぶ――障害の受容へ

話は六五年前にさかのぼる。千葉医大を卒業し、インターン生として臨床各科の実習に回り始めたとたんに、私は肺結核で大学病院に入院となってしまった。九人制バレーボールの大学リーグでは二部の最下位という弱体ながら、関東医大リーグでは最強チームの一員。体力には自信があるつもりだったが、レントゲン写真ではまぎれもない肺結核。ただちに入院治療を指示された。排菌していたのだから当然の話だ。スポーツと学生運動の両方で、無理が重なったすえの発病だから、まぁ自業自得である。

戦後まもない当時の治療法は「気胸」だけ。しかし数回試みたところで肋膜炎を併発して気胸もだめ。あとは大気安静療法しかないと宣告されて、半年後には、近くに結核療養所がある湘南海岸の自宅に退院した。でも監督者がいないと規則正しい自宅療養はむずかしい。まもなく毎夜、明け方に悪寒戦慄に襲われ、高熱と激しい咳で食事も摂れなくなった。乾酪性肺炎である。

このとき、生命の危機を救ってくれたのが当時の新薬ストレプトマイシン。まだ一般に流通する前のことだったが、ひと足先に医者になっていた双生児の兄が、勤務先の病院を通じて入手してくれた。新米医師の指示による五日間の連続注射で高熱はたちまち落ち着き、咳もとまって食事も摂れるようになった。

その後、あらためて本格的治療をめざして母校分院の結核病棟に入院。ストマイ・パス・ヒドラジッド三者併用療法でひとまず病状はおさまった。もっとも退院後はしばらく寝たり起きたりの暮らしを強いられ、医師国家試験を受けたのはそれから二年も後のことになった。この間に同期生どころか後輩まで医者になってしまい、病人としては気が焦るばかりであった。

都合三年半に及ぶこの療養生活から私が学んだのは、命拾いした以上、今後は分相応に生きようという覚悟であった。肺活量はもとの五〇〇〇ccから半減し、入浴しただけでも疲労困憊するほど体力はガタ落ちであった。

このような患者の覚悟の仕方をリハビリテーション医学の世界では「障害の受容」と呼んでいる。私も二〇年後になって学んだことである。私の最初の「障害の受容」体験は進路の変更。健康時には体力を必要とする外科系志望だったが、療養しつつでも学べる場はないものかと模索したすえに選んだのは「患者とともに歩める道」。例えば結核、ハンセン病、精神病などの療養所である。この中でまだ治療薬がなかったのが精神病だったから、これからの一生をこの難病患者と付き合っていこうというのが、当時の私の結論であった。

「障害の受容」と一口で表現すると簡単に聞こえるが、当の本人にとっては大事業だ。誰でもはじめは絶望感にさいなまれる。私は運よく〝ストマイ〟という薬で救われたが、後遺症は残るし、学生時代につちかってきた積極的な生き方もいったんはあきらめて、より負担の少ない別の道を選ばなければならない。

四半世紀後、私は聴衆の求めに応じて、しばしば障害の受容を話題にしてきたが、援助側の職員のほとんどがすぐに理解するのに反して、患者会などではときに坐がしらけたものであった。自尊心を傷つけられるから当然だろう。同僚の村田信男君は、この障害論をさらに発展させ、患者本人の受容にとどまらず、患者を支える治療者や家族も含めて周囲も障害を受容することが必要と論じた。「障害の相互受容」である。幸い私の両親は、私が医師免許を取得してもすぐには経済的自立のできないことを了解してくれた。

さて、将来どこで働くにせよ、まず精神科治療の基本を学ぶ必要がある。学ぶとすれば精神科専門の病院でしかない。東京生まれ東京育ちの私が、少年時代からその存在を知っていたのは東京都立松沢病院、ここで学びたいと考えた私は、伝手を頼って松沢病院の門を叩いた。病気あがりのくせに図々しい話である。しかし幸いにして院長の林暲先生は「見学生」でなら、と受け入れてくれた。精神科医の誕生である。

二　研究生体験から学ぶ――リハビリテーションへの目覚め

松沢病院には、見学生として隔日に出勤という、いわば半人前の勤務から始めたのだが、働き出してみると、病み上がりの私の体力も思いのほか早く回復。三カ月後には毎日通勤できるようになった。

この間に衝撃的な経験もしている。先輩研究生の案内で各病棟を見学して歩いたとき、男子の閉鎖病棟で、小・中学校時代に旧知の先輩の、見る影もない姿に出会ったことである。小学校から中学まで一級上で学業成績は常に首席、運動会で走ればトップ、中学一年で剣道初段、いつも級長と輝いていた先輩だが、はからずも一二年後に閉鎖病棟で出会ったときにはどうみても「廃人」、聞けばロボトミーを受けてからの姿だという。

さて、毎日出勤できるようになってから、最初に与えられた勤務場所は女子の閉鎖病棟、患者のほとんどは統合失調症の慢性患者であった。患者の一部は廊下をゆらゆらと徘徊していたが、大多数は廊下や大部屋のすみっこに蝋人形のように立つかうずくまるかして、食事と排泄のとき以外は終日定位置を動かない。統合失調症のひろばの第一号巻頭で編集協力者の中井久夫さんがインターン時代の思い出として描いたような情景である。その時よりさらに七年も前であったから、中井さんの描写以上に衝撃的なものだった。

病棟担当医の臺弘先生が私に指示されたのは、百人からの患者の名前をただちに覚え、毎日散歩に連れだしなさい、というものだった。素直な新人の私はその指示に従って、毎朝彼女たちひとりひとりに声をかけ、午前中から病棟外の散歩に連れ出した。すると病棟内では暗くて硬い表情のまま口もきかない彼女たちの中に、戸外では思いがけなく笑顔を見せる人や、ボール投げに応ずる人さえでてきた。

閉鎖病棟の患者を開放的に扱えば、病院から逃げ出す人もでてくる。小遣金も持たずに病院を出て、新宿まで行ったところで交番に保護された患者を迎えに行ったことがある。病棟内ではなかなか面接に応じない人だったが、病院に帰る車の中では「ごめんなさい」と謝るほど素直な態度。そこで私も、なかなか面会にこない「家族との連絡」を約束し、外泊まで実現した。一見蝋人形様で接近しづらい慢性患者でも、話せば分かることを研究生として実感したものだが、臺先生の最初の感想は「ほう、君とは話が通じたのかね」であった。私の下手な感想よりも、精神科医の堀内秀さん（作家なだいなだ）の小説、「君はくじらを見たか」（NOVA出版）を一読されたい。久里浜病院勤務時代の経験にもとづく小説に、似たような挿話があった。

さて、当時の松沢病院では、天気のよい日のグラウンドには、いつも何組かの他の病棟からの患者グループの姿があり、活発な患者たちはバレーボールやフォークダンスに興じたりしていた。この場面で印象に残っているのは、患者グループに積極的に働きかけている看護職員たちの明るく楽天的な姿勢であった。

まだ薬物療法が登場する前の一九五三年に松沢病院では「遊び治療」「作業療法」が積極的に行われはじめて三年目になっていた。この活動を主導していた医師の中心は江副勉（後の松沢病院長）・臺弘（後の東大教授）両先生ら厳しい南方戦線から生還した四〇歳代前半の医長。若い研究生は両先輩に大きな影響を受けた。私は良い時期に入局したわけだ。

当時の働きかけの効果は、今から振り返れば微々たるものだったが、間もなく導入された薬物療法とあいまって目覚ましい効果を発揮し、やがて病棟の開放化や社会復帰活動へと発展する。「難治患者とともに歩む」というやや消極的な将来を思い描いて精神科を選んだ私だったが、松沢病院全体にみなぎる熱気とこの数年間の活気に満ちた変化に影響されて「リハビリテーション活動こそ私が進むべき将来の道」と考え始めていた。

三　家族会との交流体験——当事者への共感

研究生生活も三年目に入ったとき、副院長から「今後は正規の医局員で」と告げられた。実は直前に都庁の衛生管理課で何度も胸部断層撮影をされており、現在の私の健康状態や行状では正式入局など無理かと案じていたので、内心ヤレヤレとひと安心した。

なにしろ精神科治療の基本を学び、それなりの職場へ紹介してもらえればと暢気《のんき》に構えていた病み上がり研究生の私がやったことといえば遊び関連ばかり。例えば、職員と開放病棟患者による合唱団づくり、女子職員並びに開放病棟患者の九人制バレーボールチームの編成とそのコーチ、患者の投稿原稿による文集づくり等々である。なかには元総婦長のナイチンゲール賞受賞式典に際して職員・患者の混成四部合唱「歓喜の歌」を指揮し、病院行事を盛り上げるのにいくらか貢献はしたけれど、最初に発表して印刷になったのが臨床栄養誌連載の「音楽療法」という雑文。学会発表などは五年もたってからであった。

正規の医局員になると同時に、病院近くの建売分譲住宅が当たったのを機に転居し、一応医者としての仕事に専念したが、休日には開放病棟の患者や退院患者たちが気楽に訪ねてきたものである。リヤカーでつつじの苗木を運んで庭に植えてくれた園芸班の患者とか、日曜日のたびに芝刈りにきてくれる開放病棟患者もいた。やがて退院していった元遊び仲間の患者の中には、長年にわたって年賀状を欠かさず、四〇数年後に細君や老人施設職員からその死亡を知らされたという人もあった。

もちろん病棟を担当してからは、医者としての仕事にも精を出した。ある年度には半年かけて女子閉鎖病棟の開放化に取り組んだし、準保護病棟と呼ばれた喧嘩や争いの多い男子の閉鎖病棟では、看護職員とともに病棟ぐるみの軽作業班を組織し、私も参加して病院内の草取りを励行し、荒々しかった病棟の雰囲気をなごやかに変えられた年もあった。

短期入院治療病棟を担当した六〇年代半ばには、すでに薬物療法が効果を発揮しはじめていたので、退院促進のために家族会を開催しはじめた。担当医としては、一種の家族教室と位置づけていたが、やがて積極的な家族を中心に「独自の集まり」が計画されはじめた。まさに家族の手になる家族会である。

一九六〇年前後の動向を「松沢病院一二〇年記念誌」の年表で見ると、多少とも私が関わりをもった事柄として、五七年患者自治会発足、五九年改築方針決定ならびに病院問題研究会発足、六一年レクリエーション委員会発足、六四年ライシャワー大使刺傷事件にひきつづく緊急会議、夜間・休日の精神衛生鑑定、六五年家族会発足という具合に激動の時代が続いたが、私が主役を演じたのはレク委員会の運営と家族会相談役くらいのもので、他の問題ではその他おおぜいの脇役であったといえよう。

六四年三月のライシャワー大使刺傷事件をきっかけとして、精神科医療関係者や患者家族のあいだに巻き起こった精神衛生法改悪反対運動は、同年五月の精神神経学会総会のシンポジウムに結集され、昭和大学烏山病院家族会の石川正雄さんが全国の家族を代表して発言し、聴衆に多大な感銘を与えた。これを機に家族会活動は全国的に広まっていった。残念なことに石川さんは七月に急逝されたが、その遺志を継いだ形で家族会は、全国組織の結成に向けて活動を展開、翌六五年九月四日には全国から家族・支援者五〇〇名余りが東京・安田生命ホールに参集して、結成大会が開かれた。

東京都内でも烏山病院に続いて都立松沢・梅が丘・国立武蔵、私立の吉祥寺・多摩病院などに病院家族会が、つづいて病院家族会員の地域保健所をまきこんだ活動によって、世田谷・杉並・中野・目黒・台東・荒川・足立の各区や調布・府中・青梅・昭島などに地域家族会がつぎつぎと組織された。これらの家族会の連合体として、六八年には東京都家族会連合会（都連・通称東京つくし会）が組織されたのである。

松沢病院の新入院患者病棟で家族会の相談役を務めた私は、江副院長の指示で病院全体の家族会（松の実会）の世話役に、さらに都連の顧問医師も担当することとなった。

都連初代会長の山川嘉一さんはたいへんな活動家で、全家連の副会長も兼ねておられる一方、地域家族会の組織も積極的に進めておられたが、残念なことに道半ばにして病没された。その後は高山秋雄さん・森崎重夫さん・村田新平さん・山本廉さん、そして六代目の中村友保さんへと引き継がれていった。山川さんは松の実会の会長でもあったから、私との交流が深かったのは当然だが、歴代の会長さんの中では、地元の家族会でもあったので、世田谷さくら会会長の中村さんとの交流がもっとも長く、創立一〇周年・二〇周年の節目ごとに招かれた。その際の講演会の写真や講演記録なども、私の手元に残っている。

大正九年に建てられてから四〇年以上たっていた松沢病院の改築計画にともない、美濃部都知事が視察に来訪したときには、知事と家族会役員の対話に先立って私が家族会の成り立ちを説明し、役員諸氏の紹介もした。それから五年後に開設された都立世田谷リハビリテーションセンターは、このときの対話から生まれたものである。

美濃部都知事は開設まもない一九七二年一二月に世田谷リハビリテーションセンターに視察に来られたが、「東京つくし会三〇年史」に収録されている写真（初代所長の私が美濃部都知事を案内している情景）は、中村友保さんの撮影によるものである。

さて、東京つくし会の顧問医ともなれば、役員諸氏の病院外での勉強会にもつきあうことになり、会議後の宴会まで同席したものだが、病院外・時間外の付き合いでは、治療医—患者家族の枠をこえて本音で語り合う仲にもなっていった。家族会のリーダーには社会経験豊な方もおられたので、病気の治療に関する問題を除けば、世間の狭い私などはおおいに啓発されたものである。

病院家族会の働き手が、それぞれの居住地で共同作業所をつくり始めたことにも驚かされた。退院してもすぐには自立できないレベルの患者を集めて、やがて売り物になるほどの製品化を進めるほどの積極性などは、病院家族会での対応だけでは目に見えない、家族のもつ底力であった。

以来四〇年を経た今日、当時交流していた私より年長の幹部諸氏はすべて亡くなり、今でも文通しているのは都連二代目会長だった高山秋雄さんただ一人になってしまったが、地域家族会の中には世田谷さくら会や中野たんぽぽ・ひまわり会、荒川めぐみ会など、会長が替わった今日まで、四〇年にもわたって機関紙などを定期的に送ってくださる家族会などが幾つもあり、交流は今もなお続けられている。

四　沖縄派遣医体験――地域活動への開眼

一人前の精神科医になってから、一〇数年後に「私を変えたできごと」の最大のものは、本土復帰前の「沖縄派遣医」体験である。

同じ職場に一〇年以上も働き続けていると、とくに努力しなくても毎日の仕事はほぼ無難に進んでいくので、緊張感が薄れてくる。私はすでに中堅医師の仲間入りをしていたが、実は将来何をなすべきか、展望をもてずにいた。沖縄派遣医の話は、惰性に流されかけていたこの時期に江副院長から声をかけられたもので、私は一も二もなく引き受けるとともに、ただちに文献を漁り始めた。目が覚めたのである。

本土復帰前の沖縄精神科医療については、松沢病院からも加藤伸勝さん、岡田靖雄さんが参加した調査資料はあったが、実践報告はきわめて少なかったから、私は入手できるものはそのほとんどに目を通すなど積極的に準備を進めていった。

一九六七年暮れから六八年春にかけてのわずか三カ月の短期間ではあったが、琉球政府立宮古病院を拠点に、先島（宮古・八重山群島）で働いた経験は、大都市の大型精神科病院での仕事しか知らなかった私にとってきわめて刺激的なものであった。

那覇空港から市の中心部に向かう道路の両側は金網で囲われた米軍基地。戦後すでに二〇年以上たっていたが、沖縄が当時もなお米軍の統治下にある現実を見せつけられた。

私は当初、沖縄の現状を見渡せるよう本島内での勤務を望んでいたが、与えられた勤務地は宮古島。しかし実はかえって幸いであった。那覇市内では街を歩けばいやでも米兵と行き逢うが、宮古島内ではまず見かけない。三カ月間心おきなく本務に専念できた。

宮古病院に精神病棟が設置されたのは一九六七年二月。先島人口一二万人に対して精神病棟は宮古病院の僅か五〇床、精神科医は派遣医がただ一人だけ。まず五〇床のうち一〇床が保護室といういびつな構造に驚かされたが、前年までの調査で私宅監置（座敷牢）患者が宮古に一四人、八重山に一二人も発見されていたのだからやむをえまい。他に沖縄本島の精神科病院に入院中の患者が七五人、在宅未治療患者が一〇〇人以上と聞けば、容易ならざる状況であることは直ちに分かった。

監置患者の大部分はすでに前任医師の手で入院となっていたが、三人目の派遣医の私もまた病棟内の治療と並行して、残る私宅監置患者や放置患者の収容と治療から仕事を始めることとなった。収容できた監置患者は統合失調症の二人。ブロック造りの頑丈な物置小屋の中で下半身糞まみれで徘徊していた男性患者は、入院後もしばらくは歩きながら大小便を垂れ流していたが、これはトイレもない小屋に六年間も監置されていたからで、病院での看護によって間もなく不潔行為はおさまった。もう一人の女性患者のほうは一五年間も監置されていたが、入院の翌日から掃除を手伝うことができ、二カ月後には模範生といわれるまでに回復していた。残る一人の知的障害らしい患者は、家族が説得に応じないため収容できなかった。東京では一九五六年三月に私が迎えに行って入院させた杉並区の私宅監置患者がたぶん最後の一人。宮古での体験はそれから一〇年後のことになる。

薬物療法が導入されてすでに十数年、本土の精神科病院（少なくとも病院精神医学会参加の病院）では、保護室の統合失調症患者のほとんどは短期間のうちに普通の病棟へ、閉鎖病棟の患者の半数は開放病棟へ、そして新入院患者の七割が半年以内で軽快退院できるという時期に入っていた。すでにさまざまなタイプの病棟での診療を経験していた一〇年選手の私にとって、宮古病院における治療はもちろんのこと、病棟の運営や看護職員の教育なども、さして困難を感ずることもなかった。

しかしそれまでの私の経験はほぼ精神科病院の医療に限られていた。地域に出て診療活動をするという発想も経験もなかった当時の私にとって、前任者の岡庭武さん（当時国立武蔵療養所）のしいた路線、宮古島内の訪問診療や石垣島への出張診療体験は新鮮だった。

三カ月間の仕事で最も強く印象に残っているのは、もちろん監置患者・放置患者の救出と収容であったが、離島の患者の訪問診療も勉強になった。石垣島から砂糖キビを運搬する小船で往復した竹富島では、寺島正吾さん（当時福岡県精神衛生センター）が前年調査に訪れた際に診療した二人の患者を訪ねたが、服薬前には畑を荒らして鼠より困るといわれていたという男性患者は、服薬によってすっかり穏やかになり、この日も畑仕事の家族にお茶を運んだりしていた。一方、服薬をかたくなに拒んでいた女性患者のほうは、話しかけても応じることなく、全く拒絶的であった。離島患者の診療は容易ではない。

このように派遣医が果たすべき責任範囲は、実は病院内の医療行為にとどまらず、先島の精神保健医療全般にわたるものだった。ここで必要なのはまさに「地域ぐるみの活動」だと実感しつつ三カ月を過ごし、その線でレポート[*注1]を提出したのだが、当時の琉球政府厚生局には派遣医にそこまで望むつもりはなかったようで、反応らしきものはなかった。

それから二〇年後の夏、宮古病院精神科では開設二〇周年記念の行事が計画され、私も初期の派遣医師として記念講演に招かれ、久しぶりに先島を訪ねることができた。かつては平屋建ての小屋に滑走路が一本、というまことにお粗末だった宮古空港は、鉄筋コンクリート二階建てでレストランまでついたまずまずの空港となり、平良市の中心部しか舗装されていなかった道路も、トライアスロンのコースとなるほど変化していた。宮古病院そのものも立派に全面改築されていた。精神科病棟も男女混合の五〇床から男女それぞれ五〇床ずつの一〇〇床に増床され、常勤の精神科医が院長以下三名という充実した陣容となっていた。

二〇年も経っていたので、さすがに顔見知りの患者は見当たるまいと思っていたら、患者のほうから声をかけられた。二〇年前に尊属殺人（父親殺し）で司法精神鑑定を担当した患者であった。鑑定留置のさいには髪はぼうぼうに伸び放題で鬚もじゃ、硬く冷たい表情だった彼が、にこやかな笑顔で声をかけてきたときには、宮古病院精神科二〇年の歳月を痛感させられた。

沖縄精神衛生協会の神山茂一さんに招かれて、沖縄本島には何度か脚を運び、その度に変貌振りを目のあたりにしていたが、先島訪問は二〇年ぶりのこと。山本和儀さん（当時宮古病院）の案内で訪れた石垣島の変化にも目をみはらされた。以前は精神科病床のなかった八重山病院も立派に新築され、三五床の精神科病棟が設置されていたが、外来患者実数が病床数の八倍にもなることに、医療職員の並々ならぬ熱意を感じたものであった。それからまた四半世紀を経た昨年、那覇市では、一三〇〇人の参加者をえて日本精神障害者リハビリテーション学会が開かれ

＊注1　派遣医としての報告の結び、「先島地区精神医療の今後の課題」は、吉川武彦（当時琉球大学教授）編「沖縄における精神衛生の歩み」（沖縄県精神衛生協会創立二〇周年記念誌一九七九年）に収録されている。

た。学会のニューズレターと新着の学会誌に掲載された大会長仲本晴男さんの大会レポートや「実践の歩みと展望」も目にすることができた。渡沖のたびに顔を合わせた神山茂一さんや島成郎さんら、仲本さんの文中に登場する故人の面影を偲びつつ、往年の派遣医としては感無量であった。

おわりに

以上が、その後の私の生き方を決定したできごとである。沖縄から帰ってきてから、私は、一〇〇〇万人を超える対象人口の東京で、病床数一一〇〇床をこえる松沢病院の中に身をおき、同僚たちに助けられていたのでは、せっかくの沖縄体験も生かせないと改めて思い始めていた。そこで三年半後に新設されたリハビリテーション施設に転進した。

ここで私は新たにOT、PSW、CPなどの多職種との連携を学ぶこともできたし、同時に社会的自立を果たしつつある当事者の自律的な活動を支援することもできた。

一九五三年から今日までの精神科医の六〇年を振り返ってみると私は、戦後のわが国精神科医療の黎明期から発展期までの、いわば登り坂の時期に、幸運にも第一線で働く機会をえられたことになる。その点では臨床精神科医冥利に尽きる。

しかし今世紀に入ってからの状況にはいささか危惧の念を覚えてもいる。ひとつは薬物療法の発展に関連して、もうひとつは精神保健行政に関連して。

もはや歴史にその名をとどめるだけの身体的治療法しかなかった精神科医療の現場に、薬物療法が華々しく登場したという印象をもつわれわれの世代は、その後効果の限界を感ずるとともに、新薬の洪水に少々戸惑いを覚えてもいる。今世紀の薬物としてリスペリドンくらいしか使用経験のない私に、現代の薬物療法を云々する資格はないが、精神科医療百年の歴史を振り返ると、新たな身体的治療法が登場した時期ほど精神障害者の処遇が後退し閉鎖的になったという厳しい事実を思い出さざるえない。今日の薬物療法の隆盛が精神障害者の処遇にプラスに反映されるよう望むものである。

ところでわが国の精神科病床数が、世界の趨勢に反してなかなか減らないという恥ずべき事実が示すように、精神保健行政もどこか時代遅れである。昨今、新聞紙面にも「精神科病床の一部を住居に転用」などという驚くべき方針が報じられている。この問題についても発言する資格はないが、今や国も都も精神障害者の高齢化を理由に積極的施策から逃げているとしか思えない。

以上の状況把握が老骨のひがみであってくれればよいのだが。

二　沖縄・先島での精神科診療の体験から

日本医事新報連載（一九六九年一～三月）

はじめに

昭和四二年一二月一五日から四三年三月一五日まで、私は日本政府派遣医師として沖縄の精神科診療にたずさわる機会をえた。

私の任地は開設まもない琉球政府立宮古病院精神科で、宮古、八重山群島、いわゆる先島（さきしま）の精神医療を一手にひきうけさせられたわけである。この間の診療・調査の結果については、前任者の岡庭武氏（国立武蔵療養所）と共同で精神医学誌上に資料として報告したし、感想の一部は地域精神医学誌上に発表した。

沖縄の医療事情全般については、すでに昨年の七月、沖縄無医地区派遣医師団長の藤江良雄氏が本誌上に報告しているし、精神衛生事情についても精神科関係の雑誌に七篇の報告を数えることができる。私は沖縄に派遣された精神科医の中の二〇番目の一人にすぎないし、これまでの一九人の先達と特別違った体験をしたわけでもなかろうと思う。それにもかかわらず重ねて体験を綴るのは、比較的医療に恵まれた地域の患者しか診たことのなかった私にとって、南の果て先島での診療の体験が強烈な印象となって残っていることと、一緒に仕事をした医療職員の何人かから、この先島の実情をひとりでも多くの人に知らせて欲しいといわれているからである。

また、少なくとも先島の精神医療については、私は三人目の精神科医であるし、先島に焦点をしぼった報告は一つもないので、これを口実にして本誌面をお借りすることにした。話が精神医学的な問題以外に及んでいるところがあるが、多少とも先島の精神医療にかかわりあいをもつと思ったからである。

一　宮古島の私宅監置

宮古島の中心地平良市の市街から南へ三粁ほどいったところに、久松という部落がある。自動車のすれ違いも難しい細い道が人家の間をくねくねと曲って、海岸に出ている。この海岸には五勇士の顕彰碑があり、宮古島の数少ない観光地の一つとされている。

日露戦争当時、沖合いをバルチック艦隊が通過するのをみつけた部落の漁師五人が、通信施設のある八重山まで「敵艦見ゆ」とはるばるサバニ（くりぶね）を漕いでかけつけ、ときの海軍省から表彰されたのを記念して建てられたものだという。

顕彰碑のあたりに立つと、海は逆光に輝き、無人の小島との間にはサバニが浮び、はるか水平線の彼方に真白な雲がちぎれとんでいて、とても冬とは思えぬ明るい眺望が開けていた。

この久松部落には、今なお私宅監置患者が残されている。二月一三日の午後、宮古保健所精神衛生係村田氏の案内で、私はこの患者を訪問してみた。おもやの並びに物置小屋がある。かなり大きなブロックの物置だが、家族に案内されて裏手に廻ってみると、中の一角が厚板で囲われており、床面に接して辛うじて食器を出し入れできるだけの小さな窓があるだけである。身をかがめて真暗な中をのぞくと、かすかに蒼白いものがみえ、臭気が鼻をつく。暗さに馴れるにつれて、それが寝ている女の顔であることが分かった。患者の名はM・S、四八才。四肢に麻痺のある精神薄弱。分かっているのはそれだけで、出入口もないこの住居では診察すべくもない。

昭和三五年に「日本残酷物語」という本が平凡社から出版された。その現代篇一の「ひきさかれた時代」第四章（岡田靖雄編）に、東京での私宅監置の実例がでている。日の当らぬ裏庭におかれた犬小屋なみの小屋に、素裸に外套一枚でねころび、大小便をたれ流していた患者K・A。この昭和三一年に松沢病院に入院した患者は、私が生まれてはじめてみた私宅監置患者であり、同時に、東京では恐らく最後の監置患者と考えられていた。宮古島での話は、それから十年以上を経た今日のことである。

沖縄の医療事情の話がまず医介補の存在からはじめられるように、精神衛生事情の報告は決ってといってよいほど私宅監置の話にはじまる。ことほどさように私宅監置は、沖縄の精神障害者のおかれた現状を象徴的に示していたのである。昭和三九年に沖縄に派遣され、沖縄のほぼ全域を調査して廻った岡庭氏は先島に二六例の監置患者を発見した。このとき、岡庭氏が発見した監置患者は五八例。人口約一二万。沖縄全体の一一・四％しか人間のいない先島に四四・八％に当る二六例の監置患者が発見されたという事実が、先島精神医療のこれまでの遅れを如実に示していたとはいえないだろうか。

昭和四二年二月、宮古病院に精神科五〇床が併設され、監置患者を優先的に収容するようにしてから、幸いにして私宅監置は激減した。今では、宮古群島内に僅か三名を残すだけで、八重山群島には一例もないといわれている。この日、三名の監置患者を訪問した私たちは、そのうち二名の患者の家族を説得して病院に入院させた。家族は、患者が騒いだり暴れたり浮浪したりするのに困り果てて監置したのだし、入院させたくてもその費用が心配で放置していたのだから、精神衛生法による措置申請の手続きを促したとき、喜んで話にのってきた。しかし、三軒の中でもっとも裕福なM・Sの家族はついに首をたてにふらなかった。出入口のない物置の片隅にすでに十四年間も監禁されていた患者は、おそらく日光にも当っていないであろうし、入浴もさせて貰えずにいるだろう。風も通らぬ暗やみの中で、暑い夏をどうして過ごしてきたのだろうか。けれども、年老いた家族は医師と名乗った私には視線も向けず、きつい口調の方言で脅かしたりすかしたりして説得する精神衛生係にも、あいまいにうなずくだけであった。沖縄の精神衛生法第三九条の保護拘束の項がある限り、この患者を病院に入院させることは困難だろう。久松海岸の冬なお明るく開けた眺望と、この閉ざされた監置患者の暗い境遇とのあまりにもきびしい対比は、今も私の胸に焼きついている。

二　監置患者のその後

S・T（四三才、男、分裂病〈以下、統合失調症〉）。この患者も、二月一三日に訪問して宮古病院精神科に入院させた監置患者の一人である。かれの住居は、小さいが一戸建の瓦ぶきの物置小屋であった。扉は鍵をかけられて開かず、光は一尺四方もない窓から射しこむだけである。名を呼ぶと、その小窓から蒼白な顔をのぞかせるが、口はきかない。訪問したときは全裸で、腰から下は糞、小便で黄色く汚れていた。

何年ぶりで入浴させて貰ったのだろうか。入院の日は、清潔な身体にこざっぱりした衣服を着けて来院した。しかし、清潔だったのは入院後一、二時間くらいのものだったろう。歩きながら小便を洩らし、ズボンが汚れても平気で歩きまわる。そのうち、大便まで廊下に落しだした。食事は手づかみで食べ、自他の区別もつかぬ有様である。何を尋ねても、何を指示しても、ただウンウンとうなずくだけで、患者は一つも理解していない。

この生活の仕方は、単に病状が悪いためばかりではなかろう。六年間の監禁生活がかれから人間らしさを奪いとってしまったとしか思われない。宮古病院の入院患者には、入院直前まで監置されていたものが一六名もいた。調べてみると、三月までの入院患者八七名のうち、なんと二九名に監置歴があった。同胞二人一緒に監置されていたものも二組いた。監置患者の中にも、よくなると監置室から自由に出入りを許されていたものが稀にはいたようだが、大多数の患者はいったん監置されたら、長年の間監禁生活を強制されている。

同じ二月一三日に訪問して入院させた、もう一人の監置患者K・S（四一才、女、統合失調症）は十五年も監置されていたが、入院の翌日から病棟内の掃除を手伝うことができ、二カ月後には模範生といわれるまでになっている。病院のなかった当時では治すことはできなかったにしても、監置室から出すことはできなかったものだろうか。

こういった監置患者は、たしかに治りにくい。しかし、僅か三カ月間の私の任期中だけでも、入院直前まで監置されていた統合失調症者が四名退院している。かれらのよくなり方は、ちょうど十数年前に薬物療法が登場してきたばかりの頃、多くの精神病院に沈澱していた慢性患者の一部が、劇的に（とその当時は感じたものだが）軽快していった様子に非常によく似ている。男のひとりは砂糖きび刈りの腕のたしかさで一家の支柱になっているし、あとの二人は大工労務者として働いている。

監置されていたような患者でも、治療すればよくなり、十分に社会生活を送れるようになる人がいると分っているのだが、先島には宮古病院にしか精神科はない。しかも、病床は僅か五〇床である。そこで、多くの患者が放置されることになる。

三　石垣島の放置患者

宮古島からさらに南西に一五〇粁。八重山群島は台湾の近くに位する。この八重山群島には精神病院はない。そこで、三週間に一度ずつ宮古病院から出張し、石垣島の八重山保健所で精神科外来を開いた。三カ月間で都合四回の外来に毎回約四〇名の患者やその家族が通ってきたが、治療継続の必要があるのに、いくら通知しても来所しない患者が少なくなかった。一人でも多くの患者を治療につなげるために、二日半の外来診療を終えると、三日目の午後には八重山保健所の車で石垣島内の巡廻診療をするようにした。精神衛生係の三木氏の案内で訪問診察した患者は一八名にすぎないが、至るところに入院治療の必要な患者が放置されているような気がしたものである。

石垣市街新川の外れ、赤十字病院の斜め前に仮設住宅が五軒並んでいた。一昨年の台風で家屋が倒壊し、路頭に迷った被災家族のために建てられたものだが、また台風がきたらひとたまりもなく吹きとばされそうな粗末な小屋である（この原稿を書いているとき、台風一六号が来襲し、宮古島にあるこの仮設住宅が全部倒壊したことを新聞は報じていた）。親子孫三代、六人家族の雑居している左端の一軒の息子はてんかんで、目下宮古病院に入院中である。右端の一軒には、栄養不良の赤ん坊を背負った小柄な統合失調症の母親が、うす暗い板の間に坐りこんでおり、話しかけてもかたくなに背を向けたままであった。

一月一八日には七六才の老婆を訪問したが、躁状態の老婆は自宅におらず、浴衣に腰紐ひとつで石ころの道を裸足で徘徊していた。この老婆を探して歩く道すがら、海岸の堤防から空に向って大声で罵声をあげている中年の男の統合失調症者をみかけた。近隣の人は「三日に一度くらいやっていますよ」と、こともなげに笑っていたが。

同じ日に廻った名蔵部落には、頭から毛布一枚にくるまって板の間にねころび、呼びかけても顔もみせない男の統合失調症者がいたし、景勝の地川平公園の近くには同じような女の統合失調症者がいた。

二月一〇日に廻った石垣島の裏地区には、終日真暗な押入れにかくれ、近隣の者が呼びだせば顔も出すが、こちらの話にはのってこず、決して服薬しようとしない統合失調症の青年が二人いた。これらの患者は、監置されていないというだけで、殆ど日光にも当らず、入浴も散髪もせずに三年も五年も放置されているわけである。

巡廻診療をして、入院させることができたのはたった三名。宮古病院に入院したひとりは、女房の首を絞めて警察に保護されたからだし、ひとりは鎌をぶらさげて街中を徘徊する危険な主婦だったからである。

沖縄本島の病院に入院したひとりは、家庭が比較的裕福で、那覇までの交通費や入院費をすぐに用意できたからであろう。あとの放置患者は、宮古病院精神科のたった一〇床しかない八重山用病床があくのを空しく待っているのである。

四　宮古病院精神科

琉球政府立宮古病院に精神科が併設されたのは、昭和四二年二月のことである。前年の四一年夏、当時厚生省の精神衛生課技官であった山田氏（故人）が「医者もいないところに病院をたてても、下手をするとどこかの病院のように医療の伴わぬ収容所になってしまう」と心配していたが、果せるかな、その年の秋建物が完成しても、医者がいなくて開棟できないという事態になった。

沖縄の精神医療の貧困についてはすでにいくつもの報告があるが、話を進める都合上、二つの表を呈示しておこう。表にみられるように、沖縄の精神障害者数は人口比で本土の二倍と推定されている。精神病床数は人口比で本土の約六割。総病床数一、一八三床に対して、精神科医は全部で一三名（契約医、派遣医を加えてやっと二〇名になる）。これでは、宮古病院精神科に一名の専任医師を確保することが困難だったのも当然であろう。

結局、沖縄本島にある琉球精神病院の上与那原院長が週に三日間宮古病院に出張して患者を収容する、という変則的な形で開設された。そして、四二年五月から四三年四月までの約一年間は専ら日本政府派遣医師の手によって支えられ、四三年五月になってやっと沖縄出身の仲村氏が専任の医師として赴任したわけである。

八重山保健所での外来は四二年八月から開かれたが、宮古病院での診療の片手間なので、誠に不十分な外来診療であった。ところが、仲村氏が赴任してからは派遣医師村井氏（国立下総療養所）は八重山診療を専門に担当することになった。村井氏は石垣島だけでなく、西表島の西部や与那国島など、交通不便な離島にも診療にでかけ、そ

表１　沖縄の精神衛生実態調査による精神障害者数

	沖縄	本土
調査主体	琉球政府（1966年）	厚生省（1963年）
統計有病率	2.60％	1.29％
精神病	1.67％	0.59％
統合失調症	0.86％	0.23％
てんかん	0.31％	0.10％
精神薄弱	0.47％	0.42％

（日本精神神経学会資料から）

表２　精神病床数と医師数

	病床数	医師数
政府立　琉球精神病院	350	6（2）
〃　宮古病院	50	1（1）
公立精和病院	240	4（1）
私立５病院	543	6
計	1,183	17（4）

昭和43年3月現在（　）内は派遣医師

のたびに新患者を発見したという。そうなると、宮古病院の一〇床だけではどうにもならず、八重山病院に精神病床を併設する要望が強まってきている。

宮古病院に精神科を開設し、ともかくも診療をはじめたから専任医師が確保されたのだし、専任医師が着任したから八重山の診療が進み、病床の要求が高まったわけである。現地の切望に応えて八重山病院に精神科を併設したら、必ずやまた一歩前進できるのではなかろうか。

話をもとに戻そう。宮古病院精神科は三四床の一般科、九六床の結核病床（現在は半分しか入病していない）に併設された五〇床一看護単位の病棟である。管理部門やサービス部門をはさんで、結核、一般と反対側に建てられているし、事務、看護レベルで中央集権的であるとはいっても、外科医の宮里院長は精神科に全く干渉しなかったから、綜合病院の精神科という感じは少なかった。

病棟は総ブロック平家建L字型で、看護者勤務室を中心に、片袖に男子二九床、片袖に女子二一床がある。保護室が全部で一〇室もあり、はじめは驚いたが、これは先島一二万の人口に対して精神病床僅か五〇床という点や、緊急治療病院という考え方からでたものであろう。病室部分は格子ブロックで固められ、南に面した診察室や宿直室の窓には細かいが丈夫な金網が張ってある（一六号台風で他病棟のガラス窓は全滅したが、精神病棟はびくともしなかったという）。

内部の構造には、いろいろと問題があったが、琉球政府の精神衛生専門官である上与那原氏も「あまり相談をうけなかったので」といっていた。

職員は主任看護婦一、看護婦七、看護人七の計一五名。これにメイドが二名いる。患者三・三人に看護者一名という看護体制の精神病院など、本土のどこを探してもないだろう。もっとも一看護単位で、保護を要する興奮患者から合併症患者、社会復帰まぢかい作業患者、それに外来患者までを扱ううえに、ときには訪問診察にまで出るので、現実には一五名でも決して余裕があったとはいえない。

この精神病棟の最大の弱点は、医師を日本政府派遣医師に頼っていたため、主治医がほぼ三カ月おきに交替してしまうことであった。前任者との引き継ぎのときには、治療方針や看護者の指導方針など、十分に検討したつもりだったが、いざ仕事にとりかかってみると、こまかい点で違いがでてくる。

それぞれに、出身校も勤務先も異なった派遣医だからやむをえないが、薬剤師から「三カ月ごとに処方の書き方まで変わるんじゃ困ります」とやさしく睨まれたりしたものである。

五　宮古での仕事から

三カ月の間に、宮古病院で診療した患者は入院患者が五八名、外来患者が八五名。重なっている人もあるから、合計一三三名である。

患者たちは総じてまことにおとなしく素直であり、私のいうことも看護者の指示もよくきいてくれた。自宅まで迎えにいってちょっと格闘した青年患者が一人、反抗的な女の患者が一人いただけである。手足を縛られて入院してきた昂奮患者でさえ、数日すればともかく説得をきく姿勢をとった。もっとも、吉村氏（国立肥前療養所）も指摘しているように、家族に対して攻撃的だった患者は少なくない。もし、家族に対する攻撃性が沖縄の患者の特徴の一つというなら、医師の権威（宮古島での医師の権威は非常に高い）の前に穏やかとなるのも特徴の一つといえよう。

病名別では、入院、外来とも統合失調症とてんかんが多かった。入院統合失調症の七七・六％（五八名中四五名）は、本土の古い大病院なみかそれ以上。てんかんの一三・八％（八名）は、松沢病院の二倍をこえる。これは、昭和四一年一一月の調査による統合失調症の有病率が〇・八六％で本土の三・七倍、てんかんの有病率が〇・三一％で本土の三・一倍ということに比例しているのかもしれない。もっとも、外来統合失調症の六七・二％は、他の疾患が少ないということのほかに退院後外来をふくめて、外来通院率が高いためもあると思う。

宮古島は、山も川もない平坦な島である。空からみてもサトウキビ一色だが、車で廻っても周囲はきび畠ばかりである。細い道はきび畠をぬってくねくねと続き、バス道路もまたきび畠の中をたんたんと走っている。この山も川もない地形が、実は外来診療上たいへん有利だったのである。主要道路が平良市街を中心にして扇形に走っており、遠い部落からでもバスで一時間かからずに病院までこられるからである。

宮古では、全患者の七割近い五九名が、きめられた曜日にきちんと外来に通ってきた。退院後外来患者で定期通院しなくなったのは、離島の患者では六名中四名もいたが、宮古島の患者では二三名中二名しかいなかった。これに反して八重山の外来では六五名の患者をみたが、定期通院者は半分をちょっとこえる程度であった。

石垣島を空からみると、緑に蔽われた山々や森や田圃の間に白い道が走り、箱庭のように美しい。ところが、島内を車で巡廻してみると、主要道路は海岸沿いに島を一周していて、まっすぐに縦断したり横断したりする道はない。裏地区といわれる北の方では、道が迂曲しているうえに急坂が多い。オグデン道路とよばれる道は、その名のとおり戦後米軍の手で作られたもので、戦前は車では一周できなかったということである。道の両側は緑濃い灌木の繁みになったり、パイン畠があったり、海岸までなだらかな傾斜の草原がひらけていたり、椰子の原生林があったり、いろいろと変化があって、われわれの目を楽しませてくれるが、この地形は外来診療上たいへん不利なのである。

もちろん宮古には精神病院があって、外来にくるべき患者が来ないと、病院の職員や保健所の公看が通院を促しに出向くことが容易だったのに、八重山には精神病院がなく、外来診療の期間も短かかったから、他の条件が同じだったとはいえない。しかし、一日に一、二回しか通わぬバスで二時間以上も揺られてくる患者は数えるほどしかいなかったし、数日に一回しか通わぬ船で定期通院しろという方が無理というものであろう。

六　患者の貧しさ

診療をはじめてまず目についたのは、患者たちの服装の貧しさであった。多少とも寒いのは一月、二月だけだからたいした衣類は要らないにしても、職員がオーバーを着て通勤するようになった真冬に半袖姿の患者もいたし、長袖シャツに半袖の開襟とか、夏シャツの上にオーバーといった中途半端なのもいた。夜ともなれば、そのままの服装で毛布にくるまってねてしまうものが多い。寝巻を用意している患者が少ないのだから、生活指導のやり様もない。幸い、病棟の職員懇談会からの希望で、結核患者用に配給されていたパジャマをまわして貰ってから夜間の服装は整ったが、日中の粗末な服装は変わらず、破衣、不潔の或る八重山の患者など、洗濯物が乾くまで裸で毛布にくるまっていたこともあった。

慢性患者はどこでも貧しく、松沢病院の患者にも貧しいものは多い。病床の回転が早く、新入院患者の多いような病棟では、買物希望に罐詰とか果物とか新刊雑誌などが出されるが、慢性患者病棟では、煙草と日用品に、やっと安い菓子類がだされる程度である。ところが、宮古病院の入院患者の買物は殆ど日用品と煙草だけといってもよかった。それでも小遣銭が赤字という患者があり、一カ月に僅か二～三弗の小遣いを入れて貰うために、家庭まで訪ねて職員が何度も頼まなくてはならないような家族もあった。

ちょうど私が宮古島に着いた一二月下旬に、先島のテレビ局が開局した。開局されるや否や、どこの家庭を訪ねても、「嵯峨」とか「日本」といった大型のテレビが据えられ、その前に全家族が集まっているといった風景がみられるようになった。一台一五〇弗以上のテレビが忽ち普及するところをみると、購買力はさかんと思われる。しかし、立派なテレビに比べて、家屋は家族の人数の割りに狭く、家具も粗末な家庭が多いようにみえた。宮古島の上流家庭を私はあまり知らないが、息子が大学に行っているような年配の学校の先生の家庭などでも淋しいものであった。措置や生保で入院している患者の家庭など、なおさらであろう。

七　片目の患者

港から南の方、海岸に沿った一帯は、バー、キャバレー、料亭のひしめく歓楽街である。人口六万もない宮古島に料亭が二五軒、バー・キャバレーが四六軒もあって、よく経営がなりたつものだと不思議に思ったものである。

バー一軒がなりたつための人口規模は、全国平均で三一一〇人。東京、大阪は一七〇〇人に一軒と多いが、これは近県からの客もあるからであろう。鹿児島、徳島などでは、人口七～八千に一軒ということだ。宮古島では、農村部の人も含めて人口千二百にバー一軒の計算になるから、いかに多いか分かる。

勤務医は開業医と違って、午後五時過ぎると一応暇になる。家族もなく、仕事ばかりしていられるわけもないから、ときには若い看護者諸君を誘って出かけてみたが、結構どの店にも客がいる。しかも、あちこち歩いてみると、同じ顔ぶれが目につく。聞いてみたら、客の主な職業は医者、役人、学校の先生ということだった。本土では公務員など薄給と決まっているが、宮古島では公務員が一番経済的余裕があるらしい。話が横道にそれたが、私は元来酒がのめないから、この歓楽街も縁のうすい街である。喫茶店でも、一応本物のコーヒーをいれる店は一軒しかない。結局いくところもないので、入院患者の家庭を訪ねたりすることになる。

先方には迷惑だったかもしれないが、この訪問のおかげで思いがけなく宮古民謡を五線にのせた楽譜を入手したり、病院ではなかなか耳にできないような沖縄の私立病院の話をきくことができた。

入院中の患者に、片方義眼をいれた三九才の統合失調症者がいた。病状はすでに安定しており、外泊くらいは心配ない。迎えにはいつも義母が来たが、商店で多忙なためか帰りは店員が車で送ってくる。外泊中の家庭での様子を家族の口から聞きたいと思って訪ねたのだが、ここで年老いた父親から片眼の由来をきかされた。

この患者が発病した頃、宮古にはまだ精神病院がなかった。沖縄本島の某病院に電話したら、入院できるという返事。さっそく本人を連れて入院させたところ、翌朝には眼球をくりぬかれるし、だんだんに痩せ細ってくるので、数カ月で退院させてしまったという。入院の晩、患者は他の患者と二人一緒に保護室に収容されたが、これまでにも他人の眼球をくりぬいた経歴のある同室者にその夜のうちにやられてしまったのだという。患者はたくさんいるし、先生は院長一人。「いつ病院へ行っても、先生にはなかなか会えませんでした」と父親はこぼしていた。

三カ月のほとんどを先島で過した私は、沖縄本島の私立精神病院を見学する暇がなく、一〇年前からの知己である田頭氏の病院しかみていない。自分の眼で見たわけでもないのに口はばったいことだが、私立病院の中には定床の倍以上も患者を収容しているところもあるときいた。要入院患者は巷に溢れている。入院させないで放置しておくよりは、入院させた方がいいのかもしれぬ。また、物価は高いのに、措置入院費は本土より低い。本土の病院でも、超加入院なしには黒字経営のできない今どき、沖縄で赤字を出さない為には、これより他に方法はないのかもしれぬ。しかし、この悲惨な事故は防げなかったものであろうか。

八　差別の中の差別

宮古病院精神科の最大の利点は、前回にも述べた看護体制にあるわけだが、この利点を生かすためにはチーム・ワークが必要となる。ところが、私が着任したころはどうも余りしっくりいっていない感じがした。おおかたの職員はわりとうまくやっていたが、主任看護婦とほとんど口をきかず、めったに笑顔をみせない看護婦や、激しい喧嘩口調でやりとりする看護士などが目についたのである。

職業柄、私と接触する機会がもっとも多いのは主任だが、この主任がときどきこぼすことがあった。「私が分からないと思って、方言で悪口をいわれて、しゃくにさわる」、「宮古の人はルーズだ。看護以前の問題じゃないかと思う」などとかなり激しい。この主任は沖縄本島出身の琉球精神病院の勤務者で、主任としては若いが、勉強する意欲もあり、職業意識に徹した努力家で、勤務時間外でも病棟の運営に気を使うような人だったが、気性は少々激しかったようである。それがチームの雰囲気統一にひびを生んだ原因の一つと思うが、根っこには宮古出身者に対する偏見があったのかもしれない。

沖縄に行くことが決まったとき、派遣医の先輩から、「目の前で方言でやられることがありますよ。悪口でも言われているんじゃないかとひがんだこともありますが、医者をかばって患者をなだめているときもあるんだから、あまり気にしない方がいい」と忠告されたことがあった。また「沖縄の人は、本当には心を聞いてくれない」とか「ゼラチンの膜で隔てられているようだ」とも言われた。主任のぐちから、私は、本土と沖縄との間にある関係と似たようなものが沖縄本島と宮古島との間にもあるな、と感じたものである。

沖縄の三カ月で、私自身の考え方、受取り方が多少変わったことについてはあとでふれることにするが、出発前の一カ月間につめこんだ書物からの知識では、「沖縄県人の本土の人間に対する劣等感は、歴史的な背景（薩摩藩の支配や琉球処分）をもっており、戦時中の差別と戦後の差別（米民政府の施政下という点は、説明の必要もないが、その沖縄について全く無関心、無知な人の多いことが新たな差別を生んでいる）は、それをさらに深め、複雑にした。差別に対する屈折した怒りが、かれらをして心を閉ざさせるのだ」と知らされていた。那覇滞在まる二日間で宮古島にとんでしまい、そんな事実にぶつからぬうちに、一つとびこえて、沖縄と宮古の間柄をまのあたりに知らされたようなものである。

昔の琉球王国時代の裁判記録を比嘉春潮氏の訳本でみると「贖銅銭十貫文」とか、「科鞭二十」などという判決と並んで「宮古島に流刑八年」とか、「八重山島に一世流」などというのがでてくる。いわゆる島流しである。しかも、宮古島には刑事犯が流されたという。このあたりから、宮古出身者に対する偏見が生まれたのかも知れない。看護士のI君は、沖縄の精神病院で経験を積んだうえで現在は宮古病院に勤めている、どちらかといえば感じ易い青年だが、「高校を卒業して就職のために沖縄へ渡ったとき、宮古出身というだけでずいぶんつらい思いをしたものです」と語っていたし「看護学院の寄宿舎生活で、宮古の人間というだけでいやな思いをした」と苦い経験を話す看護婦もいた。最近では私の身近にも、沖縄や八重山の女性で宮古の男性と結婚した人があり、偏見も薄れてはいるのだろうが、古くから伝わったものが心の深みに巣喰っている人もあるのだろう。

本土と沖縄、沖縄と宮古といった関係はしかし、それだけに止まらないようであった。訪問指導をテーマに、宮古保健所の公衆衛生看護婦（公看）諸姉と話していたとき、宮古の中心である平良市街地の人と農村部の人、宮古島の人と離島の人との間にも同じように意思疎通のむずかしさがあることを知らされた。沖縄や平良市出身の公看が農村へ行ったときや、宮古島出身者が離島の多良間島へ行ったりしたときも、村民の沈黙の姿勢に困惑することがある、というのである。

離島の批判をするとき、宮古の人も私も同じ立場に立つ。宮古の批判をするときは沖縄の人も私も同じ立場に立つ。主任は恐らくそんな心理から、つい私に心の奥をのぞかせてしまったのであろう。個人的には親切な人で、その後主任になった宮古出身のＩさんとはずっと仲がよかったくらいだから、ご自分でも気付いていなかったかも知れない。

しかし、私が、どうやってチームをひとつにまとめたらよかろうかと考えるまもなく、年の暮になると琉球精神病院からの看護婦は帰ってしまい、正月からは宮古出身の宮古病院の職員が中心になって仕事がはじまり、問題はなくなってしまった。暗く沈みがちで無口と思われた若い看護婦もいつの間にか明るい笑顔をとり戻し、溌剌とさえずるようになっていた。

九　宮古方言

入院患者も大部分が宮古の人。看護者も一五名中一二名は宮古出身。そこで、かれらの会話はたしかによく方言でやりとりされた。沖縄の方言は、周知のように母音のｅとｏがない。ｅはｉに、ｏはｕに近くなっている。それだけでもききとりにくいが、そのうえに、独得な発音や単語が混ざる。宮古民謡では、たとえばｂはｖと発音されたり、ｒｉがðｕに近い発音になったりする。しかも尻上りの早口ときているから、まず全く分らない。

なかには、語源を尋ねてみるとなるほどと分るものもある。例えば大根のことをウプニとよぶが、ウプは大、ニは根のなまりときけば何のことはない。八重山民謡にも、大嶺（おおだけ）と書いてウフダキとうたっているのがあった。しかし、看護者でも語源が分からないときはどうしようもない。平良市は普通ひららと読むが、農村部の人はピサラと呼ぶ。とても同じものとは分からない。寒いをピシサというのも分からなかった。

ところで、帰京後あちこちで、「言葉は通じたか」とよくきかれた。方言ではむずかしかろうというのと、英語を使っているんじゃないかというのと二通りの意味があったようだ。この質問は、看護婦からも同僚からも、そして年輩の医者からも出された。沖縄精和病院を訪ねた帰り、那覇まで車で送ってくれた若い看護士が、「本土へ研修に行って一番カチンときたのは、『日本語がうまいですね』と言われたときだ」と憤慨していたが、三カ月を宮古で過した私もまた、以前の自分の無知を棚にあげてこの質問に腹がたった。

本土と同じ教科書で義務教育をうけ、たとえ弗は使っていても円で算数を習ってきた沖縄の人々が、われわれと同じ日本語で喋るのは当り前のことなのだ。入院患者が私に向かって方言で話しかけてきたことはたった二度しかないし、看護者にたしなめられてすぐ共通語（標準語）で言い直していた。方言しか使えなかったのは入院患者に一人、外来の精神薄弱の青年一人と老婆が三人。八重山の外来では一人もいなかった。要するに、言葉はわれわれと変わるところはちっともないのだ。もっとも、宮古の共通語には特有のなまりがあるし、「はず」「べき」などの独得な使い方もある。しかし、なまりといっても文字で表わせぬ程度のもので、関西や東北の人の共通語などよりよほど東京に近いかもしれない。それでも大阪の人は胸を張って喋り、沖縄の人は小さくなる。

平良市の市街地に、「のむら」というレストランがある。沖縄観光案内書にも「那覇にもこれほどの店はないと自慢なのがこののむら」と紹介されているくらいの店である。病院の食事の宮古風の味つけが、どうも口に合わなかった私は、ほとんど毎晩このレストランで夕食をとったので、マダムがよく話相手に出てきてくれた。恰幅のいい年配のこのマダムが問わず語りに話してくれたところでは、首里王族の末裔で、戦前はそれこそ何もせずに遊んでいたが、戦後没落してから発奮してこのレストランをはじめたのだという。事業に成功した斜陽貴族である。きさくな人で、気軽によくお喋りしたが、たまたま本土の女医さんが来宮して一緒に食事をしたら、汗ばかりふいてあまりむだ口をきかなくなってしまった。「日本の上品な奥様がたの前へでると思うように口がきけなくなるんですよ」と述懐していたが、貴族の後裔でさえこの通りなのだから、一般の人はなおさらであろう。

沖縄の人の無口の理由の一つは、この言葉に関する劣等感だろう。しかし、中年以上の教育程度の低い人などでは、語いが少ないためもある。患者に主観的な体験を述べさせても、適切な表現ができないと生彩がなくなる。むしろ方言で喋りたいように喋って貰い、それを看護者に細大洩らさず翻訳して貰うようにした方が結局役にたった。そんなわけで、言葉に困ったことはほとんどなかった。

帰京してから受けたもう一つの質問は、風俗についてである。沖縄観光案内に必ずといってよいほど出ている女性のあの独得な服装と頭髪が、街でみかけられるか、という質問だった。この種の服装は、料亭の宴席には必ずでてくる。しかし、これはあくまで観光用で、街ゆく人々の服装はわれわれと変わらない。若い女性にはミニスカートもいたし、夜の繁華街には愚連隊的スタイルの若者もいた。ただちょっと流行がおくれているだけで、新宿にあって宮古になかったのはフーテン族くらいのものであろうか。フジヤマとゲイシャ・ガールから外国人がわれわれの国を誤解するのと同じように、観光案内がわれわれに沖縄を誤解させている。

一〇　素質のある看護者

宮古病院には、外科医の院長の他に国費留学を終えた青年医師が二名と、台湾からの契約医が一名いた。ふだんは、卓球でもやるときくらいしか精神科病棟に来ることもなかったが、身体的合併症患者がでると、いつでも気軽に診てくれた。大きくても単科の精神病院である松沢病院で合併症患者の治療に苦労してきたことを思うと、有難く感じたものだ。

しかし、いくら四人の医師がいても、精神科については私に責任がある。三〇名近い医師がいる松沢病院では、医師不在の時間はまず考えられない。夜は交替の当直医がいるし、日中病院を留守にするときは必ず誰かが病棟を預ってくれる。ところが宮古では、私がいなければ精神科医は不在となる。

寒い東京から行っておかしなものだが、宮古に着いて三週間後にかぜをひいた。全身倦怠感が強くて、起きているのもつらい。一日ねれば治ると分かっていても、たまたま外来診療日に当っていて、三〇名の患者が休ませてくれなかった。そのあとに連休があったのでやっと治ったが、一人とはつらいものだとつくづく感じたものである。はじめのうち、この一人ということはかなり重荷となった。しかし、腹が減れば夕食に街へ出たくなる。八重山外来診療では、仕事のために病棟を留守にしなければならない。留守中の患者の処置をこまごまと指示したり、院長に頼んだり、必要以上に気を使ったものだが、いつとはなしに馴れてしまい、気楽に外出するようになってしまった。どうせこれ以上やれっこないと分かったからだが、ひとつには、看護者が信頼するに足る連中だったからでもある。

着任早々は、向精神薬や抗てんかん剤による副作用の発見がおそく、処置が不適切な点が気になった。医師が那覇や八重山に出張した留守には、看護者が全責任を負わなければならぬ。そこで、正月から新人看護者が四名配置されたのを機会に、看護科長の依頼で精神科看護講座を開いたが、やってみると、新人だけでなく看護科長、主任、精神科看護者の他、一般科看護婦までが出席して、熱心に聴講してくれた。二月からは、精神科看護関係の図書を病棟に備えてみたが、これもよく読まれていた。

あまり本を読まず、講義にも不熱心な職員もいたが、毎週開いた職員懇談会には熱心だったから、おおかたの職員がともかく勉強したといってよかろう。素直だし、吸収も早いのである。

八重山出張の直前に、微熱の続いている患者が発見された。用心のため胸部X線写真だけ指示してでかけたが、四日後に帰院してみると、すでに院長の指示をもらって血沈、喀痰検査が実施されており、患者は準保護室に隔離されていた。当然といえば当然だが、合併症の発見と処置は迅速で、精神病院ぼけした私などよりも適確であった。一般科の経験を積んだ看護婦が多かったからだと思うが、なかなか素質もよい。

沖縄の高校で最優秀のものは、国費留学生をめざす。その次は琉球大学を受ける。琉大生は沖縄のエリートである。ところで、女性の職域が狭い宮古では、この琉大受験レベルの優秀な高校生が高等看護学院に行くという。粒ぞろいになるわけだし、この彼女らが熱心に勉強すれば成長も早いわけだ。

看護士は無資格だが、ほとんどが新制高校をでている。また私立精神病院の経験者もおり、副作用の発見は看護婦よりもすぐれていた。若い連中の中には、看護学だけではあきたらず、精神医学教科書を読んでは私に質問してくるのもいたし、本土の若手看護士との交流を望む声もあった。今年二月の法律改正で準看資格取得の道も開けたというから、今ごろは勉強していることだろう。医師が不在がちの現実から出発しただけに、自主性のある反面、馴れすぎて医師の許可なく作業患者を病院外に出したりする行きすぎもあったようだが、私になってからは、いちいち名簿をもって相談にきていた。

この看護士諸君は、レクリエーションや作業の指導には非常に熱心だった。朝は軽いスポーツとラジオ体操、午前中は縄ない、畠作りなどの作業療法、午後は入浴日を除きソフトボールやダンス、夕方は唄やゲームという具合に、毎日必ずなにかの働きかけをしていたし、患者の自由時間にも、暇があればピンポンの相手をしたり、一緒に歌を唱ったりしていた。三九才の一人を除き、皆二〇才台。しかも殆どが二一、二才だから、よく身体を動かす。ソフト・ボールでもバレー・ボールでも、とにかく全員が先頭にたってやる体力・気力をもっていた。夕方のコーラスでも、歌がうまい人ばかりではないのだが、患者の前で大声で唄って指導をしていた。職員の多くが明るく、引込思案の人が少ない。また、朝のスポーツで、入院したばかりの亜昏迷状態の患者を相手に一対一で根気よく球投げをして動かしたり、工夫している人もいた。

作業種目は少々お粗末で、男子には縄ない、女子には刺しゅう、それに小さな畠で野菜を作っているだけで、社会復帰近い患者に適当な複雑な仕事や、レベルの低い女子患者にもできるような種目がなかった。職員懇談会で検討した結果、山羊飼育と袋貼りがはじめられたが、これはどちらもこの地方にみあった作業である。袋貼りの方は、セメント袋を貰い下げてきてすぐにはじまったが、山羊飼育の方はまず小屋作りからはじめなければならない。モクマオウの立木を切り倒し、枝を払い、山（と言っても丘だが）から刈ってきた萱を束ねて屋根をふくという作業は、種目としては面白かったが、雨天の日が多くてなかなか完成しない。私がいるうちに完成させるんだと日曜勤務の看護者諸君まで頑張っていたが、とうとう三月中旬までに完成しなかった。帰京してから、完成した山羊小屋の写真を送ってくれたが、一見ひよわにみえた小屋が一六号台風にも負けずに、立派に残っていると聞いて驚いたものだ。

一一　クリスマスと正月

宮古についてまもなく、クリスマスがやってきた。精神科病棟では、看護者の企画によるクリスマス・パーティーが開かれた。何日も前から、患者たちと一緒に色紙を切ったり貼ったりして部屋を飾り、クリスマス・ツリーを作り、当日は聖夜にはじまり、ゲームをやり……。このパーティーも、この辺まではどこの精神病院でもみられる風景と違いはなかった。開設初のパーティーとしては上出来だと思ったが、患者たちは狭い食堂の周囲に壁を背にしておとなしく椅子に掛け、拍手もまばらでさっぱり気勢は上らない。

ところが、ギタープリヌムといわれていた患者が蛇皮線を景気よく弾きだし、看護士が一人二人と踊りだすと、男の患者たちは一人残らずあとに続いて踊りだした。各自勝手な即興の踊りで、ひとりひとり形は違うのだが、妙にリズムにのった地方色のある踊りばかりだった。このカチャーシという踊り、本格的なのは正月にみせてもらったが、この踊りと宮古民謡がこのパーティーの一番の見どころだった。

ところで、このパーティーは私が宮古で体験した唯一のパーティーだった。病院でも、クリスマス兼忘年会兼派遣医師歓送迎会があり、会場のキャバレーでは例の三角帽子をかぶせられたりはしたが、バンドの音楽は流行歌、街にもジングルベルなどは聞えない。デパートが便乗している気配もなく、静かなものであった。東京からの便りに「沖縄のクリスマスはさぞかし盛大でしょう」とあったが、少なくとも宮古島にはクリスチャン不在のクリスマスなどないようであった。

ところが、正月ともなると街の様子は一変する。新正月には、街中の家々の軒先に立てられた日の丸の旗が印象的だった。戦中派の私は、出陣する友人の肩にした日の丸やら血染めの日の丸やらがちらついて、戦後こんにちまでどうも日の丸をたてる気がせぬままに持ってもいないが、本土復帰の願いをこめた沖縄の人々の日の丸に対する感じかたは、われわれとは根本的に違うと感じたものである。

ところで、沖縄観光案内書にも「旧正月旧盆には観光を避けた方が賢明」と書いてあるが、まさにその通り。夕方街にでてみると、百貨店をはじめ商店からレストラン、バー、キャバレーまで、店という店は全部扉を閉じてひっそりとしている。店に働く人たちすべてが故郷の村々へ帰ってしまうからだ。

新正月のときは病院も休みだから、安ホテルに宿泊して食事にはことかかなかったが、旧正月（一月三〇日）や墓参り（二月一四日）の日は病院が休みでないため、ついうっかり忘れていてえらい間にあった。タクシーは出払ってしまって、いくら電話しても病院まで迎えに来ない。暗闇の道を街まで歩いていったら、レストランは全部閉鎖。やむをえず一軒の商店の扉を叩いて、パンと罐詰を買いこんだものである。

飲食店は休みだったかわりに、職員や入院患者の家族に招かれて宮古の家庭の正月風景はゆっくりと見せてもらった。新正月には平良市内の職員と入院患者の家庭に招かれてご馳走になったが、どこでも割合に静かな正月だった。旧正月には、城辺町の職員の家庭に招かれたが、こちらは二軒とも賑やかなものだった。一軒でさんざん飲み食いした主客が、そのまま次の一軒になだれこむ。飲むほどに酔うほどに歌い、かつ踊る。どこの農村にでもみられる光景だが、御馳走が本土のおせち料理と全く違うことや、歌われるものが宮古民謡一色で、蛇皮線に合わせてカチャーシが踊られるところが、地方色豊かといえる。

もともと宮古島の正月は旧正月。新生活運動とかでお役所が音頭をとり、正月は新正月、旧正月には休まないと提唱したものの、民衆の習俗に溶けこんだ正月はそうやすやすとはなくなりそうもない。戦後派のクリスマスなどには見向きもせず、昔ながらの旧正月や墓参りがさかんな宮古の風習は、本土の農村と本質的には少しも変わらないような気がした。

一二　八重山での仕事から

八重山の外来では六五人の患者を診療したが、その中に神経症が九人もいた。宮古より神経症がなぜ多かったのか、私にはよく分からない。岡庭氏は、八重山の民度が宮古よりも高いこと、八重山保健所の精神衛生啓蒙活動が宮古よりも活発だったことなどを理由としてあげていた。実際、八重山保健所の大嶺所長も精神衛生係の三木氏も、非常に熱心に協力してくれた。また、八重山は沖縄唯一の輸出超過地区で、在来の住民には沖縄本島よりも経済的に豊かな人が多いときいている。

八重山と宮古の経済力の違いは、街を歩いてみただけでは分からない。宮古の平良市の繁華街は舗装された下里通り西里通りの二つをはさんで商店がたちならび、小さいが百貨店と名のつく店が三つある。料亭やバーも前に述べたとおり多い。八重山の石垣市の繁華街は道も悪く、百貨店もない。昔の闇市に似た小さな店が並んでいるだけである。バーも料亭も宮古より少ないようであった。ただ八重山には、沖縄本島の精神病院に入院する（というより、入院できるようなというべきかもしれない）患者が多かったし、一般にあくせくしたところのない人が多いように感じた。

しかし島内を巡廻してみると、一見して生活に窮迫していると思われる人が沢山いる。その多くは、沖縄本島、宮古島、離島などからの移住者であった。そしてまた、精神障害者はこの移住者の中にも沢山いた。八重山の外来で問題なのは、この貧困な移住者の中の精神障害者と離島の患者であるといえよう。

宮古にも離島は多いが、冬期に往来しにくいのは多良間島くらいのものである。しかし八重山には、日本最南端の波照間島や最西端の与那国島、それに西表島西部など、冬はまずいつ船がでるか分らないような離島が多い。与那国へは飛行機で行けるので計画だけは立てたのだが、当日悪天候のため飛行機が欠航し、診療に行けなかった。このとき、私の方で把握していた患者はたった四人だったが、与那国駐在の公看の電話連絡によると、受診希望者が四〇人いるとのことだったし、五月になって村井氏が巡廻したとき、二〇人近い患者を診療したということだった。実際、離島には行ってみないと、どれくらい患者がいるのかも推定しにくい。結局私が行けたのは、石垣島からもっとも近い竹富島だけであった。

竹富島は、石垣港から船で三〇分足らずの距離にある。それでも、平日には往復できないというので、精神衛生係の三木氏に無理をいって、日曜日に診療に行くことにした。分かっている患者は、前年寺嶋氏（福岡精神衛生センター）が訪問診察した二人だけ。他にもいたかもしれないが、時間もなく、この二人しか訪問しなかった。何しろ朝九時から桟橋に待っていて、船が着いたのが一〇時近く。それから積荷のサトウキビを小一時間かかっておろし、出発したのが一一時。島につくと四〇分後にはまた戻るというので、タクシーでかけまわった。タクシーといっても、小型三輪トラックの荷台に長椅子をおき、布のホロをかけた乗合いである。

患者の一人は、人目を盗んで南京豆を掘り、サトウキビを噛り、その害は鼠族以上といわれていた統合失調症者だが、訪問したときには畠にお茶を運んでいって、いなかった。寺嶋氏が母親に預けてきたコントミン五〇mg錠を毎晩一錠ずつのませていただけで、三カ月後にはともかく役にたつ人間になりつつあったわけである。もう一人の女の統合失調症者は赤ん坊を抱いて暗い板の間に坐っており、服薬しないので、相変らず心気妄想、注察妄想に悩まされていた。

時間に追われて港に帰ってみると、船にはサトウキビが満載されており、客の一部は積荷のキビの上に坐っていた。子どもたちは、勝手にキビをむいて噛りだす。われわれも子どもにならって、甘い汁をすすった。船が動きだすと、船腹から豚の鳴声がきこえ、せちがらい浮世を忘れそうな巡回診療となった。一度診察して二、三カ月分の薬を置いてくるといったこんな診療が、医療の方法として正しいのかどうか。副作用でも起ったらどうするのかなど、帰りの船中で疑問が湧いたが、現実によくなる患者があり、家族が喜んでくれる以上、やる意味はたしかにあると素直に考えた方がいいのかもしれぬ。

一三　先島の民謡

宮古にいれば、毎晩が当直となる。日曜日であろうと祭日であろうと当直と見做され、したがって当直料が支払われる。実際に深夜に起されたのは五回ほどにすぎないが、起されない為には毎夜寝る前に患者の様子を伺いに、宿舎から病棟へ出かける程度の努力は必要となる。八重山に出張しても、日中急用があれば電話がかかる。しかし、夜に入ったらもう電話もかからない（かからないのか、かけないのかはよく分からないが）。当直料は支払われるが、責任のもちようがないから、気楽なものである。気楽さにまかせて、暇つぶしの種を探すことになる。三回目の八重山出張のとき、琉米文化会館で八重山民謡の夕べというのがある、と公看のTさんからきき、暇つぶしに出かけてみた。

もともと私は、民謡に関心のある方ではない。東北や九州にはすぐれた民謡があるが、東京には本当の意味で民謡らしい民謡はない。他人の故郷の民謡など歌ってみても仕様がないから、民謡は少しも覚えなかった。ところが、宮古に着いたばかりの頃、忘年会やクリスマスの席で初めて宮古民謡を聞かされて、たちまち魅せられてしまった。新橋や那覇の沖縄料亭できいた沖縄民謡とは味わいが全然違う。それからというもの、看護者に歌ってもらうだけでは気が済まず、小、中学校教科書用の楽譜を入手したり、宮古民謡工工四という本を買いこんだりして覚えたものである。

この晩、八重山民謡の夕べに集まった人は、期待に反して中年以上の人ばかりがせいぜい一五人。われわれは一見してよそものだったが、そのためにかえって親切な解説までして貰えた。翌晩はさっそくレコードを買いこんで、その店先で閉店すぎまで聞かせて貰ったり、喫茶店にもちこんでかけて貰ったりしたものである。

喜舎場永珣著の八重山民謡誌をみると、「是等（八重山民謡ジバラ・ユンタなど）は、百姓が野良で仕事をしながらうたうものであり、楽器は絶対に使わないから、不思議なことに『コーラス』になっている。この合唱がヨーロッパの今日の進歩した音楽と較べて少しも劣らない。同じ複音で、ヨーロッパの『ハーモニー』を備えているが、日本には『ハーモニー』のある民謡はないのだから……世界で百姓がコーラスをやっているのは『ロシヤと八重山』

としかない。即ちこれは『世界第一』……云々」という田辺尚雄氏の文が引用されている。

二人の歌い手がかけあいでうたうコイナ・ユンタというのは聞かせてもらったが、「百姓のコーラス」は聞く機会がなかった。八重山民謡には、八重山出身者の吹きこんだ立派なレコードがある。ところが、宮古民謡には宮古出身者の吹きこんだレコードがない。発売されている宮古民謡のレコードについては、「沖縄の人は宮古の言葉を発音できないから」と、相手にもしない。宮古民謡保存会の人たちが家族ぐるみのはやし入りで吹きこんだテープを聞かせてもらいながら不思議に思ったものだ。宮古の人は働きもので、目先もきくといわれている。話し方も早口で忙しい。八重山の人は全体にのんびりしていて、話し方などもゆっくりしているのだから、あるいは、音楽的なレベルの問題なのかもしれない。

一四　司法精神鑑定

三カ月の間に、司法精神鑑定をする機会が二度あった。一つは窃盗事件の慢性酒精中毒。他は尊属殺人事件を起した統合失調症の青年である。これまでにも、精神鑑定を必要とするような精神障害者による刑事事件が宮古群島内で起ったことはあったが、被疑者を沖縄本島まで送って鑑定をうけさせていたという。

たまたま派遣医ではあるが精神科医がいるということで、検察庁から頼まれたものである。時間がくわれるわりに鑑定料が安く（一件八〇弗くらいとか）、間尺にあわぬと、沖縄の精神科医からはあまり歓迎されていないときいた（私は上与那原氏の忠告で百弗頂いたが）。

診療や調査の整理に結構忙しく、どうしようかと迷ったが、二人とも以前岡庭、寺嶋両氏が診察したことがあり、簡単な病床日誌もあったから、これも勉強の一つと考えて引受けたわけである。窃盗事件の酒精中毒患者は省略しよう。

尊属殺人事件は四三年の二月某日、宮古の離島伊良部島で起った。統合失調症の青年が包丁で実父を惨殺したのである。事件は実に些細なことからはじまっている。警察の調書によると「刈った草を炊いていたら、父が捨てろと叱った。もう少し炊いてから捨てようと思っていたら、また父が叱ったので、怒って父を刺した」と本人が供述している。しかし調べてみると、いろいろと問題のあることが分かった。

N・I、二六才、発病は七年前と推定される。昭和四〇年と四一年に、沖縄本島の私立精神病院に三〜四カ月入院。退院の時には多少よくなっており、退院後二カ月間は服薬もしていた。しかし、父親が「治っているのに薬をのむか」と怒鳴りつけるので、服薬は中断。この父親、入院のときも渋っていたというが、経済的理由もあったのだろう。四二年一一月、寺嶋氏が訪問診察し、宮古病院で治療をうけるように指示している。公看も警察官も受療をすすめたという話だが、父親の反対で放置しているうちに、この悲惨な事件となった。

犯行直後、患者は「私は宇宙で生れた」といっており、草を炊いた理由も、「草が私から落ちて生えているので、炊いて捨てようと思った」と説明している。二度も叱られたので怒って刺したとはいっても、その根には奇怪な妄想がある。警察の留置場から連れだされてきた患者は、頭髪を肩までたらし、鬚も爪ものび放題にのばしていた。恐らく一年以上散髪していまい。しかも、無気味で冷たく硬い表情をしており、何をきいても殆ど口をきかず、まるで孤独な山賊のおばけのようであった。

この鑑定をしながら、私は、昭和三九年三月にライシャワー大使刺傷事件を起した統合失調症青年のことを思いだした。どちらもそれまでの治療が中途半端で中断されている。どちらも、病状が悪化していることを周囲から気付かれていながら、放置されたために重大な事件を起してしまった。精神衛生思想が普及していて、家族も治療をうけさせる気になっていたら、恐らく防ぐことができたであろう。そこには共通した問題がある。

しかし静岡の青年は、おそらく頭髪も刈り、服装もちゃんとしていたであろう。山賊のおばけのような風態で、汽車に乗ったり街中を歩いたりできるものではない。また、静岡にも東京にも精神病院はあり、治療をうける機会はそれほどの困難なしにつかめたはずである。伊良部島の青年は、山賊のような風態で自宅附近を徘徊しており、ひと目にもとまっている。けれども、離島に住んでいることが処置をおくらせることになった。

事件の起る二カ月前、前任の岡庭氏から引継ぎをうけたときの診療予定メモを繰ってみると、その順位は八番目であったにせよ、N・Iの名は、入院予定者として記されていたのである。しかし、私が伊良部島を訪れる機会はなく、カーテンに放火したり、近憐で暴れたりしたために家族が病院や保健所にかけこんできた患者や、監置患者が先に収容され、N・Iの順位が廻ってこないうちに事件は起ってしまったのだった。

一五　先島精神医療の特色

まだ残っている私宅監置患者、離島での尊属殺人事件など、私は少し、おくれた暗い面ばかりを強調しすぎたようだ。しかし先島精神医療の将来は決して暗い一面ばかりではない。私はむしろ、東京のようなマンモス都市や、あるいは沖縄本島よりも遙かに明るい未来を描きうる可能性があるのではないか、と思っている。

宮古・八重山両群島を合わせた先島地区で、現在（といっても四三年の夏のことだが）六三二名の精神障害者が把握されている。沖縄では昭和二八年以来、主として行政レベルではあったが、何度も精神障害者の調査が行なわれており、この資料はすべて、宮古・八重山両保健所に保管されている。これの整理は専ら岡庭氏の努力に負うものであるが、その後沖縄本島の精神病院に入院中の患者を照会したり、新らしく外来を訪れたものも加えて、六三二名となったものである。

このうち、入院・外来などでともかく医療につながっているのが三二九名（五二・一％）になる。沖縄本島の病院の入院者もいるし、治癒したものもいるから、私自身が直接顔をみたのは一九七名だが、残りの患者がどこの病院にかかっているかは分かっている。自宅にいるが、治療はうけていないものが一一六名。この患者は私はみていないが、精神衛生係や公看は知っている。これらの合計四四五名については、ひとりひとりがどの地域でどんな処遇をうけているかは、宮古病院や八重山保健所に掲示してある精神障害者動態地図で一目瞭然となる。残る一八七名は、従来の調査で発見されたまま放置されているわけだが、所在だけは分っているので、保健所レベルの調査をくりかえすことによって、ゼロにすることも可能なはずである。

与えられた材料がはっきりしているのでわれわれの仕事の目標もまた定めやすい。入院・外来患者の診療という病続での医療の他に、在宅患者を訪問指導して医療に結びつけたり、未調査患者を調査したりする地減医療活動が要求されるわけである。

僅か五〇床という限られた精神病床の廻転をよくするために、病院内の医療レベルの向上に重点をおいた私の場合、保健所公看と接する機会も少なかったし、地域医療活動が十分に行なえたとはいえない。しかし、保健所の精神衛生相談員も公看諸姉も、精神障害者動態調査の意義は十分に理解してくれたと思うし、実際よく協力してくれた。逆算してみると、宮古病院精神科開設六カ月後に、受療率二五％だった先島は、外来を開いた岡庭氏の力で四二・八％まで向上した。

怠け者の私が開拓したところは少ないが、三カ月でともかく四八％まで向上したし、久場、仲村氏らの努力で、さきに述べたように五二％をこえるところまでいった。治った患者もいるし、健全な社会生活に戻った患者も七～八〇名を数えることができる。私の任期中だけでも、新たに医療に結びついたものが三八名、在宅の確認されたものが三五名、そして未調査患者は八一名も減っている。われわれの努力は、こうして着実に実を結びつつあるといえるのである。

もちろん、この六三二名という患者は、あるいはほんの一部であるかもしれない。人口一二万人から推算してみると、有病率が本土並としてもて一、五六〇名、沖縄の調査結果をもとにすれば、三、一二〇名の患者がいることになる。かりに精神薄弱を除いても、二、五〇〇名はこえる。どこでどうしているか分からぬ患者も二、〇〇〇名近い計算である。しかし、努力次第で把握率はいくらでも高められるのではなかろうか。

交通不便な離島の多いことは、調査にも診療にも難点となろうが、反対に、住民の多くが農・漁業に従事していて移住の少ないことは、把握に有利ともいえる。精神医療機関一、保健所二、精神科医一という条件は、何とも恵まれない条件であるが、逆に精神科専門医からの指示系統が単純化され、仕事は思うように進められる素地がある。私自身は十分な仕事も果さないままに任期を終えてしまったが、ここにはやり甲斐があり、やれば必ず実績のあがる仕事が待っている、と感じたものである。

一六　基地沖縄と精神医療

ところで、宮古島にいると、しばしば現実を忘れる。宮古島には基地らしい基地もなく、めったに米軍人と会うこともないからだ。先島精神医療の未来を少々楽天的に考えるのも、宮古島にばかりいたせいかもしれない。

しかし、那覇空港に降りたつと、とたんに厳しい現実が身に迫ってくる。南西航空の双発機の窓からは、米軍のジェット戦斗機ばかりが目につく。空港から那覇市街まで、車は両側を金網で囲まれた道を走る。国際通りを歩けば、米軍人とその家族がわがもの顔に行きかい、一号線に沿って走れば、美しい芝生がしきつめられたゴルフ場と見まごう金網の中と、小さな家々がたてこむ、ごみごみした街中とがあまりにも対照的に目に映る。

私が那覇に着いた一昨年の一二月には琉球新報や沖縄タイムスに、嘉手納の燃える井戸の記事が連日のせられていた。帰京した昨年の三月には、病院の職員も学生も教師も、胸に「B52撤去要求」の黄色いリボンを着けていた。そして三カ月の間に、本土の人間である私が沖縄の人々に対して最も恥ずかしい思いをしたのは、上京した立法院代表団に対する佐藤首相の姿勢であった。友党の議員に「帰って住民を説得しろ」といい、人民党の古堅議員に「出ていけ」と発言したことは、右も左もない全沖縄人に激しい憤りを巻きおこし、宮古毎日新聞のような一地方紙も、怒りをこめた記事をのせていた。

派遣医は、那覇に着くとすぐに米民政府に挨拶につれていかれる。それは、沖縄の人々にとってはもちろんだろうが、われわれにとっても屈辱的なことだ。松沢病院の定床が一一二〇床ときくと、フェアチャイルド氏は、沖縄の患者を収容できないかと質問した。また、沖縄の住民は貧困で、医療費を支払うと家計のなりたたないものが多い。結局経済的問題だから、資料をそろえてくれれば、合衆国政府に訴えよう、ともいった。しかし沖縄の現実は、こんな個人的善意が通ずるようなものであろうか。法律時報三月号の沖縄白書で、一九六七年度の琉球政府予算における米国政府の援助をみると、結核、ハンセン氏病、性病などの伝染性疾患に対しては、予算の八〇～九〇%を負担している米国政府も、原爆障害対策や精神衛生事業には一文も支出していない（一九七〇年度建設予定の八重山病院精神科病床は、米国援助ときいているが）。これが現実というものだろう。

宮古ではよく、「私たちは、沖縄をとびこして本土復帰しますよ」といった冗談をきいた。ときには、本気になってそういっている声もきいた。しかし、すべてがそうであるように、先島の精神病床設立も精神科医招致も、精神衛生係や公看の活動も、そして医療費の支払いも、きびしさの中にある沖縄本島と切り離して考えられるはずはないのだ。

一七　日曜対談

平良市の街はずれの小高い丘の上に、放送局がある。琉球放送先島中継局といって、沖縄からの中継放送が主だが、ときには自主番組も流している。局長以下四、五人の小さな局で、建物も普通の民家くらいの大きさしかない。アンテナがなければ、放送施設とは分らぬくらいのものである。任期もそろそろ終りに近い頃、たまたま知りあったここの真栄城局長から日曜対談に誘われた。ひとわたり先島精神医療の話をしてから、沖縄で困ったこと、印象に残ったことなどを質問された。聞かれてみると、食べものの味の違い、戸の開け放し、時間のルーズさなど、つまらないようでいて案外日々の生活にひびくことをいくつか思いついたが、今ではむしろ懐かしい。

印象に残ったことでは、打合わせのとき「史蹟や民芸などは」と水を向けられたが、これは勉強不足。当初は、珊瑚礁の海や南国の空、サトウキビや冬なお花咲く植物類など、天然自然の方が印象的だった。旅行者だったら、あとあとまで残ったかもしれない。しかし、三カ月毎日見てきたその頃には、すっかり薄れてしまっていた。

「宮古の人情味」をあげたのは、私の三カ月の実感だったからだ。病院の職員ともまだ親しんでいなかった暮の休みに、散髪にいった理髪店でコーヒーをご馳走になって喋りこんだ。狭い宮古のことだから、誰からでも一目でよそ者と分るのだろう。岡山県津山の病院で看護婦をしている娘さんの写真まで見せられ、夜ふけまでお邪魔したものである。

お正月には、入院患者の家族からお招きをうけたし、職員の家庭にもよばれてご馳走になった。日々の仕事でだんだんに親しんだとはいっても、新・旧二回の正月が、私を職員の中に溶けこませてくれたといえる。招待が多くて廻りきれなかったのが残念だが、飲んだり騒いだりの他に、「宮古病院精神科を沖縄一、いや日本一の病院にしよう」などと、心楽しい話題もでた。私に対して「心を閉ざす人」はないように思われた。

お墓詣りの夜は、あいにくの雨降りだったし、家族的な集まりの中にまぎれこんではかえって迷惑だろうと遠慮したが、夜になると家庭の主婦である看護科長や病棟主任などから、食べきれないほどの御馳走がとどけられた。クリスチャンの職員が、話相手に牧師さんを連れてきてくれたり、その牧師さんがドライブに連れていってくれたり、数えたてればきりがない。私より一月先に沖縄に派遣されていた友人が、出発前の私に「何しろ孤独です」と手紙をくれたが、私の周囲には次々と知己ができて、孤独を感ずる暇がないほどであった。

宮古を発つ前の晩、病院の有志が私を囲む最後の懇談会（送別はしないんだということだった）をやってくれたが、そのあと年配の職員が、宮古で見残していた料亭というところへ案内してくれた。建物も芸妓も恐しく汚いのに閉口しながらも、結構楽しい一夜だったが、この席で職員たちからでた二、三の言葉が、今でも私の心につきささっている。

「宮古へ来た人たちは、よく厚い人情味という。醇朴な農民、親切な人々……」だが、そうかな、というような皮肉をM氏は笑いに混ぜて投げかけてきた。K君は「こんな遠くまでご苦労さん、と感謝する一方で、三カ月たったらわれわれを見捨てて帰ってしまうんじゃないかと、正直のところ反感もあった」といった。答えようもなく戸迷いながらも、きれいごとで送りださず、心の中を見せてくれたこれらの人々に私は心から感謝したい。

K君にいわれるまでもなく、私は派遣医師の力の限界を感じていた。いたずらに混乱させることをおそれて、私は、看護者に対して私の方針を押しつけるのではなく、看護者自身に考えさせ、かれらの意志で仕事をすすめるように導いたつもりである。このやり方には時間が要る。しかし、三カ月の派遣期間では、はじめの半月は方向づけに費されてしまい、あとの半月はしめくくりに費されてしまう。実質的には二カ月しか仕事にならないのだ。

帰任の期日が迫っても、宮古病院精神科の後任が決まらなかったので、私は派遣期間の延期もやむをえず、と考えて、あちこちに相談してみた。延期された分だけは確実に仕事になると思ったし、やりかけの仕事はあまりにも多かったからだ。しかし、私には地方公務員としての本職があり、本職を放擲して沖縄で働くことは許されなかった。実際、沖縄での仕事が実質的に二カ月しか果せなかったと同じように、東京での仕事もまた、前後一カ月ずつは準備と整理のために費されてしまい、五カ月間も松沢病院の業務を留守にする結果となっていたのである。

強引にあとをお願いした琉球精神病院の上与那原、久場両氏には御迷惑をかけたが、私が期待したように郷土出身の仲村氏が宮古病院精神科を受けついでくれたことには大きな意義があったと思う。行きたくて行き、やりたくて仕事をしてきたとはいっても、私は、方言や習慣の違いなど、診療に支障をきたす問題や、食事、入浴など誠に日常的な生活問題に悩まされなかったとはいえず、その分だけ、患者や職員の本当の要求に十分こたえられなかったわけだ。郷土出身の医師にしてはじめて、完全な仕事を期待できるのではなかろうか。

おわりに

昭和四二年の秋に、日本精神神経学会に沖縄精神科医療協力委員会というものができた。昭和三九年からはじまった精神科専門医の派遣をより意義あらしめるために作られたものと思うが、実績をあげうるのはこれからだろう。帰京してから、私も委員の一人に加えられたが、委員会の意見がどうやらかたまったのはごく最近のことである。それほどに、沖縄には問題がありすぎるのだと思う。

帰京後、何人かの先島出身の精神科看護婦諸姉と話す機会があった。本土で研鑽を積み、十分な力をつけたら、郷里に帰って先島の精神医療に貢献すべきではなかろうか、と私の考えを述べてみたが、その答えは賛否まちまちだった。せっかく住み馴れた東京を離れて田舎には帰りたくないといった人もあるし、やる気はあるが、一度帰ってみたらポストがなかったという人もいた。

派遣医師の間で、よく国費留学生の話がでる。せっかく本土の大学で勉強しながら、医師になると沖縄へ帰りたがらぬ。私のきいたところでも、一八名中五名しか帰って来なかったとか。私は今、国費留学生だけを責める気はない。今の大学教育では、卒業しただけで一人前の医師として勤まるはずはないし、国費留学生にも、技術を磨く機会は与えられるべきだろう。設備は貧弱で、指導者にも乏しい沖縄の精神医療機関の現状では、帰沖したら勉強にならないかもしれないし、よいポストもない、と言われれば一言もない。看護婦の帰沖以上に、問題は多かろう。しかしそれでも私は、本土の大学や病院で腕を磨いた若手には、ぜひとも郷里でよい仕事をして貰いたいと思う。その期待がなければ、派遣医も仕事のしがいがないというものだ。

もう一つ。深刻な精神科医不足は沖縄に限らない。東北も北海道の僻地も同じだという意見がある。病床も少ないという点を無視すれば、医師の少なさでは沖縄以上というところはいくらもあろう。しかし、これら本土の中の僻地と沖縄の問題とを混同してはならぬと思う。沖縄精神医療の貧困の最大の理由は、二三年間もの異民族支配にほかならないのであり、だからこそ、その解決がわれわれの課題になるのだと思う。

このしめくくりを書いているとき、沖縄精神衛生協会の会長、屋良朝苗氏の主席当選の報に接した。沖縄精神医療の真の解決には本土復帰が不可欠としても、精神衛生に深い関心をもつ主席の下で、その前進を期待したい。

僅か三カ月間、沖縄のそれもほんの一部を見聞しただけなのに、私は少し書きすぎたようだ。観察に誤りがあれば、私の不勉強のせいで、とくに実名で御登場頂いた方々にはお詫びしなければなるまい。もしまた書き足りぬところがあれば、その分だけ一九名の派遣医の先輩達が補って下さることを期待したい。

三　宮古病院精神科——昔、今、そして明日

宮古病院開設二〇周年記念（一九八七）

はじめに

宮古病院精神科開設二〇周年という大切な節目の時にお招きを戴き有難うございました。昭和四二年一二月から四三年三月まで、精神科医としては五人目、派遣医としても三人目で、僅か三カ月間働いただけの私にお声をかけてくださったことに、心からお礼を申し上げます。今日までに、沖縄県精神衛生協会や精神衛生センターのお招きで沖縄本島には三〜四回来ておりながら、日常業務のせわしさから先島にまで脚を伸ばすことができず、残念に思っていましたから、今回はお声をかけて戴くと、すぐさま承知した次第です。

二〇年の歳月は宮古を大きく変えていました。道路の整備状況はトライアスロンのＴＶ中継で承知していましたが、二〇年ぶりに宮古空港へ降り立ってまずその変貌に驚かされ、病院の正門に着いてまたいっそう驚かされてしまいました。あれこれ言っても最も大きく変わったのは病院ではないでしょうか。一昨日、開設以来二〇年勤続の看護士諸君に案内されて島内をひと巡りし、池間島への橋の建設状況なども見せて貰いましたが、ムイガーや東平安名岬灯台付近の自然は昔のままでした。夜はまたマイパマビーチでバーベキュウを楽しませて貰いました。二〇年の歳月は当時の青年を中年に、中年だった私を初老に変えはしましたけれども、気風はちっとも変わっていない

など感じたものでした。二〇年前の私は精神科病棟で働くばかりで、周囲がよく見えませんでしたから、記憶も不確かですが、医者は宮里院長以下三〜四名だったように思います。今は建物も立派になりましたが、医局員も二〇数名を超える本格的な病院に変わっていました。

かつての小病院時代の顔馴染みの方々も何人か来て下さっているようですので、ここで少し昔話をさせて戴くことにします。

一　――むかし

宮古病院精神科は昭和四二年二月に開設されました。私は一〇カ月後の四二年一二月に岡庭氏（現一橋大学）の後任として着任したのですが、まず驚かされたのは五〇床の病棟に保護室が一〇床もあったことでした。また病棟の周囲が格子ブロックで囲まれていて、外からは何とも閉鎖的に見えました。どちらにも理由のあることはすぐ理解できました。当時の調査によると宮古に一四人、八重山に一二人、合計二六人の私宅監置（座敷牢）患者がいて、すぐにでも彼らを入院させなければならなかったはずだし、毎年通過する台風から入院患者を守らなければならなかったからだろう、と。入院病歴と患者をみるかぎり、診療の質には問題がありましたが、看護体制は整っていました。主任以下男女七名ずつ、合計一五名の看護職員にメイド二名の配置でした。東京都立松沢病院でさえ、やっと三類看護から二類看護へ移行しつつある頃で、日勤者不足が嘆かれている時代でしたから、当時としてはかなりよいケアを期待できる体制だったと思います。

三カ月間に私が診療したのは入院患者五八人、外来患者は宮古で八五人、八重山で六五人。これは当時の調査による要治療患者のやっと三分の一にすぎません。三カ月たって帰京するとき、看護職員から「派遣医として来てくれるのは有難いが、三カ月ごとに帰ってしまうので腹がたつ」と言われ、全くその通りだと思いながらも、松沢病院長に帰京を促され、うしろ髪をひかれる思いで宮古をあとにしたものでした。

さて、この間に私がやろうと思ったこと、そしてやれたこと、やれなかったことは何だっただろうか。振り返ってみると些か恥ずかしくなります。少々えらそうな話になりますが、私は沖縄に派遣が決まってから一カ月余り、沖縄の精神科医療について集中的に勉強しましたから、やるべきことのおよそは分かっているつもりでした。しかし、実際にやれたことは幾つもありません。診療とともに病棟のスタッフミーティングを定期化し、奥浜事務長にお願いして入院患者の病棟内生活レベル向上をはかったこと、土曜日午後に精神科看護講座を開いたことぐらいでしょうか。どちらも実は、着任直前に松沢病院でやってきたことの復習でした。

本当はやれなかったことのほうが多いので、二、三例を挙げれば、ひとつは離島の巡廻診療、もうひとつは保健婦との連係です。八重山では巡回診療のときに保健婦と接触する機会がありましたが、宮古ではちょうど保健所の移転にぶつかり、在宅患者の再調査をお願いしたにとどまりました。もっとも東京でもまだ地域精神衛生活動はごく一部にしかなく、経験も能力も不足だった当時の私にできることではなかったかも知れません。

むしろ強く印象に残っているのは、私が先島の方々のお役に立てたかどうかということよりも、先島の仕事から私が学んだことのほうが大きかった、と言うことです。昭和三〇年代前半は大学精神医学から病院精神医学へと力点が移った時代でした。その頃駆け出しの私は何の疑問も持たずに時代の動きに身を任せました。昭和四〇年代前半は病院精神医学から地域精神医学への時代だったと言えますが、地域精神医学会が病院精神医学会へのアンチテーゼとして旗揚げされたとき、私は少々疑問を抱きました。そして疑問を持ったまま宮古へ来たわけです。精神科病棟での入院・外来診療だけでなく、保健所の精神衛生相談員や看護婦（士）・保健婦とともに私宅監置患者を往診したり、退院患者を職場に訪問したりという先島での体験は、この疑問をたちどころに解決してくれました。

病院医療と地域医療の統合と言ってもよい先島での仕事の進めかたが、その後の私の進路を決めることになったと言っても過言ではありません。

先島から学んだもうひとつのことは、公衆衛生的発想です。松沢病院では一一二〇人の入院患者中五〇人と週一回の外来患者の診療を担当させられただけで、東京都民全般に目配りすることなど考えも及びませんでした。先島では精神科病床は宮古病院ただ一つ。精神科医はただ一人。病院の医者といえども先島全体の患者さんに目配りせざるをえなくなります。前任の岡庭氏以来診療室の壁にかけられていた在宅患者のマップを見ながら、計画的にひとりひとりを医療に結びつける努力をしていくという二〇年前の仕事の仕方は、意識せずにやったことはいえ、公衆衛生と病院医療の統合をはかる作業だったと言えるかもしれません。

宮古群島人口七万人、八重山群島人口五万人、合計一二万人に対して東京都の人口は一一八五万人。精神病院が八九カ所に大学や総合病院の精神科が三〇余。こんな東京で宮古の経験は活かせません。都・区職員一三万人という対象規模から都職員共済組合病院を選び、職域精神医療と職場の精神健康管理に取り組むことにしたのは、宮古での経験を生かせると考えたからでした。この仕事は三年半しか続けられませんでしたが、私の後継者たちの努力によって着実に発展させられています。病院側の私と看護師一、衛生管理側の臨床心理士一という常勤者僅か三名で、外来治療と復職者の健康管理だけから始めた体制は、一五年後の今日、二つの共済組合病院で医師・看護職員・PSWなど二五名による入院・外来治療、および専任医師・臨床心理士による精神健康管理へという具合に、当初の私の計画を超えて膨らんでいます。

二——いま

さて、一昨日と今日は精神科病棟で看護職員や入院患者と話をしたり、昨日は伊良部のデイケアに参加したりしたのですが、たった三日間の経験ではいかにも材料不足で、今を語ることは困難です。強いて印象を一言述べるならば、建物も立派、内容もなかなか、といったところでしょうか。

一般科の医療内容については分かるはずもありませんが、二〇年前の宮古の住民に比べて、今の住民は幸せだなと思います。

精神科病棟については、ハード面でも二、三気になるところがあり、患者さんについても、開設以来という長期在院者がいたり、老人が予想以上に多かったりで、いずこも同じ苦労があるなと思いました。しかし、看護職員の熱意からみて、これからもいろいろな試みが展開されるものと期待しています。それにしても物足りないと思ったのは、ＯＴもＰＳＷも配置されていないこと。その分看護職員が頑張っているのだと思いますが、本格的に地域ぐるみのケアを進めようとしたら、これらのスタッフは欠かせないものと考えます。

三日間で最も興味深く感じたのは、日本最南端のデイケア、伊良部のデイケアでした。トグチの浜ビーチ（?）でのグランド・ゴルフとバーベキュウは、ときどき小雨にたたられはしましたけれども、参加メンバーはとても楽しそうでした。

一口にデイケアと呼ばれていますが、リハビリテーション専門施設や精神科病院で実施され、診療報酬の対象となっている精神科デイケアとの対比でいえば、伊良部の活動は一種の回復者クラブでしょうか。実際神奈川県などでは生活教室、宮城県などでは患者クラブと呼ばれています。全国的には殆ど保健所の単独事業なのに、伊良部の場合は仕掛け人としての宮古病院、推進者としての保健所、バスや予算や人員を提供して支えている役場の三者が一体となって運営しているところにユニークさがあると思いました。

参加メンバーとも話をする機会がありましたが、在宅者の二人が「今までは病気を隠して小さくなっていたが、これからは開き直って暮らしたい」と主張していたことが印象的でした。北海道や神奈川や四国でも回復者が胸を張って自己主張しはじめていますが、南の果ての島でも同じような主張を耳にして、精神障害の領域でも、身体障害者にならって「隠して守られる人権よりも、病歴を明かして守られる人権のほうが大きい」と言える時代が近づいて来ているように感じたものでした。

三　――そして　あした

(一)　国の動き、都の動き

病院レベルの問題を考えるに先立って、国レベルの動きを少々紹介しておきます。ご承知のような国会の状況で、精神衛生法改正の審議は臨時国会に廻されましたが、厚生省が発表した法律改正案要綱をご覧になればお分かりのように、今回の改正の柱は第一に精神障害者の人権擁護を進めるための入院制度の改革、第二に社会復帰促進のための条文の成文化です。紙数の関係で入院制度のほうは省略させて戴きます。社会復帰問題では、条文に入ったことと福祉的な要素が盛り込まれたことが特筆されます。

これまでのわが国には、精神障害者福祉法も職業リハビリテーション法もありませんでした。厚生大臣が「精神障害者の場合には、これは医学的な保護の下におく必要があり、また、その医学的な保護の中から回復した場合には普通になって社会復帰ができる」などと国会で発言しているように、すべてを医療だけで解決しようというのが国の方針だったわけです。今回の改正法律案を作るに当たって厚生省は、昭和六一年七月に公衆衛生審議会が厚生大臣に具申した「精神障害者の社会復帰に関する意見」を大幅に採り入れたのです。

この七月意見書の基本的な考え方の中には「精神障害者は（医療を必要とする）病者というだけでなく、日常生活遂行上に困難・不自由・不利益を有する障害者である」と書かれています。病気と障害が共存し、したがってその対応にも衛生部局と福祉部局の連係が必要なことは以前から言われ続けて来たことですし、そのための理論的根拠として私たちは数年前から「障害論」を主張してきたわけですが、今回、公衆衛生審議会も厚生省もこの考えを採用したと言ってよいでしょう。

七月意見書の基本的な考え方ではまた、単に「社会復帰」と言わず、常に「社会復帰・社会参加」と表現しています。それは社会復帰という用語に、長期入院によって社会から隔絶されてしまった慢性患者を訓練によって再び社会に戻すと言ったニュアンスや、自分で働いて稼ぎ、その稼ぎで自立するといったニュアンスが強いからです。前者では入院医療中心主義時代の用語だと言えるし、後者では重度障害者を切り捨ててきた一時代前の用語と言えるでしょう。国際障害者年以来定着しつつある「社会参加」の場合には、たとえ能力障害などがあっても、各人の能力に応じた暮らしかたがあってもよいということになります。

こういった考え方の具体的表現として、厚生省はデイケアの小規模化の他に、昭和六二年度予算に新たに作業施設と居住施設を盛り込んでいます。前者では授産施設の設立と小規模保護作業所への財政補助、後者では援護寮（ケアつき共同住居）と福祉ホーム（管理人つき共同住居）の設立が計画されています。残念ながら大蔵省との折衝の結果、予算的には要求額を下回る六億円程度に削られてしまいましたが、来年度以降に期待したいと思います。

もうひとつ、最近一〇年間の東京都の精神保健行政の動向についても一言しておきます。東京の本格的な動きは昭和五〇年からですが、救急医療体制整備に始まり、合併症医療体制、リハビリテーション対策、痴呆老人対策と進み、昨年アルコール依存症対策がまとめられました。その間に都立病院に思春期病棟も実現しています。計画が一応実現しているのは前二者とわれわれの中部総合精神衛生センターまでで、六五年度に二つ目の総合精神衛生センターが、七〇年度頃に三つ目の総合センターが設立される予定です。

殆どすべての対策委員会に参加したとは言っても、この中で私自身が現場の業務まで担当してきたのはリハビリテーションだけですから、これについて少し詳しくご報告しましょう。

世田谷リハビリテーションセンター開設以来今日までの一五年間にセンターで社会復帰のための訓練を受けた精神障害者を概算すると、デイケア通所者が一〇〇〇人弱、ホステル（含病室）入所者が五〇〇人弱。ごくおおざっぱにいえば、利用者の六〇％が就労・就学、二〇％が家庭復帰、残りの二〇％は途中で挫折、という結果になっています。病院レベルの訓練だけでは困難だった人の中から、これだけ社会復帰・社会参加できたことは、専門施設の有効性を実証したものといえます。しかし、社会生活技術を身につけられたとしても、対人関係の拙劣さ、健常者との仲間づきあいの困難さなど、本質的な部分の改善は困難なだけに、頼りになる家族がいなくなってしまった単身者の場合は厳しくて、就労自立者は四〇％程度にとどまっています。完全な自立を求められるからです。

精神障害者の自立のためには、最低服薬の自己管理、金銭の自己管理、身辺の自立が欠かせませんが、さらにできれば就労、そのうえに仲間づきあいができれば申し分ありません。私が治療医として受け持ってきた八六人のうち、就労自立まで果たせた人は三三人だけ、就労困難だった人をいれてやっと五七人（六三％）でした。

こういった自分自身の経験をもとに、宮古病院精神科の問題を考えてみることにします。

（二）宮古病院精神科の今後の目標

宮古群島も沖縄県の一部ですから、本来ですと沖縄県が県として独自に宮古の将来計画を立てなければならないのですが、宮古の実状を十分に知らないまま計画を立てられるはずもありません。宮古の現状を見れば、今後についての青写真を描くことができるのは、この宮古病院精神科をおいてほかにないのではないか。私はそんなふうに思います。

さて、東京での経験から考えますと、まず救急医療ということになりますが、精神科医三名で宿直にも一般科の先生方に協力を仰いでいる現状でやれるのかどうか。もっとも人口規模から言って、実際にはあまり問題ないのかもしれません。次の合併症医療については、当院は幸い総合病院ですから今後も十分にやれるはずです。痴呆老人やアルコール依存症の対策については、病院側の体制を考える前に地域社会側の援護態勢がどうかといった問題があり、実状を知らない私としては問題提起にとどめておきます。社会復帰対策については私の専門でもありますので、気付いたことを二、三お話しておきたいと思います。公衆衛生審議会・精神衛生部会では入院制度改革の前提として外来通院医療の重要性を指摘し、中間メモにも明記しています。外来患者数は全国平均で入院患者の二倍～二・五倍程度ですが、先島では宮古で五倍、八重山で八倍になっています。これは先島に長期収容型の民間病院がなく、少なめの病床で医療を進めてきたからで、沖縄本島南部ではこうはいってません。恐らく質的にも全国平均を上回っていると思われる外来医療には、これからも頑張って戴きたいと思いますが、それに関連して注文がひとつ。

精神科医療は治療者対患者の一対一に始まり一対一に終わると言われています。しかし、始めから終わりまで一対一でよいかどうか。入院中はもちろん外来場面でも、多少とも慢性化した場合には、弱点である対人関係の改善のためにグループワークが必須になります。外来場面での本格的なグループワークと言えばデイケアということになります。ソーシャルクラブとしての伊良部のデイケアを他の地域に広げることも必要ですが、宮古病院精神科でも外来医療を充実させる本格的なデイケアを始めて戴きたいと思います。もちろん、ＯＴの採用も計画して戴きたい。

長期在院者の処遇はどこの病院でも苦労しているところで、当病院でも皆さんが努力していることと思います。しかし、家族への働きかけだけでは限度があります。欲を言えば援護寮や福祉ホームを計画し、ナイトケアも始めて戴きたいところです。そうなると保健所、福祉事務所、市町村などの地域機関との連携を緊密にする必要がでてきます。こういった場面ではＰＳＷが不可欠と言えましょう。ＰＳＷの存在がデイケア場面でも有効なことはいうまでもありません。

ところで、先日の伊良部のデイケアには新聞記者が取材に来ていました。山本先生自らＰＲにこれ努めておられましたが、これは私たちの精神衛生センターが本来業務としてやっている広報普及活動といえます。病棟を中心に入院・外来治療もやる、救急対応もやれば相談にものる、本格的なデイケアもやれば地域のデイケアの応援もやる、ナイトケアもやれば広報普及もやるといった将来の宮古病院精神科の姿を考えると、これは従来の病院の枠を越えることになります。最もよく似ているのはアメリカの総合的コミュニティ精神衛生センターということになりましょうか。精神衛生センターの中にも、間接サービスを主とする従来の活動に飽きたらず、中部総合精神衛生センターにならって危機介入やリハビリテーション等の機能を含めた総合化計画を進めているところが数か所あります。地域社会のニーズを考えれば当然の趨勢でしょう。

些か我田引水になりましたが、私なりに宮古病院精神科の「あした」を描いてみました。これからの皆さんの日々の活動に少しでもお役に立てれば幸いです。

（昭和六二年六月一九日の記念講演を要約、加筆して戴いたものです。）

第一部のまとめに代えて

沖縄で診療に携わったのは半世紀も前、四〇歳台前半の僅か三カ月でしかないのに、私は少々書きすぎているようだ。帰京後、日本精神神経学会の沖縄精神科医療協力委員会に参加し、本土復帰後には沖縄精神衛生協会の神山茂市さんに招かれて、沖縄本島内で何回か講義や講演をし、宮古病院精神科開設二〇周年記念に招かれて講演をするなど、私は他の派遣医よりは多少沖縄精神科医療の役に立てたかもしれない。しかし、那覇保健所を拠点に、久米島を中心として一〇年間も沖縄で地域医療実践活動をした故島茂郎さんの前では、私の三カ月の経験などは、お話にもならない。

沖縄へ発つ前に、島さんはヒョッコリ我が家を訪ねてきた。彼の当時の勤務先、国立武蔵療養所には、沖縄本島への派遣医経験をもつ先輩たちが何人もいたはずだが、それでも彼が先島での医療しか経験していない私を訪ねてきたのは、ここに収録した「先島の報告」を目にしたからであろう。それから一〇年以上も沖縄で活躍するとも知らぬ私のほうは、気楽に歓談し先島の医療情報を提供したものであった。

その後も沖縄の精神科医療に関心をもち続け、いままたこうして沖縄の精神科医療問題について発言した手前、最後に一言付け加えてこの章を終わることにしよう。

批評社から出版された『ブックレビュー批評精神』の第一号（一九八五年）に、島茂郎さんの「精神医療のひとつの試み」（一九八二年）への書評と並んで、故吉川武彦さん（琉球大学教授経験者）の司会による「精神医療の現状とその課題」と題する座談会が掲載されている。参加者は森山公夫・藤沢敏雄（故人）・山中房子さんらと私の４人、司会者を含めて全員私よりもひと回り若くて生きの良い面々である。年齢的には最年長者という理由で、私が冒頭に発言を求められた。

　私の沖縄での仕事は、前任者の岡庭武さん（当時国立武蔵療養所）が立てた方針に沿って進めたもので、あまり独創性のないものでしたが、その実践の中で感じたのは、自分がひとつ動くことで患者さんの動態も確実にひとつ変わる。訪問活動のたびに在宅の未治療患者が医療につながる。刻々変わっていく動態を毎日追ってゆくと、僅か三カ月間でもずいぶん変わるわけで、その結果は我ながら怖いくらいでした。まぁ、派遣医には私生活などありませんから、寝ているとき以外は患者さんや病棟職員に接していたので当然でしょうが、私にとってはとても新鮮な体験でした。

　ほとんど初めての体験だった地域の患者さんとの接触、それを通じて自分のやっていることの結果がはっきり見えてくるという体験は、私にとっては非常に大きかった。その体験を経て帰京してから、病院医療をもその中に包み込んだコミュニティ精神医療をやるべきだと思うようになったのです……云々。

　その後私に、「病院医療と、職域や地域を包括した仕事」を選ばせてくれたのは、このときの「沖縄体験」である。しかし、私にとって大きかったこの三カ月の体験なども、島さんの一〇年間の実践の前では霞んでいる。出版社側からは書評を求められたが、書評どころではなく、この座談会で一言したにとどまった。

　この項を書いている二〇一五年五月、日本政府は「米軍基地の辺野古への移転」を計画し、選挙によって明確になっているにもかかわらず、沖縄県民の意志を無視して工事を強行しようとしている。安部総理は最初、選挙の結果をもって急遽上京した翁長雄志沖縄県知事に会おうともしなかったし、その後世間の空気に押されて担当大臣が会うことになっても、会話は平行線のままである。いまなお、「沖縄県民によって退けられた前知事」の了承を楯に、折れようとしない姿勢には、沖縄県民でなくても呆れるよりほかない。

　前掲の「沖縄・先島の体験記」を読み直してみると、「基地沖縄と精神医療」の項では、本土復帰前の一九六三年、当時の総理大臣佐藤栄作が、嘉手納基地近辺の「燃える井戸」問題で上京した友党の議員に向かって「帰って住民を説得しろ」といい、人民党の古堅議員には「出て行け」とまで発言したと、琉球新報や沖縄タイムスは怒りを込めて報じていた。日本政府の沖縄への態度は、半世紀前も現在もまったく変わっていないのである。

第二部　精神障害構造論をめぐって

一　精神障害論試論

——精神科リハビリテーションの現場からの一提言

臨床精神医学一〇巻一二号（一九八一）

はじめに

一見してそれと分かるレベルの精神障害者が、ひとりで公共職業安定所（以下職安）や心身障害者職業センター（以下職業センター）の窓口を訪れることは、今日の東京では、ごく日常的なことである。問題がありそうだと思えば、職安では特別援助部門（第二係）にまわされる。そこでは、相談にかなりの時間をかける。秘密を保持することの苦手な精神障害者の多くは、この段階で、精神病院に入院していたことや、今でも外来に通って服薬していることを白状してしまう。職業カウンセラーは、本人の状況について何も知らないままでは援助のしようがないので、たいていは主治医に情報の提供を依頼してくる。ここでわれわれ精神科医は、職業側*注1にどのように対応すべきなのだろうか。

職業側の声（宮野、一九七九：西村・蜂矢・谷口他、一九七八）を聞いてみると、精神科医は一般に閉鎖的だという。「ごく一部の医者は、積極的に本人の特徴を教えてくれるが、多くの場合『寛解状態にあり、就労可能』といっ

＊注1　職業側という耳慣れない用語を使った理由は、発言者が職安に限らず、心身障害者職業センターなど職業リハビリテーション関係者にもいたからである。

た一片の診断書で済まされてしまい、ときには医師の守秘義務を楯に情報提供を拒否されてしまう。もっとも援助しやすいのは、病院のＰＳＷなどが同伴して説明してくれるときだが、希望通りに協力してくれる病院は限られている」と彼らはいう。とどのつまり、精神障害者の方は職場を紹介してもらえず、援助は打ち切られる。労働省の上席職業指導官（旧援護係長）研修のカリキュラムに、一九八〇年から「精神障害と職業」の講義が入れられたとはいっても、職安や職業センターには、精神障害者を扱う法的義務は課せられていないので、文句はいえない。情報も分からず面倒なだけだと思えば、職業側も引き受けずに済ますのは当然かもしれない。

職業側が、相談をかけてきた精神障害者について、主治医に質問してくるということは、法的義務はなくても、何とか援助してあげたいという心構えがあるからだ、と解釈すべきではないか。私はそう思う。その証拠に、主治医から情報提供を断られた職業側は、しばしば本人を世田谷リハビリテーションセンター（以下当センターと略す）や精神衛生センターに紹介してくる。彼らの半数近くは、労働能力のうえでも対人関係面でも、直接就労するには力不足だったので、当センターの通所部門で訓練したのちに就労援助が行われたが、残りは当センター職員が直接に就労援助している。その際、病院の主治医は、当センターからの要請に応えて、ともかくも本人に関する情報を伝えてくれている。当センターは医療的側面も併せ持つ施設だから当然なのかもしれないが、精神障害者本人からすれば、ひとつ回り道をしたことになる。

当センター利用者の求職方法をみると、半数以上は職安の一般窓口や新聞広告、アルバイトニュースなどを利用しており、その際には、病歴は伏せられているのが通例である。この場合、われわれ援助者は当然のことながら職場訪問などはせず、利用者が職場から帰ってきてから相談にのったり、支持したりする。これでうまくいくものは、それでよいわけである。

職安の特別援助部門や職業センターの窓口を訪ねるのは、一般窓口ではうまくいかなかった人たちである。このレベルの精神障害者の就労をすすめるためには、適職と適職場を探す必要があり（西村、一九八一）、職業側に効果的な援助を求めようとするなら、すくなくとも、本人の病状や安定度、労働能力や社会生活能力上の弱点や、長所として引き出せる特徴、といった程度の意見は伝えるべきで、一片の診断書ではどうにもなるまい。医師の守秘義務の問題にしても、本人が病歴を打ち明けたからこそ主治医に質問が発せられたわけで、情報提供の拒否は、むしろ本人の不利益になるだけである。せっかく援助する気になった職業カウンセラーに対して、けんもほろろの対応では困るのである。

分かりきったことだが、精神科医療は医師の手だけで完結できるものではない。入院治療であろうと外来治療であろうと、治療方針を立てるための情報蒐集にも、具体的治療をすすめるためにも看護職員や家族、職場の同僚、友人などの協力を必要とする。まして、精神科リハビリテーション（以下リハビリ）の場面では、ＯＴ、ＣＰ、ＰＳＷから地域保健婦（以下 comedical 職種と一括する）、福祉事務所ワーカー、さらに家族会まで、広く協力を求めないかぎり効果をあげることはできない。発病から社会的自立にいたるまでの精神障害者の長い道のりのなかで、医師が直接のかかわりを持てるのは、実はほんの一局面にすぎないとさえいえるのである。他の人手を必要とする以上、精神科医は、もっと柔軟な応待をすべきでなかろうか。

国立職業リハビリセンターの小川孟（一九八一）が、「精神障害者の職業リハビリは、非常に緊密な医師との連携がなくては進めることができない」と述べているように、向う側からも協力を求められているのに、こちら側から門戸を閉ざすようなことがあってはなるまい。

本稿では、われわれ精神科医が、リハビリ場面で周囲からの協力の必要性を再考する材料のひとつとして、身体障害リハビリ領域で論議されている最近の考え方を紹介してみたい。これまで、われわれにはなじみの薄かった考え方だし、私自身十分に消化しきっているとはいえないのだが、先進他領域の考え方を理解し、これと対比することによって、精神科リハビリの推進に少しでも役立てばと考えたのである。

一　疾患と障害との関係（その一）

砂原茂一（一九八〇）は、疾患と障害との関係を「火事と焼跡」になぞらえ、脳卒中で意識障害を起こしたが、やがて意識が回復し、生命の危険も遠のいたのに、右上肢の麻痺と運動失語の残った症例を挙げて、次のように説明している。「この状態を引きつづいて病気である、病気が治っていない状態であると考えることもできないわけではない。しかし、脳の出血は完全におさまっているのだから病気そのものは片がついて、あとに手足の働き、言葉を出す能力の不十分さが残ったと考えることもできる。むしろそう考えたほうが自然であるように思われる」と。

この表現はきわめて控え目であるが、医学における普遍的概念としての疾患から離れて、障害の概念が重要性を増してくることを、砂原は強調しているのである。治るものは完全に治り、治らないものは死亡するという感染症の時代は終りを告げ、不完全ながら治る人が多くなり、「医学の進歩による病気」としての様相をもつ障害者がふえてきた、というわけである。外科療法の手技が進歩し、薬物療法が分子レベルの研究段階まで発展したとはいっても、治療医学がお手上げになったところから、物理的手法に依存するリハビリが必要となってくる。砂原は、概略以上のように解説しているのだが、身体障害を中心とする「疾患と障害との関係」の概念を、精神科領域にまで持ちこむことは誤りであろうか。

精神科リハビリの主対象である精神分裂病（以下、統合失調症）は、脳卒中などと違って依然原因不明だし、その経過や転帰も実にさまざまなので一括して図式化することは困難だ、といわれるかもしれない。その困難を承知のうえで砂原流の解説を試みれば、以下のように表現できないだろうか。「欠陥状態を引きつづいて病気である、病気が治っていない状態であると考えることもできないわけではない。しかし急性（亜急性）症状はほぼ完全におさまっているのだから、病気そのものは安定してしまい、あとに情意減退や思考障害などが残されたと考えることもできる。むしろ、そう考えたほうが適当であるように思われる」と。

私は、ここ十数年来「欠陥」という用語を避けてきた。不可逆性をあまりにも強調しすぎている、と思うからである。ここで、意図的に使ったのは、急性の幻覚妄想状態や興奮状態など、炎の燃えさかっている「火事」の状況と、それらの症状がほぼ鎮静した後の「焼跡」の状態との対比を強調したかったからである。実際、障害年金の診断書などに多用されているところをみると、「欠陥」という用語は、わが国の精神科医の間では依然として定着したままであり、この用語の意味するところは、たちどころに了解されるものと考えたのである。

ところで、上記の解説で問題となるのは、頻回再発例と発病時期の見定め難い慢性経過例であろうか。再発が多いようでは「病気そのものは片がついている」とはいえない、と指摘されるかもしれない。しかし、頻回再発例といえども、その間に病状の安定している期間があるのだから、吉川武彦（一九七三）の統合失調症急性疾患説を援用してもよい。

前回の火事そのものは（一応）片がついていたといっても、さして矛盾しないだろう。慢性経過例についても、宇野昌人（一九七二）の極期・静止期の考え方を持ち出せば同様の説明はできる。

さて、統合失調症の経過や欠陥の度合については諸家の諸説があるが、分かりやすいM・ブロイラー（Bleuler, M.）の経過様式の分類を引用しよう。波状に経過して治癒にいたる彼の第七型と非定型経過群の一部とを除き、統合失調症のおよそ七五％は、いろいろな経過を辿ったあげくに重症〝終末状態〟（痴呆）、あるいは中等度ないし軽度の〝終末状態〟（欠陥）に至る。これを、急性あるいは慢性に発病した疾患のあとに障害が残されたと表現しても、誤りとはいえないだろう。統合失調症性病的過程を経過したあとに残された安定した状態を、残遺状態Residualzustand とよんだ Conrad, K. の例（上田、一九八一）もあることだし、別に新しい考え方でもない。わが国にも後遺状態という用語を使っている精神医学者は、決して少なくないのである。

家族会などの集まりで、身内に重症者をかかえた家族は福祉法の実現を、中等度あるいは軽症者をかかえた家族はリハビリ対策の充実を訴える。そして、障害が固定するか永続しないかぎり対策を進めようとしないわが国の厚生行政の態度に焦りを覚えた家族たちは、医師に向って「精神病は治せないと白状しろ」などと迫ったりもする。新規入院患者の七〇～九〇％を一年以内に退院させている現状からいっても、「治せない」というわけにもいかない医師は、壇上で立往生したりするのだが、「火事」としての疾患はほぼ治せるようになったが、統合失調症の七五％に残る「焼跡」としての障害に対しては、有効な対策が立遅れているのだ、と答えればどうであろうか。すくなくとも問題の所在だけははっきりする。

二　疾患と障害との関係（その二）

前章の説明で身体障害については分かったが、精神障害については今ひとつ釈然としない、というむきがあるかもしれない。「焼跡」のはずの障害の上で、幻聴とか作為体験といった症状の炎が、始終ちょろちょろ燃えている精神障害者が少なくないからである。いや、入院中には消えていたはずの炎が、リハビリ過程で火勢を増すことだってしばしばある。以前は、この状態では障害とはよばなかった。しかし砂原によれば、現在では次のように説明されている。

障害には三種類ある。すなわち、①独立した障害、②疾患と共存する障害、③疾患のあとにくる障害、である。③は身体障害など、前章で引用されたタイプの障害をいう。①は生来性のもので、例えば精神薄弱やサリドマイドによる障害児などがこれに入る。そして②には、われわれの精神障害のほかに、進行性筋ジストロフィー症などの神経疾患、関節リウマチ、あるいは慢性の心・肺・腎疾患などがある。この場合、疾患と障害とはいわば楯の両面であって、障害は疾患の経過に左右されてなかなか固定しない。

従来の障害対策は①と③に限定されていた。そこには、これらの障害が医学の力で治る可能性がなく、医学の責任の範囲外にあるから福祉政策で救済しよう、という考え方があった。この考え方が古いとされてからすでに一五年以上たつ。例えば、国民年金の障害年金や障害福祉年金は（笠松、一九八一）、一九五九年にまず③（外部障害）を対象として始まったが、一九六四年に呼吸機能障害と精神障害を、一九六五年に精神薄弱を、そして一九六六年には心・腎・肝・血液疾患による障害（内部障害）をも対象とするようになった。疾患が共存するから障害とは見なさない、という考え方は、救済のための福祉の世界でも受け入れられなくなっているのである。まして、障害者の復権と自立をめざすリハビリの世界で、②のタイプの障害が除外されるようなことがあってはなるまい。

三　障害の三つのレベル

図1は一九八〇年のWHOの定義（表1）に基づいて、障害の三つのレベルとその関係を示した上田敏（一九八一）による図である。

障害の概念については欧米でも混乱があり、各人によってimpairmentとdisabilityとhandicapの意味するところが一定しなかった。WHOの最終案はそれぞれの用語を定義し直し、各語間の相互関係を明確にすることによって問題をはっきりさせ、コミュニケーション上の混乱の除去をはかろうとしたものである。日本語訳にも諸説があるが、図中の訳語は上田のもので、それぞれを精神身体不全、能力不全、（社会的）不利と訳したものもあり（今田、一九八一：上田、一九八一）、一長一短と思われる。

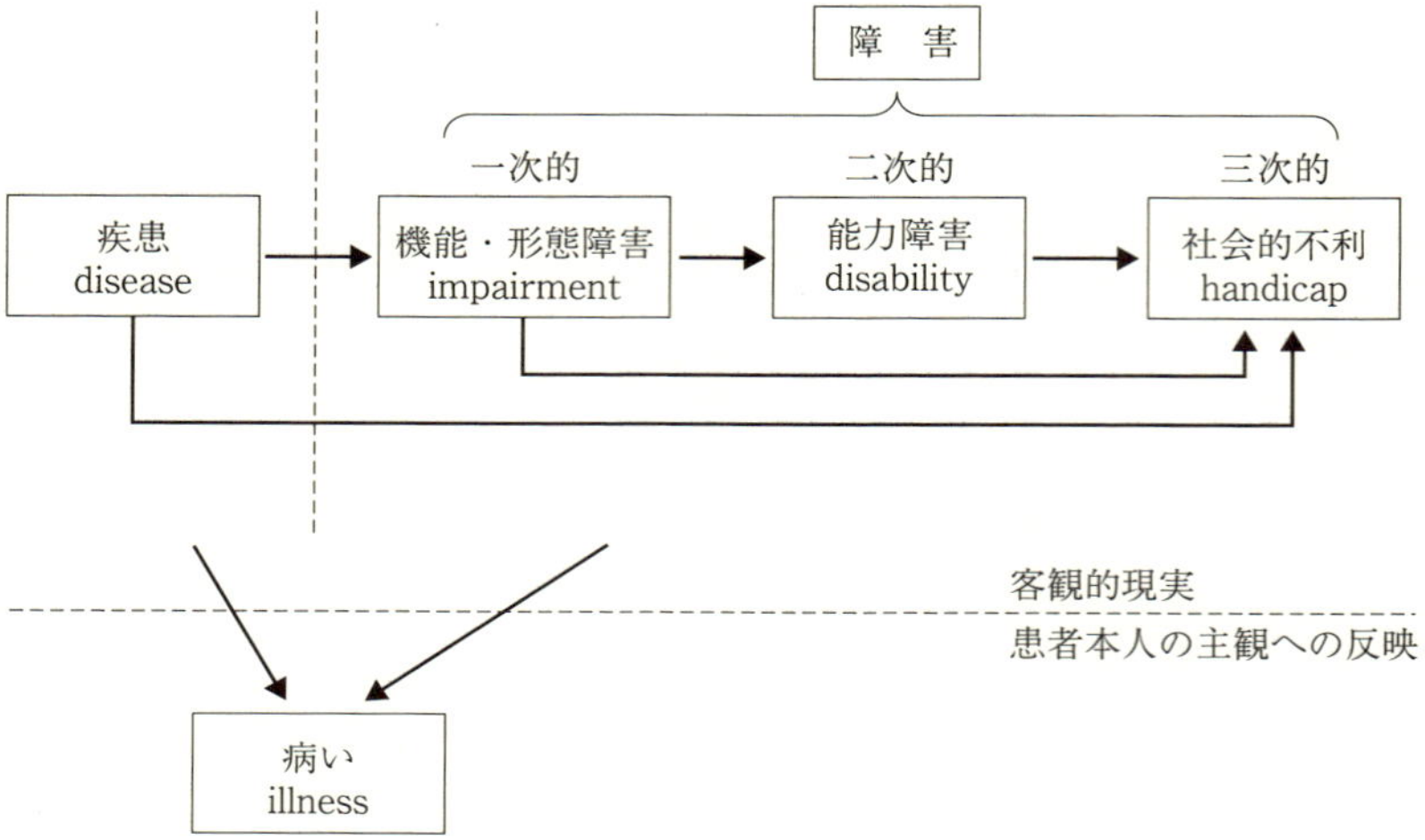

図１　疾患と障害の関係（上田、1981）

表１　障害についてのＷＨＯの定義（1980）

IMPAIRMENT：保健活動に関連して用いられる場合、impairment とは心理的、生理的または解剖的な構造または機能のなんらかの喪失または異常である。

DISABILITY：保健活動に関連して用いられる場合、disability とはある活動を、人間にとって正常と考えられるやり方または範囲において行う能力（ability）の（impairment の結果起こった）なんらかの制限または欠除である。

HANDICAP：保健活動に関連して用いられる場合、handicap とは impairment あるいは disability の結果としてその個人に生じた不利益（disadvantage）であって、その個人にとって（年齢、性、社会、文化的諸因子からみて）正常な役割を果たすことを制限あるいは妨げるものである。

一章同様、脳卒中後の右上肢麻痺などを例にとれば、疾患から直接生じてくる impairment については説明の要もないだろう。この一次的障害は、生物学的あるいは臓器レベルで把えられたものである。この impairment が回復しないと、日常生活を遂行していくうえで disability が引き起こされることは明白である。この二次的障害は、障害を人間個体のレベルで把えている。ところが人間は社会的存在である。したがって、impairment や disability があれば、かつて持っていた基本的人権の行使が制約されたり妨げられたりして、正当な社会的役割を果たせなくなる。これが handicap である。

もちろん、障害を残す疾患がすべてこの三つのレベルを経て handicap にいたるとはかぎらない。顔面の火傷などのように、disability はなくても handicap を招くものもある。社会的 stigma をもつ疾患のように、疾患そのものが handicap になりうることは、精神科医の誰もが苦い経験をもっていることだろう。

さて、この障害の三つのレベルを明確にした背景には、当然のことながら、それぞれのレベルに対応する有効なリハビリ対策確立の意図がある。impairment に対しては、その回復を促進するために、治療を含みつつ治療を越えるアプローチ（上田）が用意される。狭義の医学的リハビリと解される。disability に対しては、残存能力の向上（右上肢麻痺なら左上肢の訓練）、補装具の処方、日常生活動作（ＡＤＬ）能力の向上など、適応的アプローチが用意される。広義の医学的リハビリというべきだろうか。handicap に対しては、住居や社会環境の改善（例えば車椅子が通れる道路・建物）や家族への働きかけ、介護者の確保、職業復帰への促進など、環境改善的アプローチが用意される。職業的・社会的リハビリである。

このように紹介してくると、身体障害リハビリの領域ではすべてがきちんと整理されてきて、今にも諸施策が実現していくかのようにみえるが、先進諸外国に比べて大きく立ち遅れていることは周知のとおりである。

身体障害リハビリに関して最近よく聞かれるのは、初期リハビリ対策の貧困、早期リハビリ開始の提唱（砂原、一九八〇：上田、一九八一）である。同じく麻痺が起こった場合でも、筋力も衰え、関節も不適当な肢位で固定してしまってからリハビリにとりかかるよりも、筋力も保たれ、関節も動かせる時期からリハビリを開始した方がより効果的なことは明らかである。しかし、病状の許すかぎり早く始めるべきだとリハビリ医学関係者が叫んでも、第一線の医療機関にはリハビリ医学の観念が薄く、相変らず障害が固定して何年も経ってから、あらためて遠く離れた温泉病院に紹介したりしているのがわが国の現状なのである。リハビリは本来地域社会の中で受けられなければならないというのに、この欠点は、精神科リハビリの領域とも共通している。

四　リハビリの対象となる精神障害

さて、私の乏しい筆力によるわずか数枚の紹介で、はたして砂原や上田の真意をどれだけ伝えられたか、実のところ自信がない。しかし、これまで医療と福祉に分断されがちであった障害対策を、連続的で一貫した対策に変革するのに有効な考え方であることだけは、お分かりいただけたのではないかと思う。disease から惹起され、impairment→disability→handicap にいたる障害分類は、それぞれのレベルへの対策として、治療から始まり医学的リハビリ（狭義から広義までの）→職業的・社会的リハビリまでの対応が、連続し、一貫したものであるべきことを示している。

同時に、従来は恩恵的救済措置と考えられがちであった福祉対策を、障害者の社会的自立・社会参加を促進すべきリハビリ対策として位置づけることにもなっている。この考え方に沿えば、治療医学もリハビリ医学も、リハビリ工学や社会学、教育学などの関連領域との間に緊密な連携を確立することを、当然のこととして要請されることになる。精神障害対策とて例外であるはずがない。

精神科リハビリについて語られるとき、かならずとりあげられるのは精神障害者の生活の問題である。臺弘（一九八一）や谷中輝雄（一九八〇）らが「生活のしづらさ」と表現し、見浦康文らが「生活障害」とよんだものである。精神障害者が「病い」をもつと同時に、本来「生活人」である以上、この問題を避けていたのでは片手落ちの医療となる。

この生活障害には、職場にしても住居にしても、世間の方が障害者を拒んでいるために起こる側面と、障害者自身の生活能力や労働能力が低下したために起こる側面とがある。前章の障害の三つのレベルとそれへの対応の図式にならえば、前者は handicap のレベルの問題だから、例えば偏見をなくし、就職の門戸を開き、安住の地が得られるように、世間の態度を変えさせていくようなアプローチが必要になる。後者は disability のレベルのものだから、職能訓練、自炊訓練や家計のやりくりを覚えさせるといった適応的アプローチが必要になる。なおその前に、disability を引き起こす、より要素的な障害——対人関係のまずさとか、融通がきかない、複数の課題を同時にこなすことが苦手など、を考えることもできる。前章にならって、これを impairment とよぶこともできよう。これに対しては改善を期待して、デイケアや作業訓練などの治療的アプローチが計画される。

以上の整理の仕方はきわめて概念的なものであって、細部をつめていこうとすると私自身が混乱してしまい、じつは当センター医局の中でも討論が噛み合うにいたっていない。臺が「生活能力の乏しさは、疾患そのものによる異常のこともあれば、後遺症による欠陥、さらには生来の（病前からの）性格的特徴によることもあって、一筋縄では決められない」といっているように、精神科領域では「概念」の段階で止めておく方が無難なのかもしれない。

しかしこの整理困難の理由は、ひとつには疾患と障害が共存しているという精神障害の特殊性にあるわけで、障害や障害のレベルを、病因論や症状論を中心とした従来の精神医学体系の枠組みの中だけで考えようとしたのが間違いのもとだったのではないか。国際障害分類の中で精神障害は表2のように整理されているのだが、これはもともと障害というものを、社会への不適応の問題に重点をおいて検討したものである。視点を変えて、障害を社会生活の中で起こっている現象レベルで把える立場をとれば、disability も handicap も厳然として目に映るわけで、リハビリ対策を考えるうえでは、従来の精神医学的立場にばかりこだわらないようにする方が有用なのではなかろうか。

本稿ではこれ以上論じないが、次章で精神科医のとるべき役割を考える前に、以上の論議を踏まえて、二つの問題を提起しておきたい。いずれも精神医学上の問題ではなくて、法制上の問題である。

表２　国際障害分類（ICIDH）理解のために

Impairment	Disability	Handicap
language（言語）	speaking（話す）	orientation（順応）
hearing（聴覚）	listening（聞く）	physical independence（身体的自立）
vision（視覚）	seeing（見る）	mobility（移動）
skeletal（肢体）	dressing（着る）	social integration（社会統合）
psychological（精神）	feeding（食べる）	
	walking（歩く）	
	behaving（行う）	

（WHO, 1980）

第一は精神衛生法との関連。精神科リハビリが対象として扱う精神障害の範囲と、精神衛生法でいうところの精神障害[*注2]の範囲とは重なっているが、概念的には別のものだということである。法第二条に福祉施設などの充実を謳ってはいても、本来医療と保護、発生予防を目的とした精神衛生法に、精神科リハビリは何の期待ももてない。仮に一九六四年の学会案の精神に沿って改正されたとしても、この精神障害者の定義のままで handicap に対応できるはずはない。内容が異なる以上、いずれは用語についての検討が必要になるのではなかろうか。

第二は心身障害者対策基本法との関連。この法律でいう心身障害者は、周知のように、それまでの身体障害者福祉法の対象に精神薄弱を加えただけである。精神障害はもとより内部障害も除外されている。障害が固定していないからである。一九六六年に、身体障害については「障害が永続すると認められるときには」と改められたが、治療によって障害の軽減が起こりうるリウマチなどは、依然として除外されている。二章の趣旨からいえば、心身の心の中にはわれわれの精神障害も入れられなければならない。そのためには、精神障害の概念を、精神疾患とは別のものとして確立しておく必要があるのではなかろうか。精神障害を疾患として医療の枠組みの中に取り込んだままでは、雇用促進法も職場適応訓練制度も実現するはずがない、と思うのである。

五　精神科リハビリ場面での精神科医の役割

大きな標題を掲げたが、本章ですべての場合を論ずるつもりはない。また、かぎられた紙幅の中でできるはずもない。ここでは、二、三の場面だけをとりあげ、これに前章までに述べてきた考え方の光を当てて、われわれのとるべき役割やあるべき態度を論じてみたい。

一　再発防止

統合失調症を対象とした場合、われわれは障害に対するリハビリと並行して、まず何よりも再発の防止に取り組まなければならない。かりに再発が防げなかったときでも、二度と同じ失敗を繰り返さないために、各個々人に特有な再発のパターンを確認するとともに、再起を促すために早期に手を打ち、傷跡を最小限に止めるための努力が必要となる。疾患と障害とが共存して楯の両面をなしている以上、この努力はいかなる段階でも重要である。再発は確実に障害を重くするからである。

再発防止で中心的役割を担うのは、もちろん精神科医だが、日常生活の大部分を共にしている家族などの協力も必要だし、最終的には患者自身に再発の防ぎ方を体得してもらわなければならない。驚くべきことに、服薬継続や

＊注2　精神衛生法第三条には〝この法律で「精神障害者」とは、精神病者（中毒性精神病者を含む）、精神薄弱者及び精神病質者をいう〟とある。「精神障害」を、三種類の疾患群の上位概念として使っているわけである。独立した法制上の概念として問題があるとは思わないが、他領域の障害対策と歩調をそろえていこうとすると、概念上の混乱をひきおこすことになる。

生活の仕方について、指導らしい指導もせずに退院させている精神科医がいるが、これでは回転ドア現象を促進していることになる。リハビリの成否は、まず再発の防止にあることを銘記すべきだろう。

二　第一次リハビリとしてのデイケア

精神科リハビリの第一歩は、その早期開始にある。前述の身体障害リハビリと何ら変るところはない。この早期リハビリを担うのは、当然のことながら第一線の医療機関であり、中心となるのは精神科医である。早期リハビリは、個々人の病状の改善を睨みつつ、個別に計画される必要があるが、ホスピタリズムを避け、自発性、自律性、社会性を育て、対人関係の改善をはかるためには早期退院とデイケア[*注3]を連続させることが望まれる。かりにこれを第一次リハビリと呼ぶならば、第一次リハビリ（三章の狭義の医学的リハビリに相当する）は、すべての医療機関で行われてよいはずのものである。残念ながらわが国の精神病院の大半は交通不便な地域に偏在していて、デイケアには向かない。その分だけ総合病院精神科や診療所の存在が重要になってくるが、交通不便な精神病院の精神科医も早期リハビリとしてのデイケアにもっと関心を持つべきであろう。

三　第二次リハビリとしてのナイトケア

早期リハビリにのれず、慢性患者として長期入院を余儀なくされた人たちには、作業療法をはじめとする生活療法が行われている。精神科領域では、生活療法は治療の三本の柱の一つとして位置づけられているが、他領域の専門家からは、リハビリとみなされている。身体障害に対する医学的リハビリに比べると、その初期には精神療法としての比重が大きくなければならないし、後期には生活技術習得もめざすといった特徴があるので、ここでは両者は大きく重複するものと考えておこう。

さて、従来の生活療法の最大の欠点は、大集団を対象とした没個性的な働きかけにあった。もともと大規模精神病院に発祥したものだけに、この種の誤りを犯す危険は、手不足の施設にはつねに存在する。個別に目標を立てることもなく、漫然と続けていれば生活療法漬けのホスピタリズムを起こすことは目に見えている。生活療法の担い手は comedical の多職種となることが多いから、チームリーダーとしての精神科医の責任は重い。

この段階では、対象とする精神障害者のリハビリへの動機づけを高めることが不可欠となるが、そのためには具体的目標を持たせる必要がある。ここで設定する目標としては外勤作業が有効だし、これを社会復帰に結びつけるためにはナイトケアが必要になる（内容の詳細は拙著[*注4]ならびに菱山珠夫の著書[*注5]を参照されたい）。いわば第二次リハビリともいうべき外勤作業とナイトケア[*注6]においても、comedical 職種の手を必要とするが、精神科医はこの場面

＊注3　厚生省の定めた基準による精神科デイケアは、一九八一年六月から診療報酬だけは引き上げられたが規模が大きすぎて、大規模精神病院かデイケアセンターでないと基準を満たすことがむずかしい。上記の診療報酬とは無関係に、すでに全国各地の病院や診療所で小規模なデイケアが手がけられているが、治療と併行して早期リハビリの役割を担いうる、この種の小規模デイケアが早急に制度化される必要がある。

＊注4　蜂矢英彦『精神分裂病のリハビリテーション』医学書院、一九八一

＊注5　竹村堅次編『精神障害者のナイトケア』医学書院、一九八二

＊注6　外勤作業実施のためには、職場開拓、職場訪問のためのスタッフが必要になる。そのうえ、患者の自律性を高め、社会性を身につけさせるためにはナイトケアが必要となり、それなりの設備や人員が不可欠となる。どこでもやれるというものでもなかろう。そこには、精神病院の機能分化が考えられてよい。すでにPSW、CPなどを採用し、この種のリハビリ活動を活発に行なっている病院は少なくないが、現状では病院経営に益するところはない。入院医療の九〇％近くを民間病院に依存しているわが国で、第二次リハビリを促進するためには、これを医療行為として制度化する必要があるし、その制度化に当ってはPSW、CPの採用を公認すべきである。同時にナイトケア病棟の看護職員には傾斜配置があってもよい。収容中心の病院収益が、リハビリに力を注ぐ病院のそれを上まわっているような現状は、改められなければならない。

でもチームリーダーとしての役割が果たせなければなるまい。どのへんで他職種に協力を求めるかの決断は医師の責任だし、タイミングの適・不適は成否を大きく左右する。また実施に当って、すべてを他職種に一任するのも誤りで、患者が退院し社会的自立に至るまで、つねに次に打つべき手を考慮しておく責任があろう。

四　病院外リハビリ

病院外リハビリの場面は幅が広い。当センターのように、病室もあれば医師もいるといった施設から、主として家族の手になる共同作業所まであり、その間に中間宿舎、共同住居、保護工場、保健所デイケア、回復者クラブなどがあり、医療的なかかわりの濃淡はさまざまである。これらを一項に括って論ずることはできない。しかし共通しているのは、精神科医中心に活動が進められている場ではない、という点であろう。これらの病院外リハビリ場面で、精神科医はどのような役割をとるべきであろうか。

結論から先にいえば、主治医としてのわれわれは、深入りしすぎてもいけないし、他職種の人たちに任せきりにしてもいけない、ということになろうか。精神科医としては、法的保護のないこれらの活動を育てる役割をとらなければならない、ということになる。

医師の中には外来患者までをかかえこみ、過保護、過干渉となり、患者の自由意志をほとんど認めないタイプがあるが、これでは患者は依存的になりすぎてしまい、自律性をそがれ自立しない。病院外の場面では、障害者の自発的意志によるリハビリへの努力と、これを支え援助するcomedical職種、近接領域の人々への信頼なくしては彼らの社会的自立は成り立たない。

上記のタイプの精神科医は、まだしも医療に熱意をもっており、良心的でもあるといえるかもしれない。ところが、入院を余儀なくされた患者の症状が鎮静すれば、病院に拘束しておくことは人権問題だとして退院させるが、患者が併せ持っている障害には目を向けず、彼の自立の助けとなるような社会資源には関心も向けない精神科医がいる。冒頭に述べた、職業側からの質問に答えなかった医師もこのタイプの人ではなかったろうか。

精神疾患の多くが精神障害を残し、社会的自立にいたるまでに長い経過を辿る以上、精神科医は自らの手がけた患者の将来に深い関心を持ち続けるべきであろう。

さて、ここ数年の間に家族会など民間の手によって共同作業所などが、民間病院職員によって共同住居などが作られる一方、公設民営の形で社会生活適応施設が作られたり、救護施設が活発な社会復帰活動を行なったりしている。いわば国の無策を批判する形で始められた前二者については、その経営基盤に、後者についてはその内容に、それぞれ問題がないとは思わない。将来性についても未知数の部分が多い。しかし、問題ありとして高所からのみ論じ、現場で努力する人たちを冷たく切り捨てたりするのはいかがなものであろうか。問題があればその改善を促進するように、むしろ積極的に支援し参画していくのが、精神科医としてとるべき態度ではないだろうか。

おわりに

以上、精神障害と精神科リハビリの問題、ならびにリハビリ場面での精神科医の役割について、身体障害リハビリの体系を横に睨みつつ考えてみた。五章での注文は、あるいは本誌の読者には失礼に当たったかもしれないが、入院患者に対する狭義の治療以外に何もせず、何も考えていないと思われている精神科医は意外に多いのである。

わが国の精神科リハビリ対策の遅れている理由としては、まず第一に国レベルにおけるリハビリ理念の欠如と施策の貧困が指摘されなければならないが、その責任の一半は、リハビリ対策の推進を担うべきわれわれ精神科医側の意見の不統一や努力の不足にあることも、反省されなければなるまい。

障害者団体や家族会が、それぞれの領域の利害をこえて横の連帯を果たしつつあるとき、ひとり精神科医だけが精神科の特殊性を主張して、孤立していることは許されない。保護工場や雇用促進法、あるいは住居の保障などが、精神科医療関係者の間で早くから要望されながら実現しないのは、ひとつには、疾患の医学を中心とした従来の精神科医療体系にだけこだわってきたからではなかろうか。そこには、発想の転換も必要ではないかと考え、未消化な障害論をあえて述べてみた。ご批判いただきたい。

文　献

逸見嘉彦「精神科デイケアの機能に関する研究」『厚生科学研究』、一九八〇

今田　拓「障害の原因の変遷、障害者の人権と生活保障」『ジュリスト増刊』総合特集二四巻、三四頁、一九八一

上田　敏「リハビリテーション医学の位置づけ」（特集　リハビリテーション医学）『医学のあゆみ』一一六巻、二四一頁、一九八一

上田　敏「「障害」および「障害者」概念の変遷」（障害者の人権と生活保障）『ジュリスト増刊』総合特集二四巻、四〇頁、一九八一

臺　弘「リハビリテーションプログラムとその効果―精神疾患」（特集　リハビリテーション医学）『医学のあゆみ』一一六巻、五三八頁、一九八一

宇野昌人「精神分裂病の長期経過に関する研究」『精神神経学雑誌』七三巻、一八三頁、一九七一

宇野昌人「経過、予後、〝終末状態〟」『現代精神医学体系10Ａ2　精神分裂病1b』中山書店、一九八〇

小川　孟「職業リハビリテーションの動向」（特集　リハビリテーション医学）『医学のあゆみ』一一六巻、五五三頁、一九八一

笠松　章「精神障害の障害認定の基本的な考え方」『国民年金障害等級の認定指針』六一三頁、厚生出版社、一九八一

吉川武彦『精神科のリハビリテーション』五〇頁、医学図書出版、一九七三

砂原茂一『リハビリテーション』岩波新書、一九八〇

西村晋二・蜂矢英彦・谷口政隆・加藤正明「社会福祉と精神医療」『病院』三七巻、八五六頁、一九七八

西村晋二『第二回精神障害寛解者社会復帰に必要な夏季ゼミナール』一九八一

見浦康文「ソーシャル・ワーカーの役割」『精神障害者と施設―その役割』四五頁、医学書院、一九七九

宮野浩二「職業安定所からみた精神障害者」『障害者リハビリテーション』七九頁、一九七九
谷中輝雄・佐藤三四郎・田口義子ほか「わが国におけるシステム化の動向—生活支持の観点から」（特集　社会復帰活動の展望）『臨床精神医学』九巻、六四七頁、一九八〇

二　障害論からみた精神分裂病の機能障害に対する治療的アプローチ

精神神経学雑誌八七巻一〇号（一九八五）

一　障害概念と概念確立の必要性

身体障害者といわれて人々が思い浮かべる「障害」の概念（蜂矢、一九八一）は、ほぼ一定している。脳梗塞のあとに四肢麻痺や言語障害が残った場合、脳梗塞は疾病であり、麻痺や言語障害はこの疾病に起因する障害だと考える。疾病に対しては治療が、障害に対してはリハビリテーション（以下リハと略す）が必要なことは、医学の素人でも知っている。

麻痺があれば機能回復訓練をする。残念ながら回復しきらぬ場合には能力障害（disability）が残って日常生活に支障をきたす。そこで、ＡＤＬ訓練を行って日常生活に適応できるように援助する。これが一般的な医学的リハビリテーションである。しかし、すべての人をそこまで回復させることは困難で、残った人たちは障害をもったまま生きて行かなければならないから社会的不利（handicap）を蒙る。そのままでも働いたり生活を享受したりできるようにするためには、職業的リハや社会的リハなど、社会の側の努力が必要になる。身体障害者のための職業訓練校や雇用促進法、所得や住居や介護者の保障などの施策は、その努力の結果と言えるが、リハの概念には医学的リハ（医療）から社会的リハ（障害者福祉）までの広い範囲が含まれている。

ところで、精神障害者といわれて人々が思い浮かべるものは実にまちまちである。最も多いのは多分精神病の言い換えにすぎない精神障害（上田、一九八三）、次いで精神衛生法にいうところの精神障害者（蜂矢、一九八一）であろうか。法律的な規定は別として、多くの人々に思い浮かぶ精神障害は disorder あるいは disturbance に相当するもので、身体障害の場合とは明らかに異なる。

本日ここで話題とする精神障害は、身体障害の場合と同じく能力障害や社会的不利を指す。そこでまぎらわしさを避けるために「精神の障害」と表現することにする。

わが国に限らず、精神障害者は今日の社会で生活するのに、いろいろな困難に直面している。「生活のしずらさ」とか「生活障害」と呼ばれているものである。その理由として、疾病自体が生活を困難にしていると考えても誤りではない。しかし、実際には活発な幻覚妄想に基づく異常行動があって、そのために働けない、暮らせないという人よりも、作業能率が低下したとか、働きたくても適当な職場がないとか、稼げないからひとりでは暮らせない、といった人たちのほうが多い。

幻覚妄想がひどければ、誰でもまず治療の対象と考える。しかし作業能率が低下した、適当な職場がない、稼げない、暮らせないといった場合には、治療的対応だけでは問題は片づかない。だからこそ精神科領域でもリハを行ってきたわけで、それもデイケアなどの医学的リハから、職親制度・就労援助・共同作業所あるいは共同住居、中間宿舎など、職業的リハ・社会的リハまでひろげられている。われわれは二〇年以上前から、能力障害や社会的不利の存在を認め、それに対応しようと努めてきたのではあるまいか。

もっとも、身体障害者の多くは身体疾患のあとに障害者となるので、誰の目にも分かりやすいのに対して、精神分裂病（以下、統合失調症）の場合には、精神症状をもった精神病者であると同時に、能力障害や社会的不利をもった精神の障害者でもあるというところに多少の分かりにくさはある。しかし、だからこそ治療とリハとが同時に平行して行われなければならないのだといえる。

統合失調症にあっては、疾病と障害とは共存していること、疾病とか症状とかその治療というのは疾病概念に基づく医学モデルであり、能力障害とか社会的不利とかそのリハというのは生活概念に基づく障害モデルであって、両者が共存していれば、同時に両方の手立てを考えるのは当然のことで、医療と障害者福祉とは本来矛盾するものではないということを、まず明確にしておきたい。

ところでリハの世界では、この一〇年の間にＡＤＬからＱＯＬへとその考え方が変ってきている。ＱＯＬ（Quality of Life）という耳慣れない用語について説明が必要かもしれないが、ここでは「日常生活技術を身につける訓練という段階にとどまらず、障害者にもっと質の高い生活を」という大意を伝えるにとどめておく。この考え方の基礎にあるのは次の三つの要素である。

①身体的介助や経済保障などを受けることと矛盾しない、障害者の自立概念の確立。
②障害者の自己決定・自己実現を最大限に尊重する視点をもつこと。
③社会的リハ（障害者福祉）の充実

このように整理してみると、この三要素は、この十数年間精神科リハに携わってきたわれわれが、以前からずっと見据え続けてきた課題であることに気がつく。

ＱＯＬの源はＩＬ運動（蜂矢・村田、一九八三）にある。経済的にはなかなか自立できず、自己決定が苦手で、何をもって自己実現とするかの判断にも困難を伴う精神障害者ではあっても、狙う目標は同じであってよいのではないか。こう考えてくると、それが困難であるだけにいっそう障害者福祉のメニューが数多く用意されなければなるまい。わが国の現実が、この方面ではまことに貧弱なことは周知のとおりである。

昨年四月の参議院社会労働委員会の席上、厚生大臣は、精神障害者に対しては基本的には医療的対応でこと足りるので、障害者福祉のための根拠法は必要がないという考えを明らかにした（佐藤、一九八五）。いつの日か統合失調症の病因が解明され、根本的治療法の確立されることを私も望んでいる。しかし現在はリハを充実することによって治療の実もあがると考えるべき段階にあり、社会的リハの充実のためには厚生大臣の考え方を変えさせなければならない。その最も有効な手段は、統合失調症における「障害」の概念の確立にある。

二　単身生活者の生活状況調査の結果から

さて、生活困難が最も端的に示されるのは単身生活者である。そこで、当センターのホステルでの生活訓練を経てアパート単身生活に入り、一年以上その生活を維持することのできた統合失調症者一〇九例について、その生活状況を調査した結果を図に示す。

調査対象は男女ほぼ同数で年齢は入所時に平均約三八歳。発病は殆どが二〇歳以後だが、延べ入院期間は多くが五～一〇年の間にある。現在も就労自立している人は約七〇％、残りの三〇％は生活保護あるいは障害年金を受給して生計を維持している。

この調査には川崎市社会復帰医療センター作製の調査表を使用した。図の各棒グラフの上段は入所時の状況、下段は調査時点（一九八二年一二月三一日現在）の状況を示す。対象者各人につき二回の調査を行ったのは、社会復帰施設での生活訓練やアパート単身生活という生活経験が、どんな生活面に効果を及ぼしたかを知るためである。

図1は調査対象の病状を示す。半数以上は幻覚も妄想もなく、大多数は病状も安定している。しかし、思考障害のないものはやっと半数。一年余の生活訓練、一年以上のアパート生活経験を経てもなお、対人関係面では殆どの人が狭い範囲の人としかつきあえず、病識も不十分なままである。

洗面・入浴・食事・食べ方などの基本的生活習慣は入所時から八〇～九〇％が確立されており、現在もあまり変

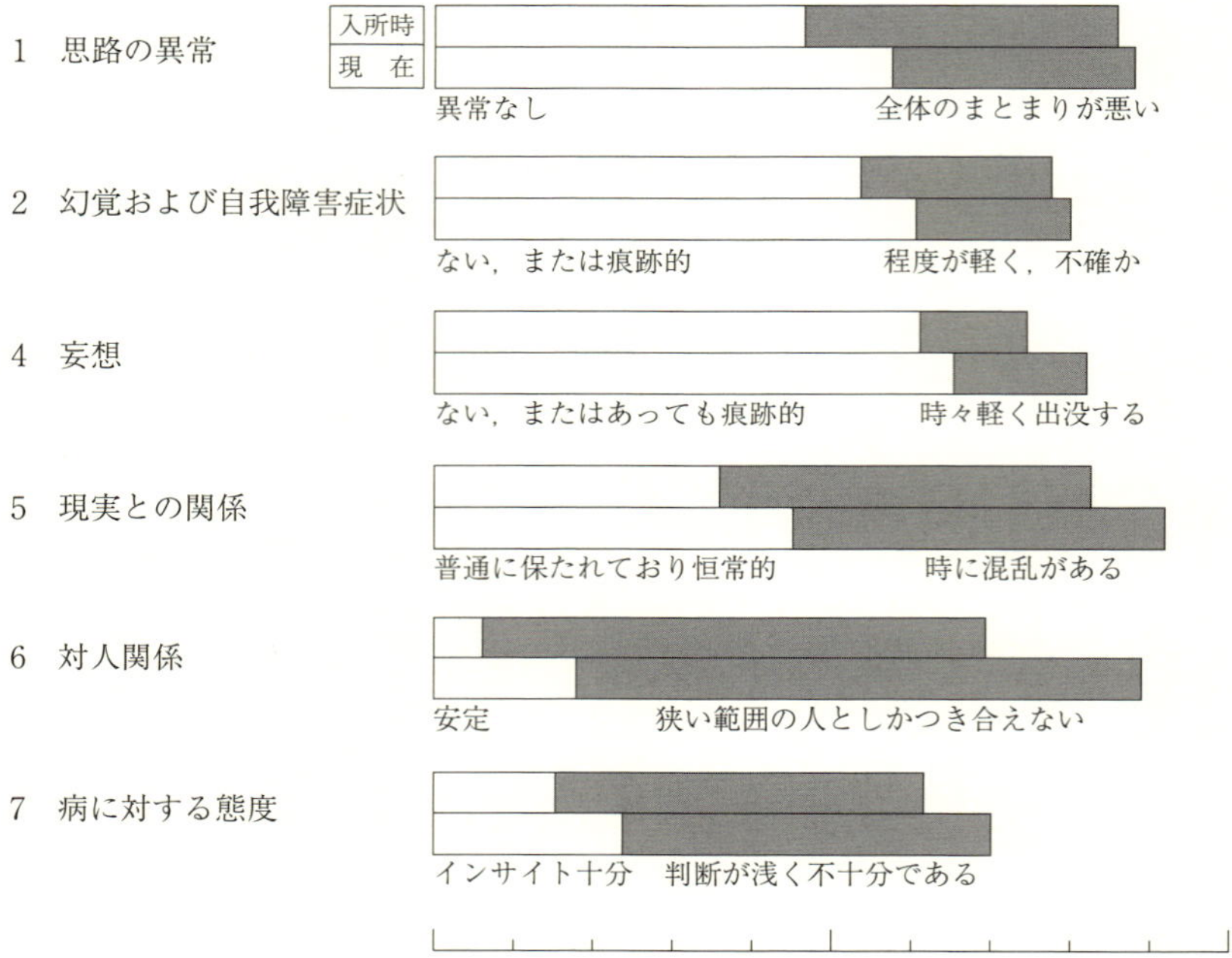

図1　単身生活者の病状内訳

化していないので図は省略した。ただし身だしなみに関してだけは入所時に半数近くが場所・状況に不似合いで、訓練の後七〇％が状況に合わせられるようになっている。

図2は家事能力と時間配分能力の中で問題となる項目だけを拾い出して示した。献立・調理・金銭管理とか日週月間スケジュールの計画・遂行などは、訓練や経験が有効なことが分かる。もっとも献立・調理では助言を必要とする人が今でも多いが、実際には流行の食品産業の活用で大分助けられている。時間配分では不測の事態をみこして時間を見積ることがなかなかむずかしく、多くの人が自分なりの一定の生活パターンの中で暮らすことによって、その弱点を補っている。余暇の過ごし方もうまくはなるが、釣り堀、パック旅行などの個人行動が多く、グループ活動は少ない。

社会資源の活用では、交通機関も電話も都

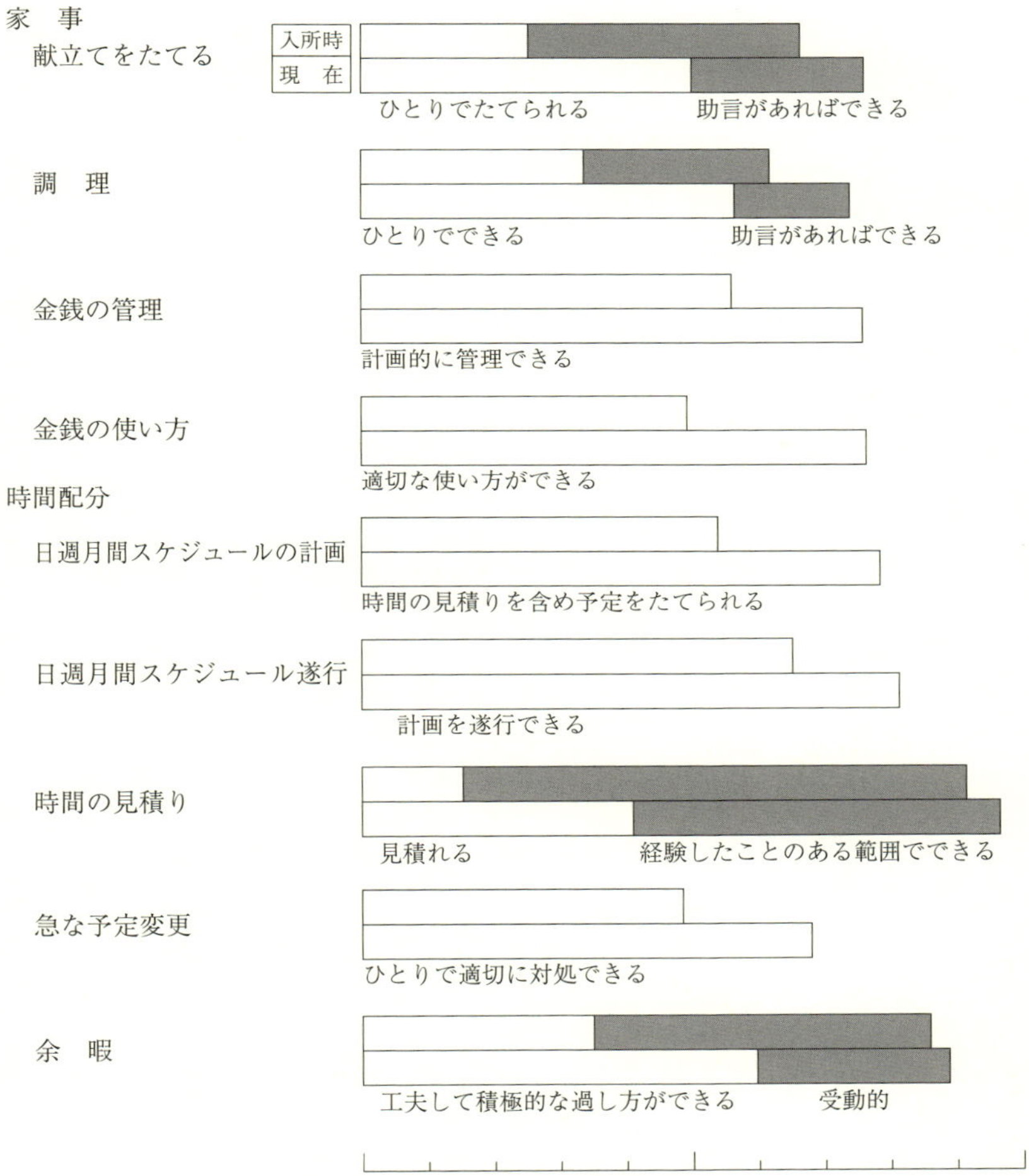

図2　日常生活行動で問題となる項目

市で生活するには必要不可欠なので、入所時から八〇％が可能で、現在では殆どが必要に応じて自由に使っている。問題なのは不測の事態が起こったときの対応である。

図3に示したとおり、現在では七〇〜八〇％がひとりで対処できているが、実は特定の援助者に頼っていることが多い。公共機関の利用もうまくなるが、彼らの使う地域サービス機関は限られてお

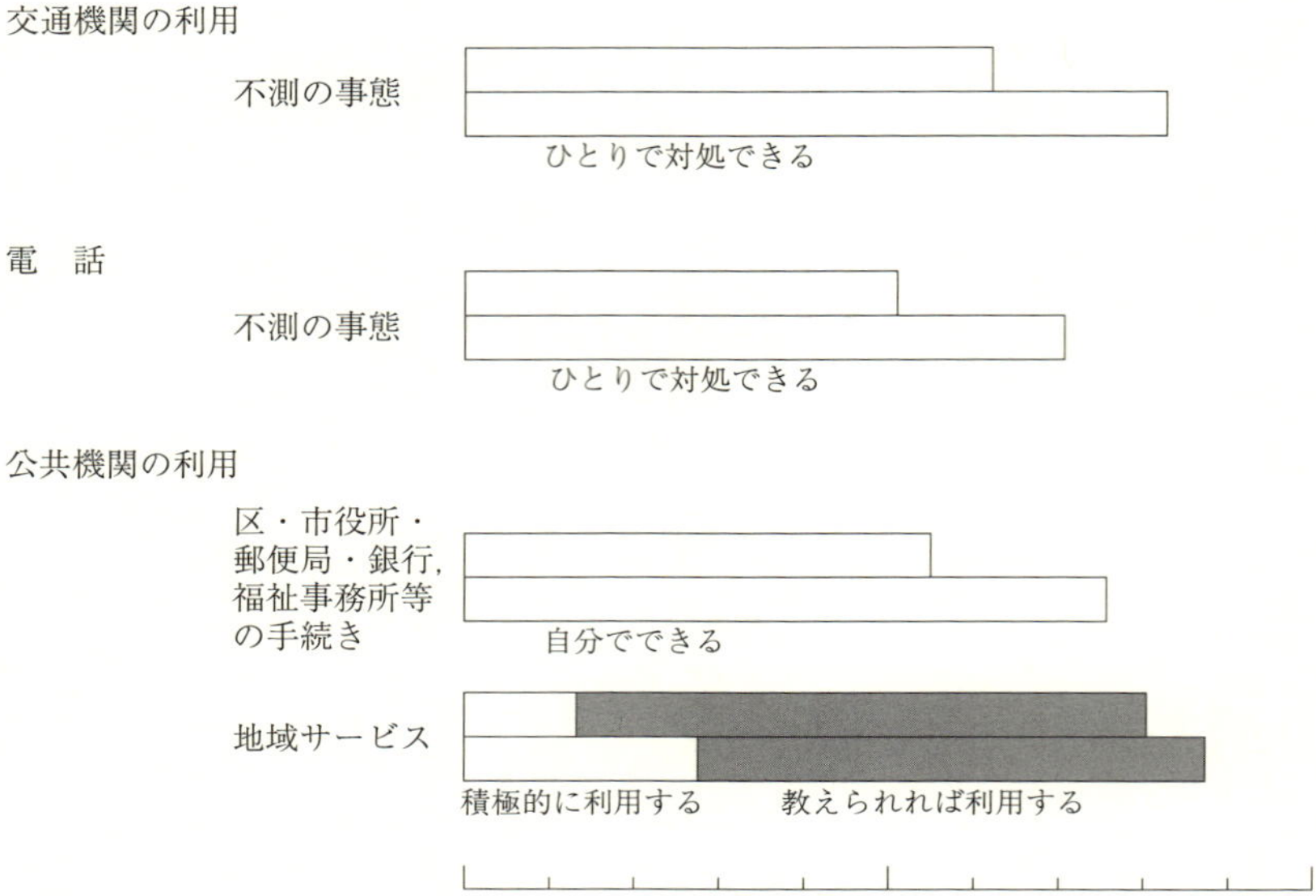

図3　社会資源の利用

り、職員に教えられてやっと利用している人が多い。

図4は病状の中で最も成績の悪かった対人関係を、日常生活上の問題として捉え直したものである。図のように彼らのつきあいの範囲はきわめて狭く、しかもはなはだつきあいが悪い。回復者クラブの中など特定の場面では気楽に喋っているが、外へはひろがらない。異性とのつき合いが友人とのつきあいより上廻っているのは、生活訓練終了後今日までに三〇〇余人中五五人が結婚している当センターの特殊性によるのか、一般に同性とのつきあいの方がむずかしいのかよく分からない。いずれにせよ、友人とのつきあいやグループ活動への参加は、訓練や経験を積んでもなかなか向上しない、といえそうである。

もともと数量化しにくい日常生活能力を、しかも三段階に分けて表現しただけの粗雑な資料によるものではあるが、結果はふだんの印象を裏付けるものであった。

当センターは副都心新宿から電車で二〇分の近

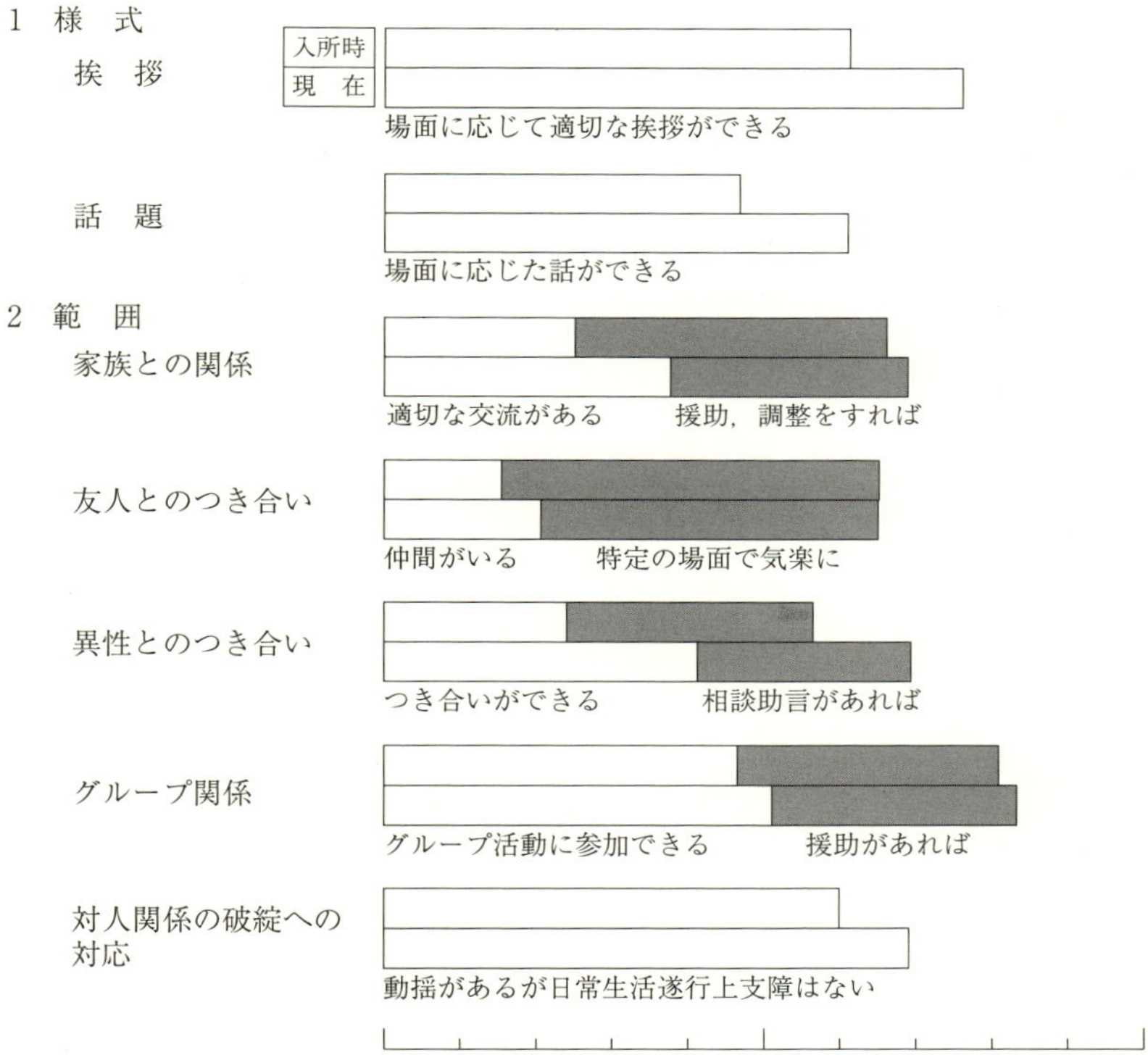

図4　対人関係で問題となる項目

郊にあり、アパート生活者の大多数はこの近辺に住んでいる。以上の結果からいえることのひとつは、大都市近郊で生活する場合、家事能力とくに金銭のやりくりを身につけ、自分なりのスケジュールを立ててなるべくパターン化した暮らし方につとめ、交通機関や電話が自由に利用でき、役所・郵便局・銀行・職安・福祉事務所などの限られた公共機関を、自分の必要に応じて使えさえすれば、たとえ近所づきあいや仲間づくりができなくても、単身生活は送れる、ということである。もうひとつは、われわれが行ってきた訓練は、家事能力とか時間配分とか社会資源の活用といった、日常的社会生活に必要な能力の回復には有効だったが、対人関係面を中心に回復のはかばかしくなかった側面への働きかけなど、今後の課題も少なからずありそうだ、ということである。

調査対象となった人々は、たしかに社会人として一応の暮らしを立てているといってよい。しかし彼らの多くはアパートと職場の往復、それに当センターを加えた小さな生活圏の中でひっそりと暮らしている。そして彼らの弱点は、実際には援助者によって補われているのが現実である。例えば、不測の事態などのため実生活でときに起こる混乱は、治療者や援助者に頼ることで回避されているし、孤立化は当センターが計画するプログラムや、当方が設定した回復者クラブの中で仲間づきあいを続けることによって回避されている。

放り出されたら混乱したり孤立化したりしかねない現状では、ＱＯＬどころではない。では、どうしたらよいのか。われわれはすでに、保健所のデイケアとか共同作業所、回復者クラブなどの支持組織の拠点づくりを援助したり、ネット作りを心がけているし、さらには障害者福祉の充実を目指しているが、これは地域社会の連帯なしには、障害者を支えることができないからである。しかし同時に、精神医学的リハ技術に一段の向上を要請されているとも考える。

三　機能障害への治療的アプローチ

図1にもみるように、われわれの対象者には、今でも話のまとまりの悪い人が半数近くいる。ごく軽い場合、形式的なやりとりや一対一の対話場面ではあまりボロを出さないが、何人かの集団の中に入ると全体の会話の流れにのれず、場ちがいな発言をするか黙りこんでしまう。

話のまとまりが悪いのは、思考障害という統合失調症の一症状である。しかし、人と人とのコミュニケーションの道具として言葉が使われる実社会で、言葉本来の用を十分に果たせなければ、これは社会生活を困難にする精神の障害だと捉えることもできる。そのために作業能力が低下したり対人関係に支障をきたすという結果からみて、それは精神の機能障害（impairment）と考えることができる。

また、調査対象者の職業はその七〇％が軽作業で、最も多いのがビルの清掃作業である。低学歴でなんの技術もなく、ブランクの長かった人が多数を占めるとはいっても、殆どが軽作業に甘んじているのは、実際のところ作業能力の低下による。

作業能力の低下の中には、単に動作緩慢で手がのろいという人も含まれており、彼らは単純な作業訓練でもかなり回復する。ところが、ひとつひとつの動作は遅くないのに、全体としては格段に遅かったり、オシャカを作ったり、一度に幾つもの用事を指示すると混乱したりする人がいる。その理由のひとつとして、同時に複数の課題を処理することが苦手とか、幾つものことに同時に目配りすることが困難といった特徴があげられる。

これも統合失調症のひとつの症状であるが、現実生活のうえで作業能力障害をひき起こしているのだから、精神機能障害と呼んでよかろう。

この種の症状は一般に陰性症状と呼ばれており、薬物療法は奏効しにくい。新薬に有効なものがあるようで、将来に期待がかけられるが、新治療法が確立されるまではリハ医学技術の向上によって対応するしかない。そして、このように考えてきたわれわれを最も大きく啓発してくれたのは、臺の「照合障害」の仮説と清田の「感性と知性の相補性の喪失」という仮説であった。

デイケアでよく採りあげられるプログラムのひとつに料理実習がある。身につけばすぐ実生活に役立つという側面があって、実施されることが多いのだろうが、簡単な料理の中にも数多くの手順があり、手順どおりにことを運ぶためには、絶えず照合を繰り返さなければならないという点でも、機能障害改善の手段として効果的だと考える。

自炊に時間がかかりすぎて仕事が続けられなくなった単身生活者がいる。本人が炊事を受持った夕食には、家族全員が空腹のまま食卓を前にして二時間も待たされたという在宅障害者がいる。先日はロールキャベツが作れないといって自殺まで考えた主婦があったが、援助を求められた職員が簡便法を教えただけで明るい表情で帰っていった。彼らの話をきくにつけ、この機能障害の結果は何と残酷なのかと思う。

手がのろい、要領が悪いと捉えて料理指導に励んでも、もちろんそれなりの訓練効果はあがるだろう。しかし照合障害の重大さに思い至れば、例えばレパートリーをふやすために献立を毎回変えるよりは、まず手順を覚えるまで同じ献立てを何回か繰り返す方が訓練として有効だし、料理実習の翌日には家族に協力してもらって同じ料理を復習してもらう方が、学習のためには効果的だと考えつくことだろう。

「外界からの知覚情報とイメージやシェマとの照合、注意の選択的関門、濾過作用、記憶面では再認や想起、思考面では、論理的整合性や構想の検討、行動面では、企図と遂行のチェック、訂正など、総じて脳内の情報処理過程のうち、異同の判別を明らかにする機能の障害」を照合障害と臺（一九七九）は定義しているが、認知・認識から行動までの一連の過程の中で、実に何回も照合機能が繰返し働いていることに気づく。

これもプログラムとしてよく採りあげられる「話合い」の場面となると、ことはもっと複雑になる。グループの中での会話は言葉だけが交わされるのではなく、発言者の身ぶりや表情が加えられ、それに反応する他のメンバーの態度の変化も加味されるからである。言葉だけではない多くの情報を知覚し、それを認識し考え、発言という行動に結びつけるためには、当然のことながら言語的知性も非言語的感性も必要とされる。ここで清田（一九七九、一九八一）のいうように感性的認識と知性的認識とが相補えなくなっていると、この一連の認識過程は円滑に進まないことになる。

一対一の対話ではボロを出さないのに、グループの中での会話がむずかしくなるのは、それだけ情報が複雑になるからだが、同時に注意の狭窄、注意の同時配分の困難性という特徴も加わって、発言者以外の者の表情や態度などを読みとれないためでもあろう。

この種の機能障害は、家族との交流しかない家庭の中では改善されにくい。患者の不足がちな発語や表情の動きを、家族の方が補って読みとってしまい、先廻りして問題を解決してしまうことがあればなおさらである。また一足とびに障害のない人たちだけの活発なグループに入っても、照合機能が追いつかないので効果を期待しにくい。障害者同士のグループでの話し合い場面が有効とされるのは、単に心理的に仲間意識を持ちやすいからだけではないと思う。ソフトボールやバレーボールなどポジションによって役割の異なる集団スポーツにも、話し合い場面と似た照合障害改善のための鍵があるように思われるが、この鍵を有効に生かせるかどうかはスタッフのかかわり方にかかっている。

おわりに

調査対象一〇九人の中で、現在薬物療法を中止しても社会生活を維持できているのは、僅か四人しかいない。用量は少ないが、薬物を中断すれば陽性症状の出現する可能性が強い。薬物療法の継続はリハをすすめるうえで不可欠の条件である。

リハはまた、しばしば機能回復訓練とか作業訓練などと表現されるように、えてして訓練的側面が強調されがちである。しかし坂口や村田（一九八一、一九八二）がいうように、訓練と平行して「障害の受容」が必要となる。とくに大学卒の障害者が軽作業に就労しなければならない場合のように、その落差が大きければ大きいほど、あらためて生きるための価値観がもてるように援助し、心理的に支えていかなければならない。「障害の相互受容」を中心に精神療法的なかかわりを欠くことができない。

同時に、障害をもちつつも社会に巣立っていく人たちを援助し支えていくわれわれには、一対一のかかわりをこえて、地域社会を展望していく姿勢が必要で、そこには社会精神医学的視点が要請される。

本日、私が引用した仮説は、以上の三つの立場とはやや異なる。臺の「履歴現象と機能的切断症状群」は、統合失調症の生物学的理解のために書かれたものだし、清田の「認識の機能分化と分裂性思考」は「神経心理学と精神病理学の接点」と副題されている。

精神薬理学も含めて、それぞれはまだ交叉するに至っていない。しかし統合失調症という巨峰に対して、幾つもの立場からアプローチを試みている研究者はすべて、巨峰の頂上をきわめ、根本的な治療法を発見すべく努力しているに違いない。

障害論とリハビリテーションの立場は、それらとは些か異なる。今この時点において、障害をもつ人たちの生活を不幸なものにしないためには何ができるかを考え、実践する立場とでもいえようか。それだけに、活用できる学説はできるだけこれを援用し、実践に移せるものは可能な限り応用していかなければならない。そしてまた、そのことによって、まだ頂上で交叉するに至っていないさまざまな立場にも、接点が生まれるのではなかろうか。そういった「障害論」の立場から話題を提供した。

文　献

安斉三郎・安斉道枝・阿部真也ほか「精神疾患における疾病と障害―精神科リハビリテーション理解のために」『神奈川精神医学会誌』三四巻、八九‐九六頁、一九八四
上田　敏『リハビリテーションを考える』四五‐五〇頁、青木書店、一九八三
臺　弘「履歴現象と機能的切断症状群―精神分裂病の生物学的理解」『精神医学』二一巻五号、四五二‐四六三頁、一九七九

清田一民「分裂病の原発症状—感性と知性の相補性の喪失」中井久夫編『分裂病の精神病理8』三一 - 六四頁、東京大学出版会、一九七九

清田一民「認識の機能分化と分裂病性思考—神経心理学と精神病理学の接点—」藤縄昭編『分裂病の精神病理10』一七五 - 二〇七頁、東京大学出版会、一九八一

佐藤久夫「慢性分裂病における障害と社会福祉サービス」『臨床精神医学』一四巻、七六七 - 七七頁、一九八五

蜂矢英彦「精神障害論試論—精神科リハビリテーションの現場からの一提言—」『臨床精神医学』一〇巻、一六五三 - 一六六一頁、一九八一

蜂矢英彦・村田信男「家族会・友の会活動と精神科医療」『臨床精神医学』一二巻、一四七七 - 一四八四頁、一九八三

蜂矢英彦・川関和俊「リハビリテーションとその問題点」山下格編『精神分裂病の治療と予後』精神科ＭＯＯＫ９、一七六 - 一八六頁、金原出版、一九八四

村田信男『「分裂病のリハビリテーション過程」について—自己価値の再編を中心に—』藤縄昭編『分裂病の精神病理10』二五一 - 二八一頁、東京大学出版会、一九八一

村田信男「続「分裂病のリハビリテーショ過程」について—障害相互受容のプロセスを中心に—」吉松和哉編『分裂病の精神病理11』二七五 - 三〇二頁、東京大学出版会、一九八二

三　精神障害における障害概念の検討

――リハビリテーションをすすめる立場から

障害者問題研究四四号　（一九八六）

はじめに

精神分裂病（以下、統合失調症）者は病者なのか障害者なのか。障害者の一員なのかそうではないのか。

障害概念についての砂原茂一（一九八〇）、上田敏（一九八一）のすぐれた総説に啓発された筆者（一九八一a）が、統合失調症者は障害者でもある、という立場から精神医学専門誌上に問題を提起してから四年が経過した。はじめはごく一部に賛否両論の反応が聞かれたものの、とても反響があったといえるものではなかった。しかし、以来今日まで講演・講義などの機会があるたびにこの問題を投げかけているうちに、少しずつではあるが波紋はひろがってきている。

筆者の障害論をすぐさま理解したのは精神障害者の家族たちであった。次いで地域で活動する人々、精神科リハビリテーション（以下、リハ）に携わっている人々の中から理解者が現われた。病院医療に専念している多くの医療関係者からは、現在でもなお、なかなか理解してもらえないでいるとはいうものの、臺弘（一九八二）、仙波恒雄（一九八四）、安斉三郎（一九八四）、渡嘉敷暁らの精神科医が障害論を展開しはじめ、一九八五年五月には精神医学専門誌でも特集が組まれるようになり、福祉や職業関係者の集まりでも話題にされつつある。

病院医療関係者からの理解が得にくかった理由のひとつは、主として入院患者に治療的にのみ関わるという立場上、家族や地域活動関係者にくらべて統合失調症者の生活が見えにくいためではないかと筆者は感じているが、それよりも筆者の最初の障害論——精神障害論試論（蜂矢、一九八一ａ）——がはなはだ未熟なためであったと思わざるをえない。本稿であらためて障害概念の検討をやり直そうとするのも、この理由による。

「慢性分裂病——その医療と社会的ケア」という先述の特集の巻頭で「慢性分裂病と障害概念」を論じた臺（一九八五）は、その書き出しの部分に次のように書いている。

できれば避けたいという気持をにじませながら、問題の重要性を容認するというのが大方の意見であるようだ。「避けては通れない問題ですね。それで毎日苦労しているんだから」とある病院長は言い、「いずれ将来はなしで済ませたい概念ですね」とある教授は言った。……これは日本の精神科医につきつけられている一種の踏み絵である。

ここには障害すなわち廃疾という昔の観念が固着しているようで、ＷＨＯの定義や砂原、上田の総説を紹介した筆者の真意は、まだまだ正しく伝わっていないことを、あらためて痛感させられている。

行政レベルでも、半ば公式的な席上で障害論が話題にされる機会も出てきたとはいえ、精神障害者はたいていの場合、依然として障害者としてではなく、病者として扱われている。たとえば一九八四年の身体障害者福祉法改正案の審議の際、わが国の法律による障害者の範囲が国連の規定や諸外国の法令に比べて狭く、障害の種類により不当な区別がされているという疑義が提出されたのに対して、厚生大臣は次のように答えている。

「……精神障害者の場合は、これは医学的保護の下におく必要性があり、また、その医学的保護の中から回復した場合は普通になって社会復帰でき……」（参議院社会労働委員会、一九八四年四月二四日）

医学的保護が必要なのは当然だが、すべての精神障害者が医療によって回復したとき普通になって社会復帰できているのなら、本稿など不要である。現実には統合失調症者をはじめ多くの精神病者が治療によって病状回復できても、社会生活能力などの回復が不十分で実生活上に困難をきたしている。生活上に障害がある以上、解決の方策を立てなければならないわけだが、実は精神障害者が障害者であるかどうかについても、行政側の解釈は今ひとつはっきりしない。

一九八〇年の国会審議の際、精神障害者が心身障害者対策基本法の「心身障害者」の定義の中に含まれるかどうかの質問がなされたが、それに対する当時の厚生省社会局長の答えは次のようなものであった。

「医療を要する、現在病気の状態にあります精神病あるいは精神障害の状態、これは含まれていないと考えるのでございますけれども、その心身障害者等の中には精神薄弱はもちろんのこと、そういった精神障害の寛解者、そういった方も含まれるものと私どもは解釈いたしております」（参議院社会労働委員会、一九八〇年三月一八日）

この解釈は、精神障害の寛解者を一応心身障害者の中に含ませている点で、従来の解釈より一歩前進してはいる。しかし、問題だらけの解釈でもある。完全寛解者の中には生活上の困難さなどとどめぬ人も少なからずいる。一方、病気の状態にある精神障害の状態（？）は心身障害者ではないという。これがどんな状態を指すのかかならずしも明確ではないが、もし外来に通院し維持量の薬を服用している不全寛解者も、まだ薬をのんでいるからという理由で病気の状態にあるものの中に含めるとすれば、統合失調症者の大多数はやはり障害者として扱われないことになる。また精神病と精神障害をほとんど同義語として使っている点も問題となる。

一九八四年に不完全ながら実施された精神障害者の実態調査の結果をみると、現在精神病院に入院中の患者（全国で約三三万人）の五七％は退院可能とされている。もっともそのためには、家族の協力だけでなく、社会復帰促進と援助のためのいろいろな機能が必要とされており、実際彼らの大多数はそれなしに社会的自立を望むことはできないだろう。医学的に退院可能と判断された彼らに社会復帰のための援助をし、社会の中で彼らの生活を支えようとするなら、医療や公衆衛生的対応だけでなく、職業、住居、所得、生活など、従来の枠組をこえた対策が考えられなければならない。

本稿ではまず、統合失調症者を中心とする精神障害者の、社会の中での生活状況の困難さを知っていただくために、社会復帰専門施設である世田谷リハビリテーションセンター（以下、世田谷ＲＣ）の退所者の状況を報告し、次いでその困難さを解決すべき諸対策を生みだす根拠となるはずの「障害概念」について検討を加えることとする。

なお、臨床精神医学の領域では、精神障害という用語がいろいろな意味で使われているので、あらかじめ用語の整理をしておきたい。本稿でいう精神障害の内容を明確にしておかないと、議論が混乱するからである。

精神衛生法第三条に、この法律で「精神障害者」とは精神病者（中毒性精神病者を含む）、精神薄弱者および精神病質者をいう、とある。この定義は本法独得のものだが、神経症などをも含む国際疾病分類による全精神障害者とともに、この集合概念はほぼ disturbance に相当する。この法律とはまったく別に分裂病障害とか感情病障害（躁うつ病）などと個別的病名を指して使われることもあるが、この場合の障害は disorder に当たる（臺、一九八五）。

一方、国民年金の障害年金の場合には、原因となる傷病名から精神病質と神経症を除外したうえで、精神病や精神薄弱の結果として起こった障害を対象としており、これはほぼ disability に当たる。

本稿で論ずる精神障害者の障害とはリハ領域で汎用されているもので、国際障害分類では impairment と disability と handicap の三つの下位概念を包括する用語である。以下これらを区別するために、disturbance と disorder に当たる障害は単に障害と表記し、impairment と disability と handicap に相当するものは**障害**とゴジックで表記して区別することにする。

一　世田谷リハビリテーションセンターの経験から

一九七二年一〇月に発足した世田谷ＲＣでは一九八五年四月に現在の中部総合精神衛生センター（以下当セン

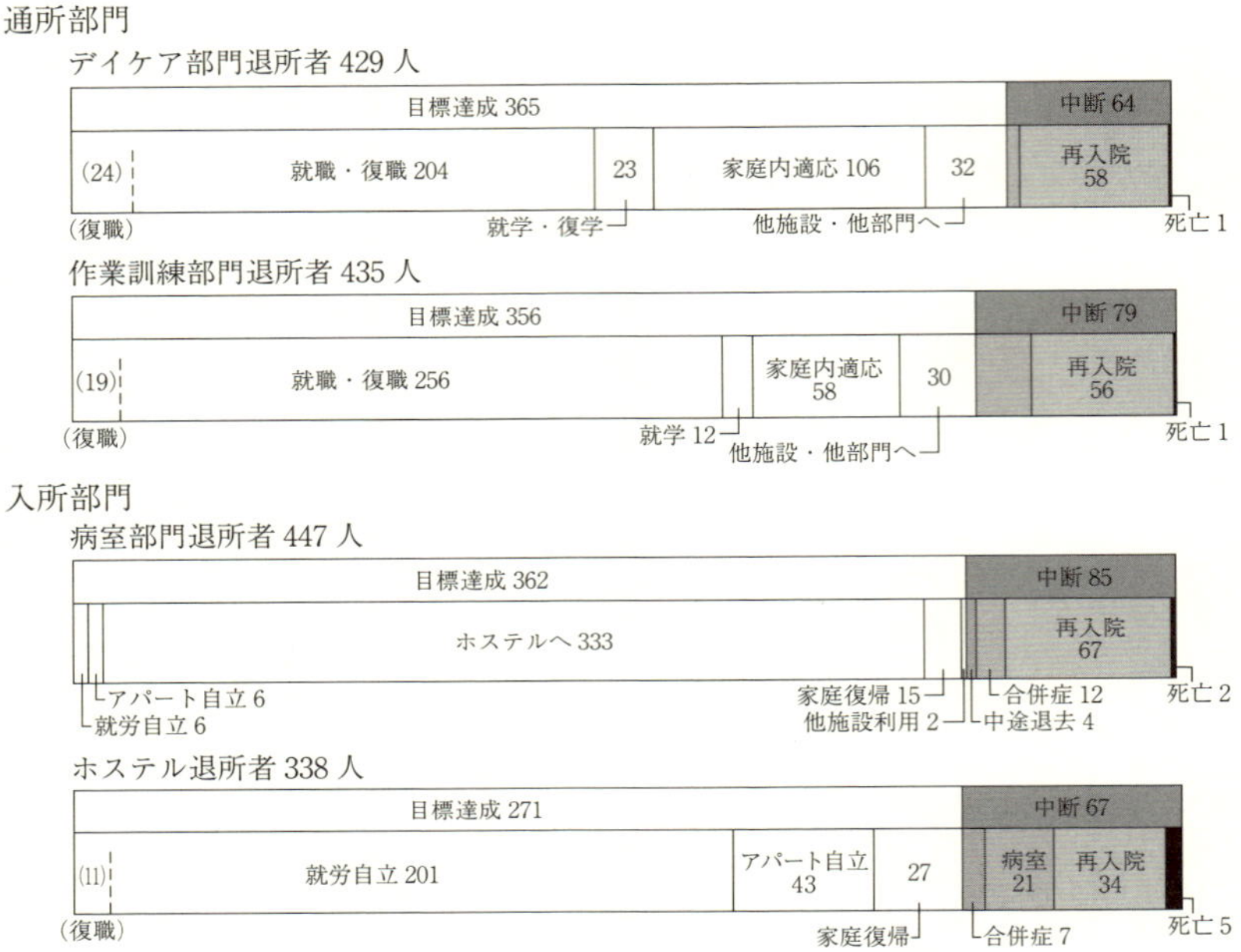

図１　世田谷リハビリテーションセンター利用者の退所時の状況

ター）に発展するまでの一二年半の間に、延べ一六四三人（再利用・二部門利用があるので実数は一〇三七人）の回復途上の精神障害者（都条例の表現）が訓練を受けて退所していった。退所時の状況は図1に示したとおりである。

図1で一目瞭然としているように、通所・入所各部門とも二〇パーセント程度の中断があり、その多くは精神病院に再入院している。一二年半を前半と後半に分けて調べると、再入院率は各部門とも後半で低くなってはいるが、いくら努力してもゼロにはできない。相当の努力をしても再発を防ぎきれないところに、精神科リハのむずかしさがある。このこと自体ももちろん重要な課題だが、その検討は別の機会にゆずり、本稿では一定期間（通所部門では平均一年弱、入所部門では病室・ホステルを通じて平均一年数カ月）の訓練の後に、ともかくも社会生活を継続してきた人たちの生活状況に焦点を当て、精神障害者にとって生活上困難をきた

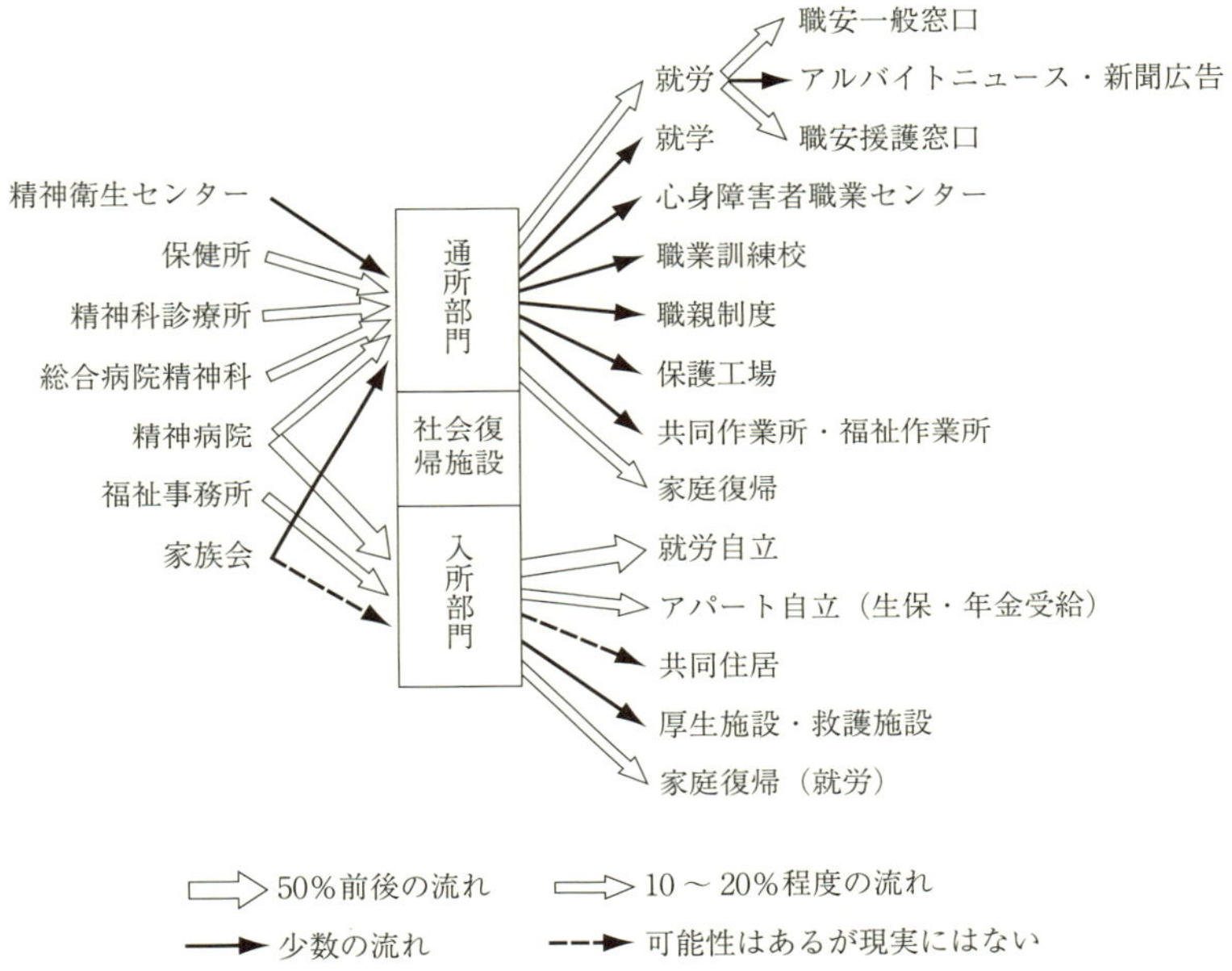

図２　世田谷リハビリテーションセンターの利用者の流れ

す問題が何であるかを浮きぼりにしたい。

図2は世田谷RCの利用者の紹介先から退所までの流れを概観したものである。詳細は拙著（蜂矢、一九八一b・一九八四）に当たっていただきたいが、以下これらの退所者の職業・所得・住居・家庭などの日常生活面について、ごく簡単にまとめておこう。

職業についていえば、図1の左端にみるように、まず復職者が極端に少ないことに気づかれよう。復職への援助を行なった対象の九〇％以上は成功しており、援助にもかかわらず解雇された人はわずかしかいない。それなのに復職者が少ないのは、利用者の大多数が世田谷RCでの訓練に入る前にすでに解雇されており、失業状態で来所しているからである。発病以来の経過年数が平均一〇年を越えている人たちだから、これはやむをえないことかもしれない。

あらためて就労した人の求職方法をみると、職安の一般窓口を通じた場合がもっとも多い。

特殊援助部門の利用は通所部門で三〇％程度、入所部門では一〇％もない。初回は特殊援助部門を利用した人でも、再求職時には一般窓口に移っていくものが多い。職種や給与の問題もあるが、理解のある職場を求める人よりも、病歴を人に知られることを恐れる人の方が多いのである。精神障害者をみる世間の態度と無関係のことではあるまい。

職業を種類別にみると、六〇％以上が雑役、清掃、皿洗い、包装などの軽作業で占められており、技術のいる仕事や人と接する仕事には、本人が望んでもなかなか就職できない。就職できたとしても、作業能力や対人関係に問題があったりして長続きしない。

入所部門利用者のほとんどは頼れる家族がなく、就労自立以外に道はないと自らも考えるから、若年者・老齢者など一部の例外を除いてすべて求職活動を行ない、就労を経験している。しかし、同一職場に三年以上勤続することができた人は六五人しかない。退所時には就労自立していたのに、その後失職して生活保護を受給した人もあり、現在では生活保護受給者が七〇人を越えている。

就労自立している人たちの月収は、男子九万円〜一二〇万円（平均一三万三千円）、女子八万円〜一五万円（平均九万六千円）であった。パートタイマーしかできない人だと月収はもっと下がり、障害年金や生活保護なしには暮らせなくなる。

住居は、家族と同居している人については、中年になっても独立できずに親・同胞と同居しているという問題はあるが、それ以外にとくべつのことはない。しかし単身者には問題が多い。入所部門退所者のほとんど全員と通所部門退所者のうち四〇人は単身生活者だが、幸運にも公営住宅等に当選した四人を除くと、すべて民間の（ほとんど一間の）アパート住まいである。当センターに近い世田谷・杉並近辺の民間アパートは割高で、月収一〇万円以下の人たちなど生活保護受給者よりも貧弱なアパートに住まわざるをえない。アパート探しに当たってはほとんど全員が病歴をかくしていることは言うまでもないし、親戚もない人では保証人探しにも苦労させられる。

家族に恵まれている人たちでも、中年にさしかかると同胞が結婚したりして家族関係がむずかしくなる。家族に支えられて就労したり、図1で家庭内適応とされた退所者の中には、両親が老齢化したり死亡したりした途端に生活破綻をきたし、病状まで悪化して再入院してしまった人もある。彼らがあらためて社会復帰を試みようとすれば、今度は入所部門を利用するほかない。

単身生活者で社会生活能力の比較的高い一群の中には、結婚した人が六一人いる。健常者との結婚は一五人で大多数は精神障害者同士である。離婚例が四組になるが、ひとりでは孤立しがちな男女二人が夫婦として支えあって健気に生きている場合が多い。結婚の比率が高い理由のひとつは経済的自立が果たせたためであるが、もうひとつの理由として家族や親戚からの心理的独立をあげるべきだろう。同居とか経済的援助はできなくても、アパートの保証人になったり相談にのったりしてくれる家族は結構いるもので、利用者たちの心理的な支え役になっているが、それだけの力をもつ家族ほど、障害者同士の結婚となると反対するものが少なくない。面倒な事態に巻き込まれることを恐れるからであろう。周囲からの祝福もあまりなく、反対を押しきってでも結婚に踏みきっていった退所者たちは、ここで家族や親戚から心理的にも独立することをめざしたわけで、はじめは当センターを実家のようにして暮らしはじめ、やがては自力で結婚生活を維持していけるように成長していく。

一方、社会生活能力の低い一群の人たちの中には、働けないだけでなく、自炊も十分にできない人がいる。しかし後述するように最低限、服薬・金銭の自己管理と身辺の始末ができ、電話と交通機関を使え、福祉事務所・区役所・郵便局・銀行など暮らしに必要な社会資源を活用できさえすれば、給食のサービスをするだけで単身生活は可能である。彼らがもっとも不得手とするのは交友関係で、直接の付き合いが必要な家主を除けば、近隣の人と交流のある人はほとんどいない。かといって昼日中から自室で無為に過ごすこともできない彼らの多くは、まるで会社に出勤するかのように当センターのソーシャルクラブに出かけてきて、終日退所者周土で時間を過ごし、夕方には帰宅するといった暮らし方をしている。

以上、当センターの退所者の生活状況を簡単にまとめたが、わが国としては高水準の訓練活動と援助が行なわれている施設の退所者でもこのありさまで、一般の在宅精神障害者はもっと放置されている。安斉（一九八四）によれば、家族会に参加している家庭の精神障害者でも、就労者と共同作業所・保健所デイケアの通所者がそれぞれ二〇％いる程度で、家庭内でなすこともなく暮らしている人が六〇％に及ぶという。共同作業所もなく保健所からも遠い地域の在宅者や、家族会にも参加していない家庭の在宅者たちがどんな生活をしているか、およそ推測することができよう。

世田谷ＲＣの退所者の九〇％は統合失調症者なので、以下統合失調症を中心に稿を進める。

二　統合失調症はどこまで治るか

本稿の読者のほとんどは精神科医療に直接関与していない方々であろうから、統合失調症という疾患そのものについての説明が必要かもしれないが、紙数の関係で省略させていただく。事典類を参照していただければ幸いである。

さて、図3はM・ブロイラー（Bleuler, M.）による統合失調症の経過型分類を、筆者なりに多少並べかえたものである。簡単にまとめれば、左側は単一の経過をとるもの、右側は波状の経過をとるもの。また上方の第1・2・5型は治らないタイプ、下方の第7型と非定型経過群の一部は治るタイプ、そして真中の第3・4・6型は中等度ないし軽症の終末状態、言い換えれば欠陥を残して安定するタイプといってよい。

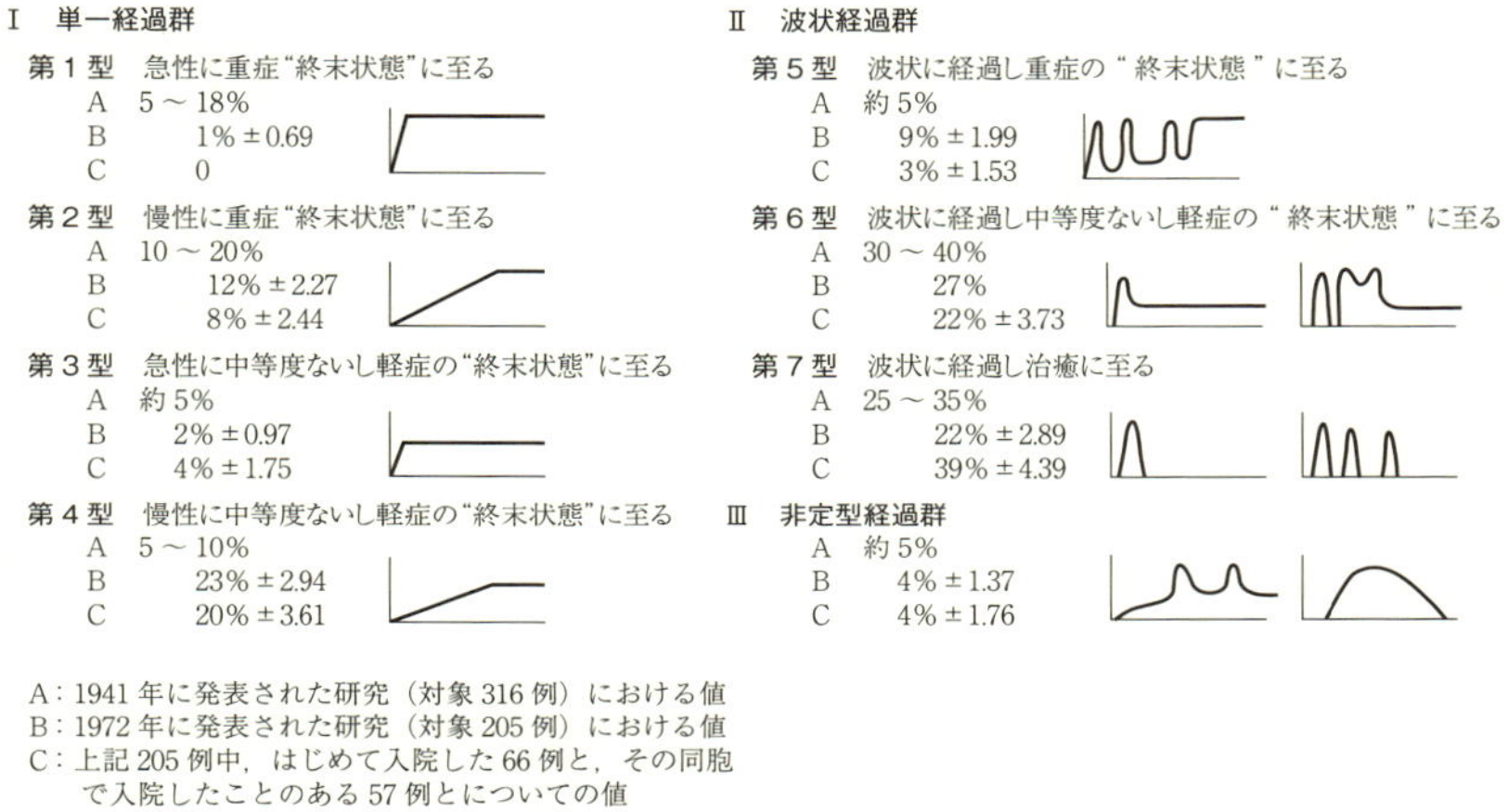

図３　統合失調症の経過様式（Bleuler, M. による）

図中三〇年をへだてたAとBとでは数値が異なっており、治り方はこれからも時代とともに変化していくものと思うが、一応一九七二年の結果を参考にするなら、約二五％の統合失調症は全治する一方、約二〇％は現代精神医学の水準では治せない、と言うことができる。わが国にはブロイラーの業績を凌駕するほどの研究は少ないし、おおかたの精神科医のもつ印象もこんなところだろう。精神科リハの現場が扱っているのは、主としてこの両者の中間にあって統合失調症者の半数をこえる第3・4・6型の人たちである。

ところで図3で中等度ないし軽症の終末状態とよばれているものの中身は何なのか。それはどのようにとらえたらよいのだろうか。これをどうとらえるかによって、統合失調症者への対応の姿勢にも違いがでてくる。

三　慢性疾患の病者としての統合失調症者
——慢性身体疾患の病者との類似を中心に

統合失調症者が統合失調症という病気を病みつつある病者であることはいうまでもない。しかも長い経過をたどる者が多いから、一般には慢性疾患の病者と捉えられている。実際岡上和雄（一九八五）が概算しているように、全国で約四四万五〇〇〇人（在院患者二一万二〇〇〇人。外来患者二三万三〇〇〇人）の受療している統合失調症者のうち、初診以来一〇年以上を経過しているものが三五万七二〇〇人（八〇・三％）に及んでいる。

しかし先のブロイラーの経過型の第5・6・7型にみるように、統合失調症の半数以上は最初からの慢性疾患ではない。波状経過中には、適切な治療によって入院治療を必要としたような症状は数週間から数カ月、ときにはほんの数日で回復するものもあり、統合失調症を急性・亜急性疾患と考えるべきだという主張（吉川、一九七三）もある。

とはいえ、四〇％を占める単一経過型では発病の最初から、また波状経過型の半数以上も、病勢が鎮静してからは慢性に経過する。ここで再発や増悪を紡ぐために病相のコントロールが必要なことは、高血圧や糖尿病などの慢性身体疾患とよく似ている。安定した生活環境の中での維持薬物療法を組み入れたアフターケアは、確実に再発の遅延化・軽症化・短期化をもたらす（湯浅、一九八四）現実に再発・再入院するものがあとをたたない理由のひとつは、都市化された現代社会ではストレスの少ない生活環境の設定が不可能なこと、もうひとつはせっかく安定したはずの病者が、病識不足のために自分勝手な判断で服薬を中断してしまうからである。もちろん、われわれ医療者側のアフターケア体制の不備もその一因となっている。

さてそれでは、波状経過群に対しては適切な治療を、慢性経過群に対してはアフターケアと病相のコントロールを、これまで以上に十分に行なえばそれだけで統合失調症者が社会復帰できるかといえば、残念ながらことはそう簡単にはいかない。社会生活を遂行できるだけの生活能力が回復していなければ社会復帰は無理だからである。適切な治療と病相のコントロールという考え方には、病者を生活面からみるという視点が不足していると言わざるをえない。

精神科治療の三本柱は薬物療法・精神療法・生活療法とされている。生活指導・レクリエーション療法・作業療法等からなる生活療法は、いうまでもなく病院内リハ活動（山崎、一九八〇：平山、一九八四）を指しており、それらは入院患者の生活状況改善、生活能力向上のために手がけられたものである。また、生活療法の延長線上にあって、再発予防・予後改善計画から出発した生活臨床（臺、一九七八）の考え方も、外来患者の社会生活に視点を当てている。しかしこの両者は、せっかく生活概念から出発しながら「生活療法」「生活臨床」とよぶことによって、医療の枠内の治療論にとどまったために、リハとしてのひろがりを進めそこなったように思う。

社会復帰活動の実際は、外勤作業とナイトホスピタル、デイホスピタルなどの病院内リハから、中間宿舎におけるナイトケア（以下、ＮＣ）、病院付設あるいは独立の施設におけるデイケア（以下、ＤＣ）、保健所のＤＣ、共同作業所（小規模保護作業所：厚生省）、共同住居、職親制度（通院患者リハ事業：厚生省）というぐあいに、活動の場も内容も確実に地域リハへと発展してきている。

これらのさまざまな形態の活動は、統合失調症を慢性疾患ととらえる立場からだけでも推進することができたわけだが、共同作業所・共同住居・職親制度とも国レベルでは医療保健局精神保健課が、自治体レベルでは衛生部局がその助成を司っており、労働や福祉とはほとんど関係がない。精神薄弱者の職場適応訓練制度によくにた職親制度が通院患者リハ事業とよばれ、内容的にも訓練生に支給される手当に大きな格差があるように、本来医療や公衆衛生の枠を越えて進められるべき諸対策が発展しない最大の理由は、統合失調症を慢性疾患ととらえる疾病論・治療論だけを理論的根拠としてきたからではあるまいか。現状打開のためには、この限界を越える別の理論的根拠が必要となる。そのためには精神障害者**障害**者論の確立しかないと筆者は考えている。

四　**障害**者としての統合失調症者——身体**障害**者との異同を中心に

（一）疾患と**障害**の関係

障害とは「疾患によって起こった生活上の困難・不自由・不利益」と定義すべきだ、と上田（一九八三）は言っている。すなわち、病気が生活に影響を及ぼしその正常な運行をさまたげる場合、それは**障害**となる、というわけである。この定義は、「一時的・短期的**障害**」の包含、軽度**障害**の包含などとともに、現行の**障害**者福祉関係法に改革をせまるもので、精神**障害**に関連しても後でもう一度ふれなければならないが、ここではまず分かりやすいところから入ることにしよう。

障害は疾患の結果起こるが、すべての疾患が**障害**を起こすわけではない。抗生物質の登場する前には、チフスや赤痢などの急性伝染病には生命の危険があったが、その転帰は死ぬか治るかのどちらかであって、あとに**障害**を残すことはあまりなかった。一方、ポリオで生命を落とした人は少なかろうが、数多い四肢麻痺の身体**障害**者を生みだした。この三十数年前の古典的な図式は、身体疾患と身体**障害**の基本的な関係を一目瞭然にしてくれる。この図式を精神**障害**の理解のために援用すると次のようになる。

興奮状態とか幻覚妄想状態といった陽性症状を中心とする急性期の状態は、先述のように適切な治療によって数週間から数カ月のうちに軽快に向かうもので、図3の第7型のように全治した場合には、その後も再発予防の手だてなどは必要としても、生活上の困難・不自由をほとんど残すこともなく、特別のリハ・プログラムなしでも自力で社会復帰していく。このタイプの統合失調症者を**障害**者とよぶ理由はひとまずない、と言っておこう。これに対して、他のタイプの統合失調症者の多くは、急性症状の消退したあとにいろいろな問題症状を残す。気力に欠け、自発性に乏しくなり（意欲の減退）、若わかしさ水みずしさを失い、周囲への関心がうすれ、喜びも悲しみも以前ほど感じなくなり（感情鈍麻）、頭の回転が悪く考えがまとまらず、話のまとまりも悪くなって判断力が低下する（思考障害）などの陰性症状が目立つようになってくる。このような陰性症状が残っていれば日常生活に支障をきたし、いろいろな困難や不自由が起こるのは明白である。

陰性症状を中心に安定した状態は昔から欠陥状態とよばれてきた。欠陥が軽度で限局された範囲内で社会生活が可能な場合を欠陥治癒よんだりしてきた。この状態が続けば生活上の困難・不自由・不利益が避けられないことは一章で述べたとおりで、これを統合失調症という疾患の結果として起こった**障害**と考えることは、身体障害図式の援用として当然の帰結である。

しかし、この問題提起には二つの反論があった。ひとつは「踏み絵」に象徴される苦渋に満ちた消極的反論で、その根底には**障害**＝症状の固定・廃疾といった古い観念がある。こういった消極的反論者には、古い観念を払拭し、新しい考え方を理解するために、もう一度、上田の定義を読み直していただく必要があろう。慢性の統合失調症者をその生活面からみるなら、彼らの多くが生活上の困難・不自由・不利益にさらされていることは厳然たる事実なのだから。

もうひとつの反論は、厚生省の低医療費政策推進を恐れる民間の精神科医からの反論である。岡田靖雄（一九八五）は、筆者を名指して次のような警告を発している。

> 精神科リハビリテーションを積極的に定義づけようとされていますが、そうなると治療の理念がゆらぎそうでもあります。精神科では何事によらず、うまく定義しきれないものがおおくあります。あいまいな概念をもてあそんでいるうちに、精神疾患はさらに低医療費の枠内にとじこめられるのではないか、という式場さんの

危惧には同感します（傍点筆者）。

浅田成也（一九八四）は結論として「精神科関係では、もともと医療と福祉とは当初から一体のもので切り離して考えられないもの」である（筆者も同感）としながら、両者を「画然と区別できるようになるのは、実は疾患が治癒した暁でしかない……。つまり福祉的管理が始まるのは、患者が治癒してからで、それまでは福祉的支援が専らということになる」と説明している。浅田は「社会復帰のための活動」は医学的管理のもとにおく、と明確な区分をしているが、これを導き出す道程で次のように述べている。

精神科の場合、医学的管理の元でという要件が入るため、身体障害者のため区分けされたリハの三分類は、なかなか適用さすのがむずかしい。

それにも拘らずこれに拘泥し、リハ概念を通じて「疾患と障害」の区分を捻出しようとする人々もいる。そして、治療の対象は症状で、薬が効かなくなった場合に障害と呼称しようといった考想《ママ》などが出されている。こうなると牽強付会のそしりも免れなくなると思うが、これらの努力は、あくまで社会的要因を重視する余りの結果といえる。しかもその狙いは、他の例で〝障害者〟が社会的保障の恩恵に浴しているので、それに肖ることにあることは明々白々である。

これらは、いずれにしても、精神医学的管理を念頭においた場合出てくる発想ではない。

筆者の障害者論の意図は、維持量の薬物を服用しながらでも社会生活をしている精神障害者に対して、職業・所得・住居等の保障を獲得することにあるから、他の障害者に肖ることが明々白々であっていっこうにかまわないが、もし浅田のいう「医学的管理」が精神病院入院を意味するものであり、「福祉的管理」が救護施設等への収容を意味するものであるとするなら、誤解もはなはだしい。もっともこの種の反論を招いた責任は、筆者の最初の「精神障害論試論」の論旨の未熟さにもあるだろう。上田の新しい定義を紹介しながら、またしても誤解を生みかねない三〇年前の身体疾患・身体**障害**の図式から話を始めたのも、まずこれを提示したうえで、あらためて批判に耐えうる論理を組みたてたかったからなのである。

(二) 疾患と障害の共存

周知のように**障害**の起こり方には三通りある。第一にもっとも分かりやすいのはポリオに代表されるような疾患のあとにくる**障害**、第二は精神薄弱やサリドマイドによる障害児のような生来性の独立した**障害**である。従来の障害者対策の対象はこの二通りの障害者に限定されていた。その根底には、これらの**障害**が医学の力で治る可能性がなく、医学の責任の範囲外にあるから、福祉対策で救済しようという考え方があった。先述の**障害**=廃疾の図式である。

しかし今日では、成人病をはじめとする慢性疾患の増加に伴って、**障害**の第三の起こり方として疾患と**障害**の共存を認めているのが世界の趨勢である。わが国でも二〇年前から精神障害や内部障害を対象に加えている障害年金では、この考え方が採用されていると言ってよい。たとえば国民年金の障害年金の認定基準には次のような表現が使われている。

分裂病によるものにあっては、高度の欠陥状態または高度の症状があるために高度の人格崩壊、思考障害、その他妄想、幻覚等の異常体験があるもの……

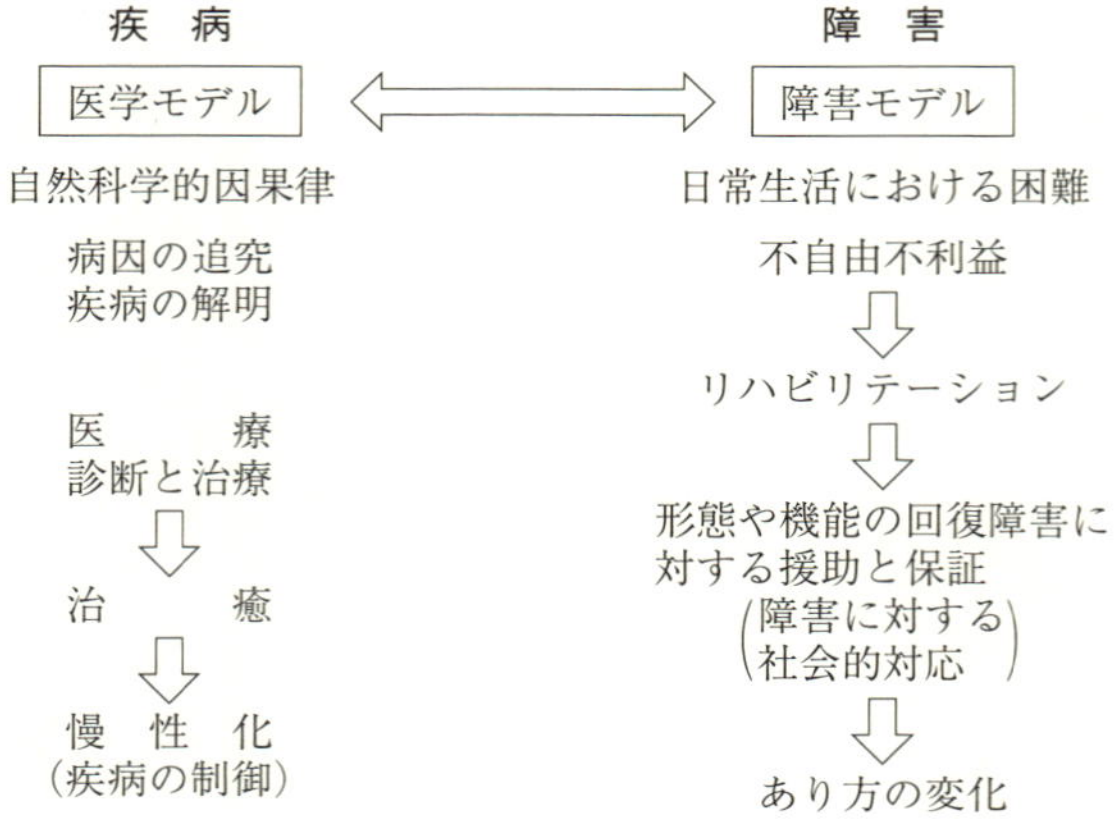

図４　疾病（医学モデル）と障害（障害モデル）（安斉による）

筆者は前節で、陰性症状を中心とする欠陥状態にあるものを障害者と考えるような表現をとったが、これが浅田らの誤解を生んだのであろう。ここであらためて訂正しておきたいが、陰性症状であれ陽性症状であれ、その症状の存在によって日常生活上に困難・不自由・不利益が生じているのであれば**障害**はあるのであって、薬物が効くから症状で、効かないから障害といった解釈はあり得ない。「われわれが医学的立場から疾病の症状と考える現象は社会の側からみると生活や社会的機能の障害として受けとられる」と安斉（一九八四）が書いているように、疾患と**障害**が共存している場合には、一体となっているものを表と裏からみていることになる。

安斉はさらに「疾病」に対するアプローチのパラダイムとしての「医学モデル」と、「障害」に対するアプローチのパラダイムとしての「障害モデル」との関係を図４のように描いている。分かりやすいので紹介しておく。

医学モデルを支配している考えは自然科学的因果律であり、その目的は「疾病の解明と病因の追求」である。そして医学モデルの実践が医療であり、そこでは疾病の治癒を目ざして、主として自然科学的方法論に基づいて診断と治療が行なわれる。最近増加

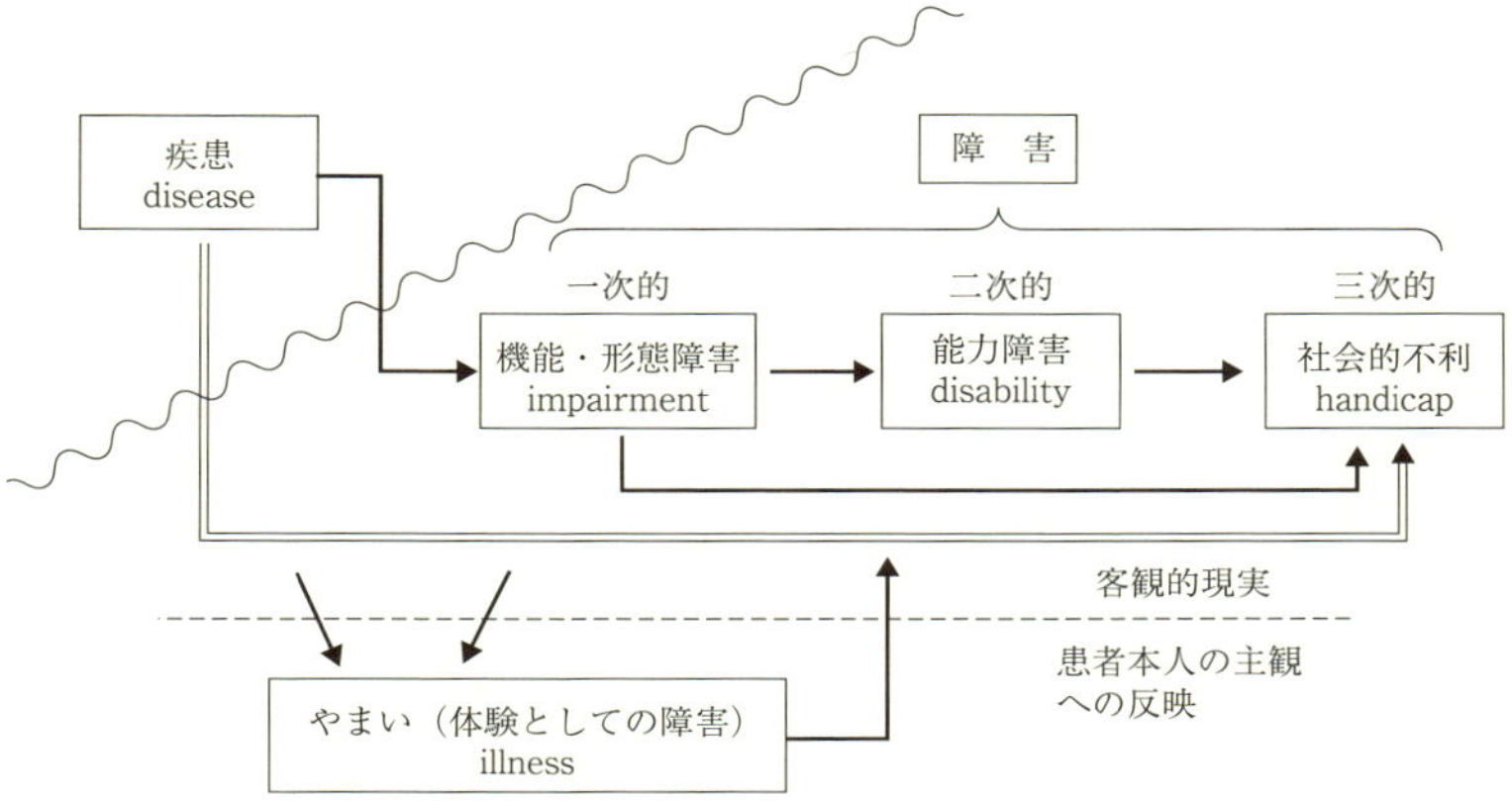

図５　精神障害における疾患と障害の構造

している治癒しない慢性疾患に対しては解明した病気に関する知識に基ずいた疾病の制御がおこなわれる。

一方障害モデルにおいては、アプローチの対象は疾病により生じた人間の機能・形態異常にもとづく生活上の「困難、不自由、不利益」である。そして障害モデルの実践がリハビリテーションである。そこでは障害に関する他の領域の知識を利用した技術により、生活上の困難、不自由、不利益を軽減する手段が探求されるが、目的とするところは医学モデルにおける治癒ではなく、障害された形態や機能の回復であり障害に対する援助と保障である。終局的には障害を持った人のあり方の変化に対する社会的対応と障害者自身の受容の問題が問われることになる。

以上の安斉の説明に加えるべきことは何もないが、精神障害における「疾患と**障害**の関係」についての理解を深めるだけでなく、**障害**の構造についても考えるために図５を掲げておく。「矢印（関係）はあくまでも因果関係を示すものであって、継時的関係を示すものではない」という上田の説明を理解していれば、本来改変の必要はないものである。ただ精神障害においては疾患と**障害**が共存しており、治療開始とともに**障害**に対するリハを始めなければならないという特徴を、一目で分かるように強調したかった。

五　障害の構造

ＷＨＯの国際障害分類（ＩＣＩＤＨ）を契機として、障害をimpairmentとdisabilityとhandicapの三つのレベルでとらえようとする方向は、国際的にもほぼ定着しつつある。impairment（機能・形態障害）は生物学的レベルでとらえた**障害**、disability（能力障害）は個人のレベルでとらえた**障害**、handicap（社会的不利）は社会的レベルでとらえた**障害**、と上田が説明しているように、この概念は**障害**の分類というより、**障害**を三つのレベルの異なった視角からとらえたものと理解すべきものである。この理解ができれば、精神障害も同じように三つの視角からとらえることができる。

統合失調症の**障害**で、あらためて説明するまでもなく誰にもはっきりと分かるのは社会的不利である。能力障害がなくても、いや全治していても、精神疾患を経験したという経歴だけで、就職にも、住居探しにも、結婚にも支障をきたす。さきにひとまず障害者でないとした全治者にも**障害**はあるので、図5で疾患と社会的不利を結ぶ線を二重にしたのは、このことを強調したかったからである。臺は訳語というより現象の次元からhandicapに社会障害の語を当てている。

精神科医療関係者にとっては能力障害も分かりやすい。哲学や文学や理論物理学を論じて、抽象の世界では利発そうにみえるのに、現実の世界では仕事ののみこみが悪くおしゃかを作り、能率が上がらないために雇用主を落胆させたりする人が少なくないことを、われわれはしばしば経験している。一方で洗濯機を回したり炊飯器にスイッチを入れながら、同時に野菜をきざんで味噌汁を作るといった日常的なことに無器用で、単身生活をさせると社会生活能力の低さがたちまち露呈され、生活が破綻してしまう人が少なくないことも、精神科リハに携っている人なら誰でも知っている。臺はこれも現象の次元から disability に生活障害の語を当てているが、精神障害者はまさに能力障害と社会的不利の両面から生活をしづらくされている、といってよい。

この二つにくらべると impairment（精神障害の場合には機能障害の訳語が妥当）は少々分かりにくい。生物学的レベルでは不明のことが多すぎるし、精神症状の生物学的基礎も解明が不十分だから、その説明も身体障害の impairment ほど明快にはいかない。

ところで、**障害**の構造を明確にすることは、それ自体が目的であるはずはない。**障害**の各レベルに対応して、必要かつ適切なリハの方法論が、これにひき続いて確立されなければなるまい。そこで以下、**障害**の各レベルをそれに対するアプローチと結びつけて整理するが、精神科領域でこれまでに立てられてきた対応は、ほとんどが能力障害レベルの対策なので、ここから始めることとする。

(一)　能力障害と適応的アプローチ

統合失調症者の生活障害は、その半ばは社会的不利によるとしても、半ばは彼ら自身の問題である。臺は彼のいう生活障害の現象を五項目にまとめているが、以下それを抜粋しておく。

①日常生活の仕方のまずさ。（身体障害者でＡＤＬが重要な目安として測られるのに対して、統合失調症者ではもう一段高次の手段――道具的な尺度が考えられている。（WDL：Way of Daily Living：臺）

②対人関係では人付き合い、挨拶、他人に対する配慮、気くばりに問題があり、しばしば尊大と卑下がからんだ孤立がある。

③仕事場では、きまじめさと要領の悪さが共存し、のみこみが悪く、習得が遅く、手順への無関心、能率・技術の低さが協力を必要とする仕事に困難をもたらす。
④生活経過の上では安定性にかけ、持続性に乏しい。これは再発準備性、易傷性との関連でとくに重要。
⑤すべてにわたって現実離れした空想にふけることが多く、生き甲斐の喪失、動機づけの乏しさが大きな問題となる。

これら五つの中には④⑤のように機能障害や障害の受容に関連するものがあり、対応策として精神療法的アプローチを必要とするものが含まれている。しかし①〜③は一種の能力障害であろう。これらを、ニュアンスの損われることを承知のうえで一言でくくるとすれば、社会生活能力障害、対人関係能力障害、作業能力障害と表現できよう。

わが国の精神科リハは、前述のとおりいろいろな施策や施設を生みだしてきた。図6は厚生省の施策に実現一歩手前のものまで書き加えた図である。この図だけではそれぞれの施設で行なわれている活動の内容までは分かっていただけないと思うが、社会生活能力や対人関係能力の向上・改善をねらった生活指導と作業能力の改善・回復をねらった作業訓練が中心であることは、短い説明からも読みとっていただけよう。いずれも能力障害を改善して社会生活に適応させるために行なわれる訓練で、上田にならえば適応的アプローチとよんでよかろう。

これらの訓練の有効性と限界を示す一例として、当センター入所部門退所者に関する調査結果を紹介しておく。対象はホステルでの生活訓練を経てアパート単身生活に入り、一年以上その生活を維持することのできた統合失調症者である。訓練前後の生活状況を同一の尺度で調査し、その間の変化をみたわけだが、詳細は別稿（蜂矢、一九八三・一九八五）を参照していただくこととして、簡単にまとめると次のようになる。

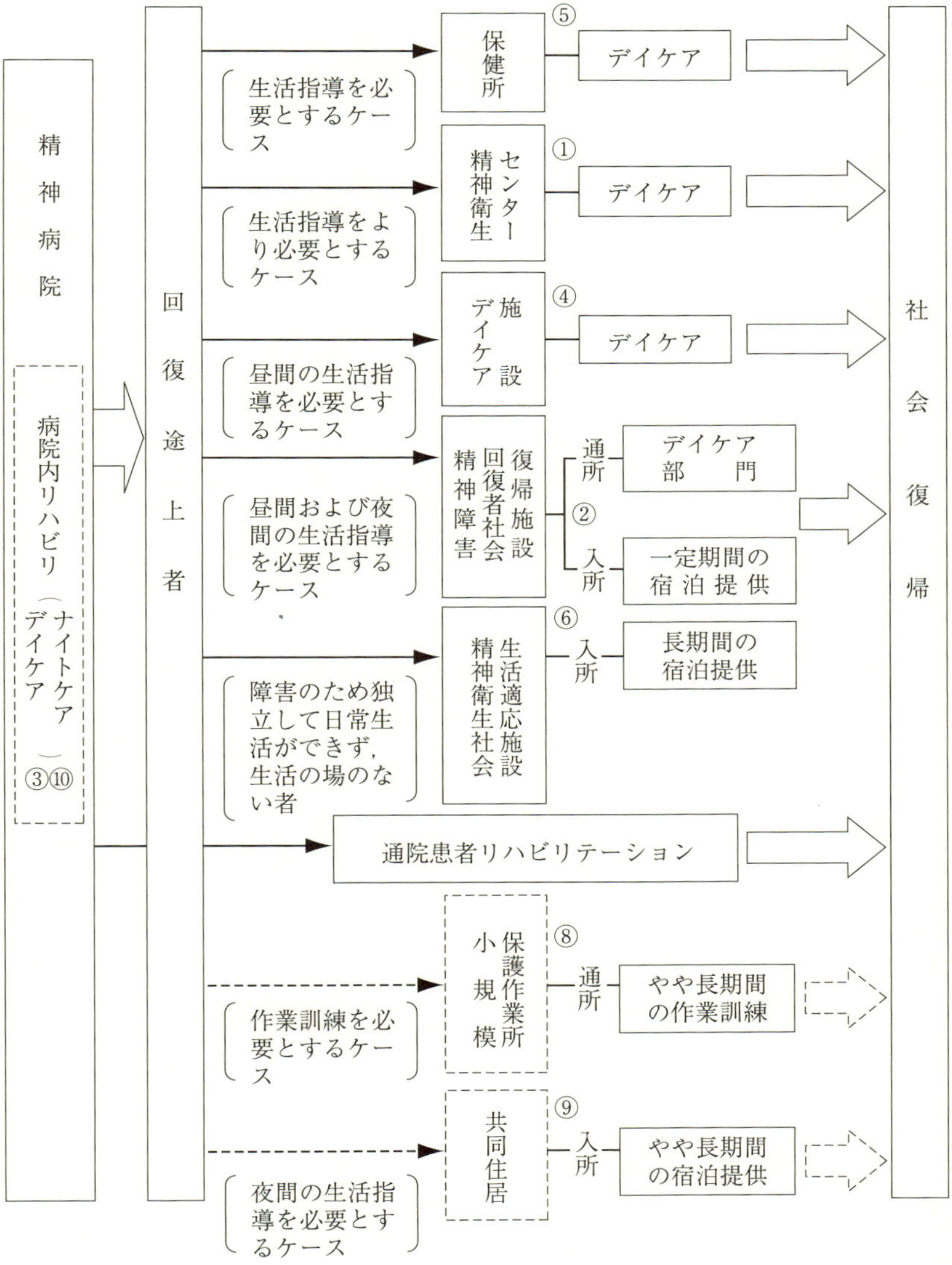

○印内の数字は各施策実現の順序

図６　精神障害者社会復帰体系図

（厚生省保健医療局精神保健課監修：我が国の精神衛生 77，1984 に加筆）

基本的生活習慣（洗面・入浴・睡眠・食事摂取とそのマナー・みだしなみ）の項では入所時からほとんどの人が問題なく、ただひとつ問題のあった身だしなみはかなり向上している（五三％→六八％）。家事（掃除・洗濯・献立・調理・食事の準備と後片付け・整理整頓・金銭管理・金遣い）の項では、たいていの項目で一五〜三〇％向上して八〇％が自立しているが、献立と調理はやっと三〇％→五五％が自立したにすぎず、助言の必要な人、できない人が残っている。時間配分（日課や週・月間計画を立てて遂行する・時間の見積り・急な予定変更への対応・余暇の工夫）の項は、訓練により二〇〜三〇％向上するが、時間の見積りは経験の範囲内に限られ、余暇の工夫もできない人が四〇％残っている。社会資源（交通機関・電話・公共機関）の活用も著しく向上するが、文化的な地域サービスを積極的に利用する人は三〇％もいない。全体としてあまり向上しないのが対人関係で、挨拶のような形式的な面はよいが、交際の範囲は援助してもなかなかひろがらず、大多数が特定の場面（障害者同士のソーシャルクラブなど）での交友に限られている。

大都市近郊での単身生活は、お金のやりくりが身につき、自分なりの計画を立てられ、パターン化した暮らし方で、必要な社会資源が利用できれば可能になるので、従来の精神科リハのプログラムでも、かなりの精神障害者を社会で生活できるように育てることができたといってよいだろう。しかし、地域社会からまったく孤立した彼らの生活の仕方をみていると、二つの面で重要な課題が残されていると思う。

第一に彼らの生活障害をひき起こしている能力障害の源となっている機能障害への、より効果的なアプローチの手段を開発していくこと、第二に能力障害をもちながらでも実社会での生活が成り立つように、社会的不利を軽減していくような対策を創り出していくこと、これがわれわれに与えられた課題である。

（二）機能障害と治療的アプローチ

陽性症状・陰性症状を問わず、その症状の存在によって病者の日常生活に困難・不自由・不利益が生ずれば、それが**障害**であることは前述した。ＩＣＩＤＨのimpairmentの分類で精神機能障害に関連するのは1.知的障害と2.その他の心理的障害の項だが、統合失調症では知能などには問題がないから、中心となるのは1－⑰の思考過程の流れと形式の障害、1－⑱の思考内容の障害、2の中では、2－㉓以下㉗までの知覚・注意・衝動・情動や気分・意志などの障害であろう。

これらの機能障害は症状に伴って起こり、症状の消長に左右される。したがって症状の軽減をねらった治療が行なわれるわけだが、薬物療法が陰性症状に有効でないことは前述のとおりである。そこから機能障害に対するリハの工夫が必要となってくる。これは治療的アプローチとよんでよいもので、工夫の努力をしなければならないのは、まずもって精神科医療関係者であるから、本稿では簡単にふれるにとどめるが、分かりやすい例を二、三呈示しておこう。

われわれは外界からの情報を知覚し認識し、記憶と照合して考え、判断し、そのうえで行動に移す。日常休みなく行なわれているこれらの精神機能の活動の中で、認知や照合機能に**障害**があったらどうなるか。卑近な例をあげれば、その状況は日頃台所で働いている主婦のかわりに中年から実年の（料理を趣味としない）夫を置いてみればよい。（認知や照合機能の障害があるわけではないが、照合すべき記憶の痕跡もないから）どんな料理でも簡単には必要な手順が進まず、何度かの学習が必要となろう。図6中の各施設で行なわれているＤＣのプログラムとして、料理実習はほぼ必須のものだが、これは料理が実生活に必要という側面からみれば適応的アプローチである。しかし、学習をくりかえすことによって照合障害の回復をねらう機能回復訓練という側面を強調すれば治療的アプローチといってよい。どの側面に比重をおくかによって、プログラムの進め方も変ってこよう。

これもよくとりあげられる「話し合い」の場面となると、ことはもっと複雑になる。グループの中での会話は、言葉だけが交わされるのではなく、発言者の身ぶりや表情が加えられ、それに反応する他のメンバーの態度も加味されるからである。言葉だけではない多くの情報を瞬時に知覚し認識し、考え判断し発言するためには、当然のことながら言語的知性も非言語的感性も必要とされる。ところが、哲学や文学を言語的に理解する知性的能力があっても、表情や身ぶりの意味を読みとる感性的能力が欠けていたり、両者の相補性を失っていると、一連の認識過程は円滑に進まないことになる。統合失調症者の多くが苦手とするこの種の機能障害に対して「話し合い」は治療的アプローチとなる。社会生活能力や作業能力の回復をねらう訓練は、その内容によって単なる適応的アプローチにとどまることなく、治療的アプローチとして有効になるわけで、それだからこそ精神医学的リハの専門家の技術が必要とされるのである。

(三)　社会的不利と福祉的アプローチ

障害の中でももっとも重要なのはいうまでもなく社会的不利である。ある一面で能力障害があったとしても社会的不利を蒙っていなければ、特別の手立てをかならずしも必要としない。もちろん能力障害が解消するにこしたことはないが、少なくとも福祉的対応はいらない。ところが精神障害者にあっては、先述のように能力障害がなくても、あるいは全治していても社会的に不利な状況におかれているのがわが国の現状である。そこでまず疾患自体が直接的に社会的不利をひき起こしている偏見や差別の問題について、一言ふれておきたい。

当センターの利用者は訓練の必要からプールを使用することもあるし、ホステル利用者やアパート生活者は日常的に銭湯を使う。これらの公共的施設の入口に、ほんの一〇年前まで伝染病などと並べて精神障害者の入場を禁止する掲示がされていた。職業に関する法制度上の欠格条項だけでなく、こんな日常的な場面にも欠格条項がはびこっている。現在では「自傷他害の恐れのある精神障害者」と言いかえられているが、自傷他害の恐れの範囲は不明瞭で、長年にわたって世間の常識と化してしまった偏見は、彼らの大多数を占める「自傷他害の恐れ」などない精神障害者の行動を制限し、社会的不利を招いている。

こういった社会の偏見を正すために、わが国でも日本精神衛生連盟傘下の十数団体をはじめとして、多くの機関が精神衛生思想の啓蒙普及をはかっているが、その活動はまだまだ微力である。東京では昨秋一週間にわたって「心の健康フェスティバル」が開催されたが、同時期に厚生省からの補助金も併せて行なわれた「健康フェスティバル」にくらべて予算規模で二〇分の一、しかも「心の健康づくり」を提唱している厚生省からは一片の通知があったきりで一文の補助もされていない。偏見の除去にはまず国レベルでももっと力を注ぐべきだろう。

さて社会的不利への対応を上田は〝環境改善・改革〟的アプローチとしてまとめているが、精神障害者の社会的不利への対応内容は身体障害者とはいささか異なるので、職業、所得、住居などに関する対応策を福祉的アプローチと一括した。以下それぞれについて簡単にふれる。

1　職業保障

作業能力に**障害**がある精神障害者に対しては、現在でも病院での作業療法（診療報酬が点数化されている）や外勤作業（未公認）、社会復帰施設等での作業訓練（当センターではDCの一環として診療報酬を徴収することが決まった）、通院患者リハ事業による訓練が行なわれている。全国二六都道府県で実施されている通院患者リハ事業の目的にも明記されているように、ここまでは医学的リハの範囲であるが、その後の就労が保障されているわけではない。当然のことながら精神薄弱者の職場適応訓練制度にくらべると対象者（訓練生）への手当には大きな格差があり、就職率は当センター退所者の半分ほどにしかならない。

職業保障という観点からいえば、能力が一定の水準にまで達した人には雇用促進法を、十分に回復しなかった人には保護雇用を用意すべきだろうが、その前提として心身障害者職業センター、公共職業安定所、職業訓練校、授産所などの門戸が精神障害者にも開かれる必要がある。ごく一部ではあるが、これらの機関で精神障害者を引き受けてくれているところがあるが、法的に定められたものではないから、われわれとしては関係者の善意に頼っている感をぬぐえない。

雇用促進法は近く精神薄弱者にもひろげられる模様だが、精神に**障害**をもつ者すべてにぜひ拡大してほしいものである。なお、ヨーロッパ諸国に普及している保護雇用は、わが国ではまだ身体障害者にもなく、数少ない福祉工場があるだけだから多くを望めないが、精神科領域では古くから保護工場の要望があり、その実現の遅れを補う形で家族会などの民間団体の手になる共同作業所が全国にできつつあり、その数も二〇〇を越えている。しかし、自治体による財政援助はまだ一〇県にとどまっている現状である。

これらの職業的リハの範囲に属すべき施設や制度は、統合失調症の慢性疾患病者論で実現できるはずはなく、職業的リハの推進を願うならば精神科医療関係者は声を大にして障害者論を提唱すべきではなかろうか。

2　所得の保障

都市では核家族化が、農村では過疎化が進むわが国で、身内にかかえた精神樟害者を自力で支えられる家族は急速に減りつつある。先述の実態調査で退院可能とされた五七％の患者について、家族の協力を必要とする意見が七五％になっているが、おそらくそれだけの力をもたない家族が大半を占めるだろう。その分だけ、障害者個々人の所得や住居を公的に保障する必要がでてくる。

就労自立できなかった当センター退所者のほとんどは生活保護を受けているが、障害年金受給者は三〇％もいない。それは、彼らの多くが二〇歳以後に発病していて障害福祉年金の対象にならない一方、納付要件を満たしていないために無年金のものが少なくないからである。発病前後の混乱期に将来の生活設計を見越して年金への対応ができるはずもない。一般に生活技術が拙劣で、普通の生活を維持するためにも障害加算を必要とする精神障害者中の無年金者を、何とか救済できないものかと思う。

3　住居の保障

当センター退所単身生活者にみるように、月収一〇万円にも満たない人が割高の民間アパートで暮らしている状況を目のあたりにすると、住居も何とか保障できないものかと思う。家賃の安い公営住宅を希望する人は少なくないが、精神障害者とレッテルを貼られてまで入りたくはない、と言われると、精神障害者用と銘うって一定の空間を確保することもむずかしい。周囲には知られずに活用できる住宅手当など考えられないであろうか。

ところで、社会生活能力の低い一群の中には、室内の整理整頓もできず、掃除もいい加減なうす汚れたアパートの一間で暮らし、食事は当センターの給食サービスか最近流行の弁当屋に頼っている人たちがいる。同居はできないが気にかけているような兄・姉とか、当センター職員、保健所保健婦、福祉事務所ワーカーなどの援助によって、どうやら生活を維持しているわけだが、この水準の精神障害者に対してケア付き住宅を要望する声もある。

単身生活維持の最低条件は金銭管理にあり、お金のやりくりができない人は確実に生活破綻をきたす。この水準にあって入院治療が不必要な人たちには、監督者・指導者のいる共同住居などが考えられるが、現存する救護施設は生活保護受給者に限られ、しかも大集団での生活で地域社会との接触が少ないなど問題がある。長期訓練による将来の単身生活の可能性も考慮しつつ、いろいろなレベルのケアを備えた小さな共同住居を、地域社会の中に多数散在させられればと思う。現在、共同住居も全国で八〇カ所を越えるが、この種の対策は医学的リハだけで対応できるはずがない。外来治療をうけつつ社会的リハも実現できるようにしなければ、住居の問題は解決しない。

（四）障害の相互受容と精神療法的アプローチ

以上、**障害**の三つのレベルと各レベルに対するアプローチについて述べたが、「障害の受容」は身体障害者のリハ同様に、あるいはそれ以上に精神障害者にとっても重要な課題である。精神の**障害**は身体の**障害**と違って本人にも周囲にも見えにくく、しかも実社会に触れてはじめて明らかになることが少なくない。機能障害も能力障害も自覚せぬままに社会的不利に直面すれば、精神障害者ならずとも深く傷つき挫折感を味わうことであろう。ここで能動的なタイプは社会全体に対して被害感をもつことになりかねないし、受動的なタイプは屈折した感情のままに心を閉ざすことになりかねない。

言語的交流だけではなかなか現実認識の高まらない精神障害者の場合には、リハの段階を進めつつ障害を受容させていくようなアプローチが必要となる。逆説的にいえば、障害の受容は程度の差こそあれ、さまざまな挫折体験を経てはじめて獲得される。したがってこの場面では治療者・援助者に精神療法的なアプローチが要求されるし、さらには援助者だけでなく家族なども含めた周囲の人々にも、本人の障害を受容する心構えが必要となる。これを「障害の相互受容」とよんで考察した村田信男の論文を参照していただければ幸いである。

おわりに

疾患に対する治療対策と**障害**に対するリハとは、どんな障害領域でも切り離して別個に考えられるものではなかろうが、疾患と**障害**が共存し、治療とリハが同時並行して行なわれなければならない精神障害領域では、常に両者にまたがる総合的な対策が立てられなければなるまい。

統合失調症者の大多数が、再発防止と健康な生活維持のために、病者として治療を受け続けると同時に、精神機能や能力に**障害**をもつ障害者として医学的・職業的・社会的リハを必要とすることは、これまでの説明でご理解いただけたと思うが、この**障害**（者）論を実践として生かすことができなければ何にもならない。

わが国の現実は、医学的リハの範囲にある社会復帰関連施設や制度すらまだ精神衛生法にもりこまれておらず、ましてや職業的・社会的リハの領域にふみこんだ法律など何もない。厚生省は一九八七（昭和六二）年中に精神衛生法を改正すべく準備中で、改正点のひとつに精神科リハ（社会復帰対策）をあげている。実現すれば相当の予算を必要とするから、成否は大蔵省との折衝にもかかっている。実現すれば、もちろん二〇年ぶりの快挙ということができるが、保健医療局精神保健課が主管する事業だけで、精神科リハのすべてが満たされるはずはない。厚生省の社会局はもちろんのこと、労働省なども巻き込んだ大きな改革となるよう期待したいものである。

現在わが国の現場では、病院・診療所（都市を中心に精神科診療所がふえつつある）を中心とする地域精神医療、社会復帰施設やデイケアセンターを中心とした地域精神科リハ、保健所と精神衛生センターとを組みあわせた地域精神衛生活動に、家族会をはじめとする民間団体による共同作業所・共同住居の活動なども加えて、精神障害者の生活を地域社会の中で支えようとする動きが高まっている。これらの支持組織の拠点をふやし、相互の連携を密にして支持組織網を充実させていくのが、これからの方向と考えるが、その推進のためにも精神障害における**障害**概念の普及が不可欠であろう。

文献

浅田成也「精神医学的管理を通じてみた社会復帰のための活動」『日精協雑誌』三巻一二号、三五－四一頁、一九八四
安斉三郎他「精神疾患における疾病と障害—精神科リハビリテーションの理解のために—」『神奈川県精神医学会誌』三四巻、一九八四
上田　敏「リハビリテーション医学の位置づけ」（特集　リハビリテーション医学）『医学のあゆみ』一一六巻、二四一頁、一九八一
上田　敏『リハビリテーションを考える』青木書店、一九八三
臺　弘「社会復帰随想」（特集　社会復帰）『日本精神病院協会雑誌』一巻一二号、三－四頁、一九八二
臺　弘「慢性分裂病と障害概念」（特集　慢性分裂病—その医療と社会的ケア）『臨床精神医学』一四巻五号、七三七－七四二頁、一九八五
臺　弘編『分裂病の生活臨床』創造出版、一九七八
宇野昌人「経過、予後、〝終末状態〟」『現代医学大系10Ａ2　精神分裂病Ib』三－三九頁、中山書店、一九八〇
岡上和雄「精神分裂病の数的把握」『臨床精神医学』一四巻五号、七九四－八〇〇頁、一九八五
岡田靖雄「医療中心の精神科病院を！」（特集　キュアとケア）『日精協雑誌』四巻二号、八－一〇頁、一九八五
吉川武彦『精神科のリハビリテーション』医学図書出版、一九七三
砂原茂一『リハビリテーション』岩波新書、一九八〇
仙波恒雄「慢性患者の社会復帰について—特に医療ならびに福祉の視点から」『日本精神病院協会雑誌』三巻一一号、一七－二二頁、一九八四
渡嘉敷暁「分裂病の地域ケア」『精神衛生センターだより』一五号、埼玉県精神衛生センター、一九八五
蜂矢英彦「精神障害論試論—精神科リハビリテーションの現場からの一提言」『臨床精神医学』一〇巻、一六五三－一六六一頁、一九八一ａ
蜂矢英彦『精神分裂病のリハビリテーション』医学書院、一九八一ｂ
蜂矢英彦『社会復帰施設における生活訓練の効果に関する研究』厚生科学研究、一九八三
蜂矢英彦・川関和俊「リハビリテーションとその問題点」『精神分裂病の治療と予後（精神科ＭＯＯＫ 9）』一七六－一八六頁、一九八四
蜂矢英彦『障害論からみた精神分裂病の機能障害に対する治療的アプローチ』第八一回日本精神神経学会シンポジウム、一九八五

平山　皓「生活療法」（風祭　元編）『こころの科学と人間』一六九－一七七頁、日本評論社、一九八四
村田信男「続「分裂病のリハビリテーション過程」について―障害相互受容のプロセスを中心に―」（吉松和哉編）『分裂病の精神病理一一巻』二七五－三〇二頁、東大出版会、一九八二
山崎達二「生活療法」『現代医学大系10Ａ２　精神分裂病Ⅰb』一二九－一五四頁、中山書店、一九八〇
湯浅修一「分裂病者の長期予後」（特集　精神疾患の長期予後）『臨床精神医学』一三巻五号、四九九－五〇九頁、一九八四

四　これからの精神科医療と福祉

精神科ＭＯＯＫ　二六（一九九〇）

はじめに

本特集（これからの精神科医療と福祉）では、秋元波留夫、宗像恒次両氏のそれぞれの立場からの総論にはじまり、以下、さまざまな分野の方々に「精神科における医療と福祉」をテーマに論陣を張っていただいた。ここまで読み進んでこられれば、このテーマに関心の深い方々にはもちろんのこと、一般の読者諸賢にも、筆者の意図するところはおよそご理解いただけたと思う。

しかし、実は精神障害者の福祉に関心の深い精神科医の間でも、従来から「医療と福祉」の関係について、必ずしも意見が一致していたとはいえず、議論がかみ合わないこともしばしばであった。

そこで、「これからの医療と福祉」の論議に入る前に、まずリハビリテーション領域からみた「福祉」の概念について簡単にまとめたうえで、「医療と福祉の関係」についても一言しておくことにしたい。

一　医療と福祉の関係

医療の領域で、ことあらためて福祉の必要性を論じようとすると、しばしば議論の混乱を起こしたものであった。

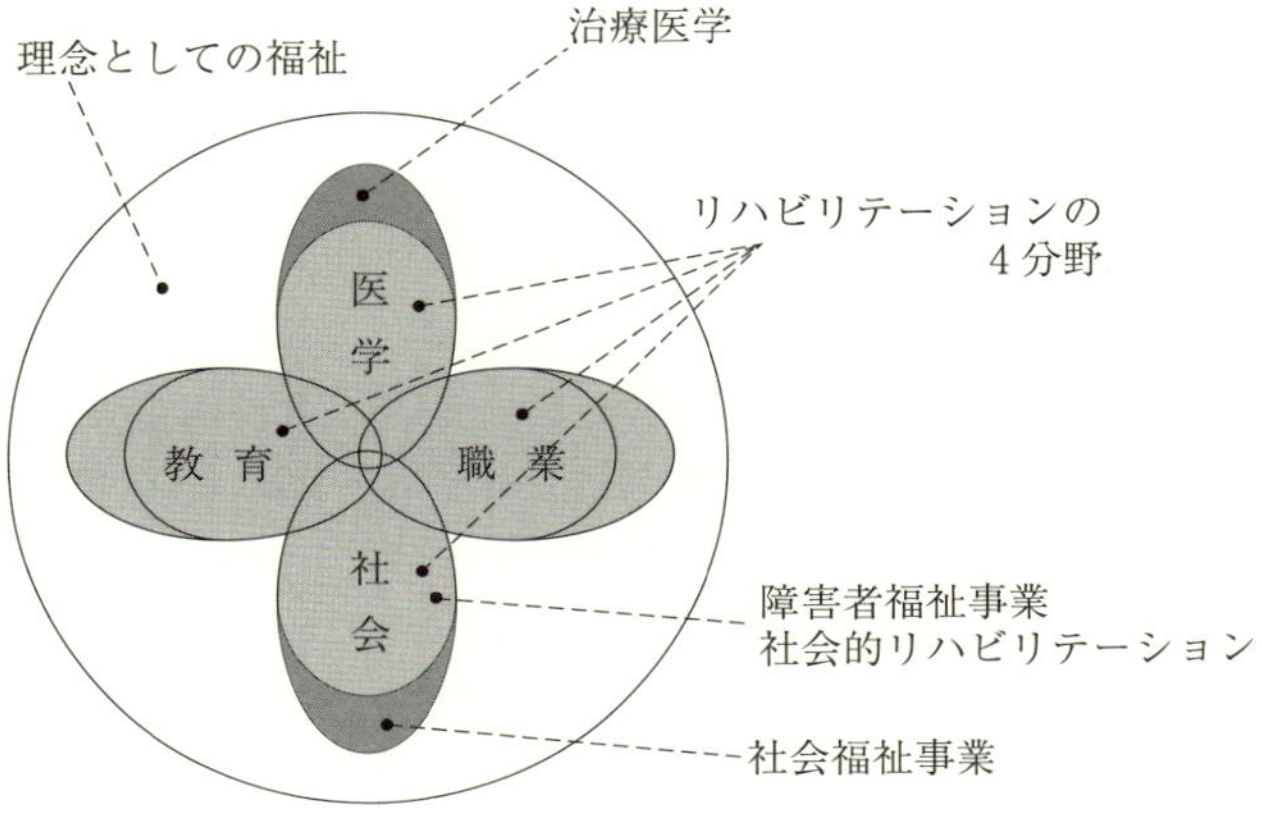

図1　医療と福祉の関係

「医療と福祉にまたがる施設」という定義で出発した昔年の世田谷リハビリテーションセンター内部でも、同様の混乱があった。精神科の医療や医学的リハビリテーションの先に、医療の枠組みとは別に、精神障害者に対する福祉的対応の充実が必要だとする論に対して、「医療と福祉は対立する概念でも並立する概念でもない。そもそも医療の欠落した福祉などはありえない」などという反論が出されたりしたものであった。

この反論も一見なるほどと思わせる理屈である。しかし、「その中に医療も包含している福祉」という高遠な理想、いわばあるべき姿だけを力説してみたところで、現実の福祉的対応が充実できるわけでもない。「医療の欠落しない福祉」というものが実現しない限り、現実の医療の枠組みを越えて福祉的対応を充実することができないのでは、もっともな理屈も空論になってしまう。また、医療の欠落しない福祉を一挙に実現しようとすれば、その手段は、国の姿勢を変えさせるための政治的革命運動しかなくなってしまう。

ここでは、医療も包含している「福祉」の概念と、具体的な事業として実現すべき「障害者福祉」の概念の異同を、リハビリテーションの立場からはっきりさせておかなければならない。

図1は上田（一九八三）が『リハビリテーションを考える』という著書の中で展開した「福祉」の概念を、筆者なりにかみ砕いて作図したものである。

図の全体を包含する円は「理念としての福祉」を意味する。北欧諸国は福祉国家などという場合の福祉である。それに対して、図の下方に書かれた「福祉」は、医療や職業や教育などの分野と並立する社会福祉事業で、例えば、ばらまき福祉とか福祉見直しなどといわれる場合の極めて現実的な福祉対策ともいえるであろう。

現実的な社会福祉事業の推進は、理念としての福祉が国家レベルで確立していれば当然実現しやすいはずである。しかし、国家レベルで福祉理念の確立がされていなくても、個々の問題で政治・行政担当者の理解を得ることができれば（そしてまた、ときには彼らの都合によって）ある程度実現できる。消費税を福祉目的税にすることも、政策的にはありうるわけだが、その基礎は脆弱であって、理念が確立されないまま実現されても、いつ廃止されるかわからない、ということになる。

先述の「医療をも包含した福祉」とは、いわば理念としての福祉に相当するものであり、それに対して、医療の枠組みとは別に充実すべき福祉とは、現実的な社会福祉事業である。概念規定がされないままで議論しても、話がかみ合わなかったのは当然だったといえよう。社会事業としての「福祉」が前者の理念としての「福祉」に含まれる下位概念であることはいうまでもない。

この考えかたを、さらに障害者のための医療、障害者のための教育、障害者のための職業、障害者のための福祉に限定すれば、ここに医学的リハビリテーションとか職業リハビリテーションなどの領域がはっきりしてくる。リハビリテーションの四分野の一つである社会リハビリテーションが障害者のための福祉事業、すなわち「障害者福祉」であることもご理解いただけるだろう。

二　精神障害者福祉の現状

わが国の厚生行政のうえで、精神障害者に対する福祉施策がほとんど全く欠落していたことは、冒頭の総論で秋元が「医療あって福祉なし」と断じ、宗像が「福祉活動の跛行的な遅れ」と表現したのをはじめとして、多くの著者が指摘するとおりである。

しかしそれならば、精神科医療は本当の意味で「ある」といえるのかどうか。ここでは、福祉に比べればまだしも「ある」とされてきた精神科医療の内容についても、リハビリテーションの立場からふり返っておく必要があるだろう。

日本障害者リハビリテーション協会（国際障害者年日本推進協議会）が編集する「ＩＹＤＰ（International Year of Disabled Person）情報」誌には、一九八八年一〇月から一九八九年四月にかけて、七回にわたって「精神障害者福祉の問題を考える」という特集が連載されている。推進協議会の「精神障害者福祉問題」小委員会、調一興委員長の総論（調ら、一九八八）のもとに、四人の精神科医と二人のＰＳＷが執筆している。連載の最後を締めくくっている岡上和雄と吉川武彦の両研究者を除くと、著者が医療施設関係者に偏っているが、「とかくわかりにくい障害者といわれる精神障害者のことを、一人でも多くの国民に理解と問題意識をもっていただくための計画」という調の編集意図からすれば当然かもしれない。

職業リハビリテーション専門家の指導者ともいうべき調は、まず、一九八七年四月から施行された「障害者雇用安定等に関する法律」の具体化から説き起こし、今回の精神保健法に基づく社会復帰施設にも問題が多いとしているが、最後に、医療の門外漢の認識でも現在の精神科医療には問題があるとし、しっかりした精神科医療を根底に、医療と福祉をリハビリテーションの理念に立ってしっかり結びつけていくこと、と結論している。

岡田靖雄は現在のわが国の精神科医療が抱える問題を数字に基づいて的確に指摘し、精神保健法施行後の乏しい予算を医療史研究家の立場から「明治以来の伝統は今もまもりつづけられている」と皮肉っている。

猪股好正もまた精神障害者のリハビリテーションを阻む要因として医療法特例その他の「ヒトの問題」、項目だけは多彩でも予算的裏づけに乏しい「カネの問題」をあげ、今回の法施行後に出された「民間が主体となって促進を図ることを期待するとともに、都道府県市町村はその補完的取り組みを行うものであること……市町村に対し画一的に施設の設置を求めるものではないこと」とする厚生省保健医療局長通知をあげて、厳しい批判を展開している。

なお、この二人は「精神障害」概念の混乱にもふれ、猪股はさらに大学精神医学のあり方が問われている、としている。

森川英一は、医療があって生活があるわけではなく、まず生活があって医療があるという視点が欠けているとし、診療所に勤務するＰＳＷの立場から、「閉鎖的で管理的な病院医療のあり方にはあまりふれずに、社会復帰訓練と称するシステムをつくり、閉鎖的・管理的な医療によって奪われた能力の回復を中心にリハビリを行うという構図」への疑問を提示している。

吉川武彦は「福祉は住民の意志によってつくられ、住民の意志によって支えられていく」もので、精神障害者福祉を生み出していくための世論形成のあり方を論じ、そのためには精神障害者の予後と社会復帰に関して、実践を伴った正しい姿勢を伝えていくことが大事であり、住民の意志決定に力を貸すマスコミに深い洞察力を求めている。

高橋一は今回の精神保健法改正に対する諸外国からの批判を紹介したのちに、福祉問題にふれているが、新精神保健法がせっかく社会福祉的な側面をもつように変わったのに、福祉事務所職員にほとんど知られていないこと、

ＰＳＷ業務を厚生省が医療ソーシャルワーカーの業務指針として検討したが、「社会福祉」とか「人権擁護」という言葉が一言も使用されていないこと、そしてさらに、厚生省の精神保健予算が例によって、措置入院費が大幅に削減されている割には、社会復帰費が獲得されていないことなどをあげている。

最後に岡上は、最近発展しつつある活動のうち、医療独自ではない活動に焦点を当てて、小規模作業所、患者会活動、衛星アパートプログラム、前職業訓練などの現状を紹介している。

作業所では「精神障害者ということを表に出して医療施設の外の場に参加することなど思いもよらなかった時代を経験し、社会復帰とは働く人間に戻ることに他ならないと信じて疑わなかった」精神科医にとっては「革命的なことなのである」と表現し、量的にはなお微々たるものとはいえ患者会が生まれていること、収支の尺度の外で、衛星アパートプログラムが実績を積んできたこと、前職業訓練に障害者職業センターや職安などの支援が期待されることなどをあげ、国際世論を喚起してでも、他の障害者と同様に扱ってもらうことが必要としている。

以上の特集を通覧すれば誰でも、今回の精神保健法の片手落ちに気づかざるをえないだろう。法は入院患者を中心とする精神障害者の人権擁護に意を用いてはいるが、それらは直ちに医療内容の改善を保障するものではないし、医学的リハビリテーションの向上も保障してはいない。すなわち、法の条文の中に福祉型の社会復帰施設の設置が盛り込まれた反面、これまで二〇年かかって作られてきた「医療型の施設」あるいは「医療と福祉にまたがる施設」の設置は、法の条文から除外されている。

精神障害者福祉を含む精神科リハビリテーションは、そもそも医療開始とともに始められなければならないものである。そこで外来あるいは入院医療場面からすでに活発に実施されるべき活動も含めて、これらを保障する制度や施設について一覧しておきたい。

三　社会復帰・社会参加に必要な諸施策

表1は精神障害者の社会復帰・社会参加を促進するのに必要な制度や施設などを一覧したものである。精神保健法改正のための公衆衛生審議会・精神衛生部会に先立って行われた「精神障害者の社会復帰に関する検討委員会（いわゆる岡上委員会）」の席上に、資料のひとつ（蜂矢、一九八六）として提出したもので、もともとは全国精神保健センター長会の法改正委員会で検討されたものである。

表中の○印項目は法改正以前から実現していたものであるが、□印項目は法改正によって実現したか、あるいは同時期の関連法改正で実現したものである。

ＡＢＣＤに分類した理由は、表の中に示したとおりで、医療→医学的リハビリテーション→公衆衛生的関与から職業・社会リハビリテーションまでの流れに沿って範囲を限定したものである。以下、表の順序で説明を加える。

（一）病院レベルの医療および医学的リハビリテーションの範囲

この項では、施策それぞれの説明に入る前に、医療そのものについても一言しておかなければなるまい。わが国の精神科医療の主流を占める精神病院医療の現実は、前述の岡田、猪股、森川らがすでに指摘しているとおり、閉鎖的な病棟における入院医療中心主義であり、しかも入院期間が必要以上に長いなど、あまりにも問題が多いからである。

現状の変革のために外来医療に重点をおき、やむをえず入院させる場合にも短期入院に努力することは、やる気さえあれば個々の医師にとって比較的容易なことである。また、看護職員の協力が得られれば、入院患者の過半数

表１　社会復帰・社会参加を促進するための制度・施設一覧

A. 病院レベルの医療および医学的リハビリテーションの範囲
① 精神科病院入院患者に対する作業療法
② 精神科病院外来患者に対する作業療法
③ 精神科病院外来患者に対するデイケア
[4] 診療所等の外来患者に対するデイケア
⑤ 訪問看護
⑥ 外来患者に対するナイトケア

B. 病院外の医学的リハビリテーションおよび医療の範囲
① 精神障害（回復）者社会復帰（医療）施設
② 精神科デイケア施設
③ 旧援護寮（精神衛生社会生活適応施設）
[4] ケア付き共同住居（新援護寮）
⑤ 職親制度（通院患者リハビリテーション）

C. 公衆衛生的関与の範囲
① 精神保健センターのデイケア
② 保健所のいわゆるデイケア（社会復帰相談指導事業）

D. 職業・社会リハビリテーションの範囲
[1] 障害者職業センターの利用
[2] 公共職業安定所特殊援助部門の利用
3 職業訓練校の利用
[4] 職場適応訓練制度
[5] 授産施設
6 福祉工場・保護工場の利用
[7] 障害者雇用促進法
8 保護雇用
[9] 小規模作業所
[10] 通勤寮・共同住居（福祉ホーム）
11 公共住宅あるいは家賃の助成
⑫ 救護施設・更生施設・宿泊施設の利用
13 ソーシャルクラブ・憩いの家
14 福祉事務所への精神保健福祉司の配置
⑮ 障害年金

を開放的に処遇をすることもそれほど困難なことではない。さらに、OTやCP、PSWなどのコメディカル職員や看護職員が、地域活動も含めて積極的に活動すれば、長期在院患者のかなりの部分を社会に押し出すこともできる。

しかし、病院そのものを閉鎖的なものから開放的なものに、長期入院中心を短期入院や外来医療中心に変革することは、現在の医療費体系の中では容易なことではない。病院全体を社会化し、社会に向かって開かれたものとするためには、病院職員の教育にとどまらず、病院ぐるみの対社会活動が必要となるが、病院管理者にとって相当の負担となるこれらの仕事には経済的保障は何もない。また、医師を中心に全職員が短期入院治療に努力し、長期在院患者の社会復帰・社会参加に努力しはじめると、皮肉なことに理事者は、彼らの努力をほどほどにするよう勧告をしたくなったりする。予算定床を割ればそれだけ病院は減収となるからである。病院長は質のよい病院運営を果たすべき責任をもつと同時に、経営にも責任をもたなければならず、この両者は現行の医療費体系の中では必ずしも利害が一致しないからである。

大量の薬物療法を主とする入院医療中心主義を廃止し、長期在院者の社会復帰・社会参加を促進することが、病院経営にプラスにならないどころか、経営を危機に陥れるような現在の医療費体系は改められなければなるまい。すでに何年も前からいわれてきたこの種の基本的な問題を明確にしたうえで、以下、表の各項目に説明を加えることとする。

a　精神科病院入院患者に対する作業療法

薬物療法の導入以前の古い時代から実施され、すでに昭和四九年二月から診療報酬が点数化されている治療法であるが、治療技術としての評価は必ずしも高いとはいえない。そのことは、診療報酬の現状からもいえることである（一九九〇年度の医療費改訂で、実に久しぶりに点数が引き上げられた）。点数の低さを補うために、多くの病院が大集団の室内・屋外作業プログラムを実施することでOTの人件費を確保したりしている。しかし、そのことがまた、作業療法技術の発展を妨げており、悪循環となっている。

b　精神科病院外来患者に対する作業療法

外来医療と短期入院の励行が、外来医療の充実ともいうべきデイケアを発展させてきたように、長期入院患者の退院促進とともに外来作業療法に通う患者数が増加してきている。実際、デイケアの多少複雑なプログラムに乗り切れないレベルの長期入院経験者に対しては、比較的単純な作業療法が退院後の生活支持に役立っている。しかし、手間のかかる割に診療報酬が低いためもあって、それほど発展しているとはいえない。

c　精神科病院外来患者に対するデイケア

精神科デイケアは作業療法と同じく昭和四九年から診療報酬が点数化されており、しかもこちらの点数は当初の三倍以上に改訂されている。デイケアの有効性がそれだけ認められたためといえるだろうが、実施病院は全国で一二五カ所程度で、一六二七の病院数から考えれば、まだまだ不足している。その理由のひとつは、在宅患者が通所しようにも交通不便で通いにくいといった、多くの精神病院の地域性の希薄さにあるが、もうひとつ、厚生省の施設基準が厳しすぎることもあげられるだろう。これまでは一定規模以上の病院でなければ実施困難だったのである。今回の法改正に合わせて、小規模なデイケアにも診療報酬が認められた。

d　診療所等の外来患者に対するデイケア

厚生省の基準に満たない小規模デイケアといえども治療的には有効である。東京都などでは、一九八二年度から小規模デイケアへの助成を行ってきたが、小規模病院でも診療所でも、その気になれば開設が可能になったことの意味は大きい。規模の小さい総合病院精神科や診療所でデイケアを実施しているところは、残念ながらまだいくらもないが、今後増えることは確実と思われる。

e　訪問看護

退院患者のアフターケアの中心は外来診療にある。しかし、医師による診療だけでは、不十分なことが少なくない。限られた時間内に多数の患者を診療しなければならない外来診療場面では、病状変化の把握にとどまり、生活上の問題にまで目が届かないからである。

これまでにも保健所の精神保健相談員や保健婦による訪問指導は行われていたが、病院と保健所の関係が常に緊密であるとは限らないから、必ずしもすべてに有効とはいえなかった。

大都市では退院後単身アパート生活をする者が増えている。彼らの生活支持のためには、病院職員による訪問看護が必須となるので、実際にはかなり前から行われていた。

退院した在宅患者に対する病院看護職員らの訪問看護は、法改正が論議されている最中に実現したもので、きっかけになったのは精神障害者による犯罪であった。犯罪が起こってはじめて診療報酬の点数化が実現するという現実は嘆かわしいことだが、効果的に活用することはできる。

f　外来患者に対するナイトケア

このナイトケアにもデイケア同様に施設基準が決められているので、どこの病院でもやれるとはいえない。また、今回のナイトケアは退院患者を対象とするものであって、長い歴史をもつにもかかわらず、入院患者に対するナイトホスピタルが考慮されなかったのは残念である。

しかし、長年にわたって衛星アパート群方式をとり、出血サービスによって長期入院患者の社会復帰・社会参加を進めてきた病院は、このナイトケアによって人員をつぎ込むことが可能となっており、制度化の意味は大きい。

(二)　病院外の医学的リハビリテーションおよび医療の範囲

a　精神障害（回復）者社会復帰（医療）施設

川崎市リハビリテーション医療センターが発足した一九七一年からそろそろ二〇年が経つというのに、通所・入所両型を揃えた社会復帰医療専門施設はまだ全国に五カ所しかない。この大規模施設が大都市向きであるうえ、費用がかかりすぎるという批判があることは否定しないが、少なくとも十大都市では有効なはずで、必要であるにもかかわらず伸び悩んでいるのは自治体の怠慢である。

b　精神科デイケア施設

通所型施設のデイケアセンターは全国に一二カ所を数えるが、独立施設は北九州市と仙台市にしかない。あとは県立病院や精神保健センターに併設されているが、県立病院には交通の便の悪い所が少なくないので、効率が今ひとつ物足りない。人口四〇万～五〇万人規模の都市にはぜひとも設置してほしいところである。

c　旧援護寮（精神衛生社会生活適応施設）

全国に一カ所しかない旧援護寮は、規模が大きすぎるという欠点があり、今後増設される見込みはあまりない。

d　ケア付き共同住居（新援護寮）

新精神保健法による援護寮は福祉型の社会復帰施設とされているので、**（四）地域－Ⅱ**項で述べるべきであろうが、長期在院患者の社会生活能力の現状をみると、もう少し濃厚な医学的ケアが考慮された援護寮があってもよいのではなかろうか。

e　職親制度（通院患者リハビリテーション）

通院患者リハどリテーション事業は厚生省によって医学的リハビリテーションの中に位置づけられているのでここに記したが、本来**（四）地域－Ⅱ**項に編入されるべきものであろう。精神薄弱者の職場適応訓練制度などに比べて訓練費が格安になっているのも、この位置づけのせいである。

（三）地域－Ⅰ（公衆衛生的関与の範囲）

a　精神保健センターのデイケア

保健所デイケアのモデルづくりから出発したものであるが、東京、京都、広島、埼玉、千葉、茨城など、最近は施設基準を満たした本格的デイケアを併設するところが増えている。保健所のいわゆるデイケアが普及した今日、精神科医と精神保健専門職員のいるセンターのデイケアが本格化していくのは当然であろう。

b　保健所のいわゆるデイケア（社会復帰相談指導事業）

週に三回以上のプログラムをもつデイケアは二〇カ所程度に過ぎず、大多数は月に一～二回程度のソーシャルクラブであるが、その数は六一八保健所に及び、通所している在宅精神障害者は六、〇〇〇人以上になる。今後は質的向上を図る必要があろう。

（四）地域－Ⅱ（職業・社会リハビリテーションの範囲）

a　障害者職業センターの利用

一九七二年に最初の職業センターが東京に設置されてから一〇年ほどは、身体障害者が全相談者の七〇％を占めていた。今日では、相談者の七〇％は精神的障害者となっている。おもな対象者は在宅障害者であるが、最近では長期在院者など入院中から相談にのって社会復帰促進に協力してくれている。

b　公共職業安定所特殊援助部門の利用

大都会などでは以前から利用されていたものだが、障害者雇用促進法の改正とともに、精神障害者に対する対応が親切になり、実効をあげつつある。

c　職業訓練校の利用

岡山県を除くと、正面きって利用できているところはない。障害を隠して利用した場合、訓練についていかれず、中途退学している精神障害者が少なくないので、雇用促進法の改正に関連して、正式の利用が考慮されなければなるまい。

d　職場適応訓練制度

一九八五年七月から障害者職業センターの一部において、精神薄弱者とともに精神障害者の職業準備訓練が始められた。全国全職業センターに広げる一方、効率的な運用のためには（二）-eの職親制度（通院患者リハビリテーション）との連動が必要であろう。

e　授産施設

新法でようやく制度化された。まだ少数しかないので、これからの課題である。

f　福祉工場・保護工場の利用

すでに身体障害者のための福祉工場でも少数ながら精神障害者が働いたりしているが、将来は独自の制度が必要だろう。

g　障害者雇用促進法

精神保健法に先立って改正され、精神障害者もこの法の対象者となったが、まだ具体的な利用法も雇用率も決められていない。

h　保護雇用

わが国ではまだ、いかなる障害者に対しても実現していない。経済大国としては先進諸外国にならう必要があろう。

i　小規模作業所

まだ一〇年の歴史しかないが、短期間に発展して、今や全国で五〇〇カ所を数える。法外施設であるため運営費に困難しているが、国の補助額は極めて低く、都道府県・大都市の補助も半数程度で実現しているにすぎない。

j　通勤寮・共同住居（新福祉ホーム等）

新法で制度化されたが、これも予算の増額なしには発展が難しい。

k　公共住宅あるいは家賃の助成

長野県で家賃の助成がされている以外に、まだどこでも実現していない。

l　救護施設・更生施設・宿泊施設

これらに婦人保護施設を加えると、施設に入居している精神障害者は全国で七、〇〇〇人を数えるといわれる。その多くが抗精神病薬を服用しているので、精神科医としては彼らの外来治療にも責任をもつ必要がある。

m　ソーシャルクラブ・憩いの家

地域社会内で精神障害者の暮らしを支えるソーシャルクラブや憩いの家の役割は非常に重要なものだが、わが国ではもっぱら民間の力に頼っている。作業所の助成に積極的な自治体でも、まだこの種の施設を育成・助成する制度はない。

n　福祉事務所に精神保健福祉司を配置

保健所の精神保健相談員に相当するもので、もっぱら担当地域内の精神障害者の生活援助に携わる専門職種を想定している。

o　障害年金

金沢彰の論文にもあるように、一九六四年から精神障害者にも制度化されており、二級障害が対象とされてから、彼らの生活支持に大いに役立っている。

さて、以上に精神障害者の社会復帰・社会参加を促進するための諸施設・制度を列挙し、それぞれについて簡単に説明を加えてきた。しかし、これらの制度や施設ができ、それぞれが充実すれば、それだけで精神障害者の地域生活支持が可能になるかというと、そういうわけにはいかないだろう。個々の施設や制度が孤立していたのでは、十分な効果を発揮できるものではない。そこには施設や制度の間をつなぎ、利用する人と援助する人との間をつなぐネットワークが必要となる。以下、それについて述べておこう。

四　今後の課題――支持組織のネットワークとコミュニティケア――

わが国では、本来地域住民であるはずの精神障害者の多くが精神病院を生活の場としているか、あるいは地域社会から疎外されたままひっそりと暮らしており、一般にそれが当然の姿と受け止められてきた。

在宅患者はもちろん、三五万人の入院患者のうち医療上は退院可能とされている約一〇万人も、それぞれの地域社会の中でそれぞれの能力に応じた社会参加ができるのが本来の姿であるだろう。

社会生活上に困難・不自由・不利益を有する精神障害者が地域社会の中で暮らすためには、前記のような医療・福祉に関する諸制度・諸施設が必要である。言い換えれば、これらの制度・施設は彼らの暮らしを支える支持組織の要素であるが、これを効果的に生かすためには、さらに、それぞれを網の目のようにつなぐ緊密なネットワークが不可欠となる。精神障害者自身やその家族たちの要望には、現在のような都道府県段階での対応で応えられるはずがない。

冒頭のサマリーに紹介した公衆衛生審議会の意見の最後は「地域の実状に応じた適切、かつ、きめ細かな対応を進めるには市区町村の役割が重要」と締めくくられている。この結論は、審議会に先立って開かれた「岡上委員会」の提言を容れたものだが、岡上委員会ではもっと具体的に「一定地域（人口二〇万～五〇万人）ごとに地域リハビリテーション委員会を設置する必要がある」としていたのである。

精神病院の中には、今日なお周辺地域から孤立して入院治療中心主義に徹しているところも少なくないが、一方では、地域精神保健活動を始めてすでに二〇年を超える保健所や福祉事務所、障害者職業センターなどと連係をとり、さらには共同作業所・家族会・患者クラブなどとも協力して、在宅の精神障害者の暮らしを支える活動を進めている病院もある。とくに大都市の単身生活者に対しては欠かすことのできない活動であろう。

市区町村がこれらの活動を理解し、積極的に援助して初めて、わが国にもコミュニティケアが育つといった希望をもつことができるのではないだろうか。

おわりに

公衆衛生審議会開催中の一九八六年一二月一一日に全国知事会、全国都道府県議長会、全国市長会、同議長会、全国町村会、同議長会連名で、「精神障害者の社会復帰対策について」という厚生省に対する反対意見が表明された。中間メモの段階まで生きていた「大都市特例」の項目を、最終的には削らざるをえなかったのは、もっぱらこの声明のせいであるが、法改正後の地域の現実は、反対声明を越えて動きつつある。

法の第二条の二に書かれた国民の義務が本当に国民に理解され、市区町村段階での援助が具体化して、わが国にもコミュニティケアが始まることに期待をかけたいものである。

文献

上田　敏『リハビリテーションを考える』青木書店、一九八三
厚生省保健医療局精神保健課『我が国の精神保健　平成元年版』一〇七－一一一頁
調一興・岡田靖雄・猪股好正・森川英一・吉川武彦ほか「特集　精神障害者の福祉の問題を考える」『ＩＹＤＰ情報』一九八八
蜂矢英彦「精神衛生法改正と精神障害者の社会参加」『厚生福祉』三四七二頁、一九八六
西村晋二「障害者と職業・精神障害」『理学療法と作業療法』二二巻五号、三一五－三二一頁、一九八八

第二部のまとめに代えて

一九八一年一二月に「精神障害論試論」を発表してから、いつの間にか三〇年以上が経った。発表した直後には、日本精神病院協会の中堅幹部の一部から反論が出される一方、若返った日本精神神経学会理事会の論客からも厳しい批判があり、いわば左右から挟撃されたようなものであった。幸い大先輩の臺弘先生や同年代の一部少数から積極的な賛意が表明された。当初は、一九七〇年代に岡上和雄・仙波恒雄両氏によって提起された「福祉的視点が必要」という主張がほとんど無視された頃とあまり変わらず、波紋が広がっているようには感じられなかった。ふだんなら賛否を明らかにする論客の多くが、沈黙を守っていたからであろう。

幸い私の場合には、少数ながら反論があったぶん関心が持たれたのか、数年のうちに東京ＰＳＷ協会を手はじめとして、近県の救護施設や精神科病院協会などから講演の依頼が寄せられはじめ、やがて一九八五年の第八一回日本精神神経学会シンポジウム「内因性精神病の診断と治療をめぐる問題」にシンポジストとして参加を要請され、持論を展開できる程度には一般化されはじめていた。

一部には「単なる理屈だ」という批判もあったが、幾らかでも広く公認されるようになったきっかけは、皮肉にも一九八四年三月に起こった「宇都宮病院事件」に対する「国連少数者保護差別防止小委員会」からの批判であった。これを契機として厚生省当局も急遽小林秀資精神保健課長をジュネーブに派遣せざるをえなくなった。小林課長は八月二一日の会議で「精神衛生法の改正」決定を明言している。*注1

公衆衛生審議会精神衛生部会に先立って、一九八六年、精神保健課内に「精神障害者の社会復帰に関する検討委員会」がおかれ、私も、国立精研の岡上和雄氏を委員長とするこの委員会への参加を小林課長から要請された。そこで私は、前掲の「障害者問題研究四四号」に投稿予定の論文原稿を提出、他の委員とともに討論を重ねたうえで、岡上委員長および補佐役の仙波恒雄委員と私の三名で報告書をまとめることとなった。それが公衆衛生審議会「七月意見書」の骨格とされたのである。

先に提示した『精神障害における障害概念の検討』は、このとき検討委員会に提出された意見をあらためて成文化したものである。この検討委員会後、たまたま全国精神衛生センター長会の改選があり、会長に選ばれた私は、そのまま公衆衛生審議会の委員をも勤めることになり、法の改正を見届けることとなった。

改正「精神保健法」は、私が公職を退いてから実現したのだが、今度は新任地の民間精神病院内で「新精神保健法」を職員たちに解説し、その精神を現場で生かすように職員を教育する役割をとることとなった。しかし私自身は、責任の重い法改正の現場から離れたせいもあって、実は〝やれやれこれで一段落〟と気を緩めることにもなった。

「障害構造論」はその後、思いがけなく各方面で検討の俎上に乗せられることになった。

私自身は、実は民間精神病院勤務三年目から「腹部大動脈瘤」が発見され、院長を退いてまもなくの一九九一年五月には「腹部大動脈の人工血管置換手術」を受けていた。幸い経過は良好で、半年後には週二〜三回の非常勤で出勤を始めてはいたが、若手からの参加要請はあったものの、一九九二年〜三年に開かれた精神障害者リハビリテーション学会の（準備会ともいうべき）第一・二回の研究会には参加できていない。

その間に私の職場まで訪れてきた若手の役員諸氏の要請を受けて、第三回の研究会後、そのまま流れ込んだ学会

＊注1　見浦康文・中村俊哉編『精神保健関係資料』一四三頁、中央法規出版、一九九〇

設立総会で会長職を引き受けることになってしまった。不健康を承知のうえで精リハ学会長職を引き受けたのは、学会に参集していた会員には大正生まれなどはひとりもおらず、一応最年長を理由にされれば、引き受けざるをえなかったのである。

この前後に、学会員の蟻塚亮二・安西信雄・伊勢田堯・中川正俊・中澤正夫氏らの精神科医、大橋秀行・山根寛氏らの作業療法士、社会福祉畑からの岩崎晋也氏らの活動家から、それぞれ独自の「障害論」案が提起され、百花繚乱の気配さえあって、しばらく会合を欠席していた私は、正直のところ目もくらむばかりであった。これらの意見の主なものは、後に精リハ学会推薦の『精神障害リハビリテーション学』（金剛出版、二〇〇〇）の第二章「障害の構造」に、佐藤久夫氏（歴史）・中川正俊氏（モデル）・伊勢田堯氏（医療的適用）・後藤雅弘氏（社会的適用）らによって簡潔に集約されているので、ここには触れない。

上田敏教授も講演に参加された「第三回研究会」の意見の中で、問題の本質を衝いていた意見を代表するものとして、以下に中澤正夫氏の一文を引用しておく。

蜂矢が上田モデルを引用して精神障害論を世に問うたとき、それまで悩まされてきたリハビリテーションを阻む個人的要因、環境要因、それと重なっている——ないし起因している概念——例えば欠陥状態、陰性症状、Institutionalism などが、すんなり所を得ておさまり、何かすごくうまく解決した気分になったものである。個人的にも、それまで症状として追究していたもの、あるいは再発防止の試みを「障害」という概念でとらえかえすことにより、目からウロコがおちる思いであった。したがって疾患と障害の併存や、偏見や欠格条項も障害にくりこむことはすぐに大方の承認となった。しかし、……蜂矢の提起以来「精神障害論」にどれだけ発展があったかを検討してみたとき、はなはだ不十分であったといわざるをえない。そのことによって日常的リハビリテーション活動に本質的変化がもたらされたとは考えられない。また日常の活動の中でも蜂矢モデルを意識して使っているわけでもない。それは身体障害者に対する上田モデルの有用性と格段の差がある。上田モデルには身体障害の克服や代償の戦術・戦略を与える重要な武器となっている。このことは蜂矢モデルでは障害の構造化が不十分であるということである。佐藤の指摘するごとく、障害を構造化することの第一のメリットは、その克服・代償のStrategyとTacticsを見いだすことにあるからである。

上田は「障害論は障害とともに生きる人の現状を『解釈』するものではなく、それをよりよい方向に『変える』ためにこそあるのであり、思弁的な議論のための議論ではない」ことを強調しているが、精神障害者リハビリテーションの領域では、まさに上田の批判を甘受せざるをえないレベルで停滞していたことになる。ここから再検討が開始された、と言ってもよい。

精神障害者リハビリテーション学会での研究発表と並行して、国際的検討の一環として佐藤久夫教授らを中心に一九九五年四月から障害論研究会が開かれ、第一回には「ＷＨＯを中心に進められている国際障害分類の検討状況」が紹介された。第二回の研究会では私が指名され、「精神障害領域における障害概念の検討」と題して話題を提供したが、なにしろ五年以上も留守をしていた研究領域なので、話題の古めかしさは避けられなかった。しかも、夜間に開催される研究会には、手術後の体力ではついていけず、第三回以後は中堅・若手の諸兄に任せざるをえなかった。

「精神障害者リハビリテーション学会」第五回大会は一九九七年一一月に日本社会事業大学で開かれた。午後からの分科会は四会場に分かれて開催されたが、分科会Ⅳの「理論—障害論を実践に活用できるために」は私の基調講演「障害構造論の一五年」に始まったが、他の分科会の三倍をこえる一六〇名もの参加者があり、最初に登壇した私は若い聴衆の熱気にいささか圧倒された。すでに精神保健法の改正によって、「障害論」をもとに私が提唱した「医療とともに福祉的対応も」という要望は、新精神保健法の中に一応の成果が挙がっていたので、まさか「障害論」分科会に他の三倍をこえる聴衆が集まるとは予期せぬことであった。一五年も前に精神障害領域で「障害論」を初めて提唱した者としては、嬉しい誤算ではあったが、同時に、ともかくも〝すでに法の改正として一応片がついたもの〟と考えていた私にとっては、いささか重荷でもあった。

この「分科会」については、当日の司会者のひとり古屋竜太氏（国立武蔵病院）による簡潔な報告がある（精リハ学会誌二巻一号一七〇頁）ので省略する。

ところで日本社会事業大学における第五回大会では、精リハ学会長の私は開会の挨拶に始まり、午後の分科会における基調講演、夕方の懇親会での挨拶という具合にまったく休む間が無く、第一日行事の終了後、宿舎に集まった役員諸氏との反省会などにも同席後、眠りについた払暁に、久しぶりの心房細動発作に見舞われてしまった。不眠がちのまま迎えた翌朝、かねてからの受診先であった新宿の「榊原記念病院」に直行する始末で、第二日目のプログラムには欠席せざるをえなかった。会長としては何とも情けない話である。

ついでながら付記すると、翌年の和歌山大会当日には脊髄嚢腫のせいで、宿舎から会場まで跛行するありさま。幸い和歌山大会を最後に、会長職を岡上和雄さんに引き継いでもらうことができ、無役となった私は早々に和歌山の地をあとにしたのであった。

最後に、国際障害分類（ＩＣＩＤＨ：International Classification of Impairments, Disabilities and Handicaps）から国際生活機能分類（ＩＣＦ：International Classification of Functioning, Disability and Health）への改訂について一言ふれておかなければなるまい。一〇年にわたる国際的な検討により、二〇〇一年五月二二日にＷＨＯの総会で承認されたものである。

この二〇年ぶりの大幅な改訂の経過について、まず精リハ学会誌五巻一号（二〇〇一年六月）に春名由一郎氏（障害者職業総合センター）が「障害とリハビリテーションにおける国際的合意の現状」という副題でレポートしている。また精神障害領域では、翌二〇〇二年六月に伊勢田堯氏によるレポート「国際生活機能分類（ＩＣＦ）と精神障害」（同上誌六巻一号）がある。

上田敏・佐藤久夫両氏を中心とする検討作業に、不健康を理由にして中途退場した私に代わって最後まで参加し続け、読み応えのあるレポートを発表してくれた伊勢田堯氏には感謝のほかないが、ＩＣＩＤＨの呪縛から脱し切れてない老骨には、このＩＣＦを要約して紹介するだけの力は残っていない。

同じ精リハ学会誌六巻一号の特集には、われわれ日本人読者にとって読みやすい中澤正夫氏の「障害構造論の再吟味」が掲載されている。「障害論」に関心をもつ読者には、春名・伊勢田・中澤三氏の一文を、ぜひとも併せ読んでいただきたい。

伊勢田氏が「ＩＣＦの成果をわが国の精神障害者リハビリテーションの臨床現場にどう生かしていくかに取り組まなければならない。しかし、どの程度われわれがこれらの成果を消化し、臨床現場に生かすことができるだろうかが不安になる」と案じたように、残念ながら現代の日本の精神障害リハビリテーション現場で、ＩＣＦが充分に生かされているようには思えないのである。

第三部　病院精神科医療から地域活動まで

一　社会療法の展開——病院を地域に開く

精神医学研究所業績集第三二集（一九九五）

はじめに——D. Clark に教えられて

わが国で社会療法という用語が普及したのは一九六〇年代のことで、その実践形態の代表であるJones, M. の治療共同体は、当時一世を風靡するかの感があった。しかし、施設病への批判、開放制の推進、外勤作業や共同住居の実践などが一般化するにつれて、社会療法という用語の新鮮味が失われたせいか、かえってあまり使われなくなってきていた。

それにもかかわらず、一九九〇年に当院で組織の改正が行われた際に、従来からのリハビリテーション科を廃し、新たに昇格した部組織を「社会療法部」と呼ぶことにした理由は、主として次の二点にあった。第一は、当院には身体障害者のための機能訓練室があって、精神科領域だけリハビリテーション部と称する訳にはいかないこと、第二に、その細部についてまでは検討されなかったにしても、近い将来にいわゆる生活療法の概念を大きく越える地域サービス活動の展開が予測されたことである。

社会療法の提唱者 Clark. D. H. がその著書 Social Therapy in Psychiatry（秋元波留夫ら訳：精神医学と社会療法）の中で、社会療法には「一貫性があり、簡潔な理論体系なるものはない（五一頁）」と言っているように、社会療法はすぐれて実践的概念であり、その実践の歴史は一八世紀末の Pinel, P. による「精神医学の人道的革命」にまで遡ることができる。その後いったんは衰退したかに見えた社会療法は、第二次世界大戦後の一九五〇年代からRees, T. P. のコミュニティ・ケア（Community Care）、Bell, M. を始めとする開放制、さきのJonesの治療共同体と続き、わが国の精神保健医療にも大きな影響を与えてきた。そして今日その実践は、精神障害者リハビリテーションの概念のもとに開花しつつある。

Clarkの前記の著書には、訳書出版一五年後の今日にも生かされるべき論旨が幾つも散見する。当院で社会療法を展開するに当たって、筆者が共感しつつ活用した一文の幾つかを、以下に引用しておこう。

- 社会科学が医療に与えた大きな贈り物の一つは「病気の医学的モデル」に代わって、「病気の社会学的モデル」を次第に作りあげたことである。……別に何も新しい事実が含まれているわけではないが、従来知られた事実が新しい方法で整理され、これまでと異なった意義が与えられたことに意味がある（五七頁）。
- 社会学的モデルは、医学が十分な成果をおさめることができず、有効でめざましい治療法が期待されず……医師が話したり考えたりすることを好まない、問題のある「疾患」に光を投げかける（六二頁）。
- 社会学的モデルは私たちにもっと広い視野を与える。誰かが病人としての役割をもち、それをやり終えて、健康者の役割に戻るまでの社会的過程を吟味すると、看護者（およびコ・メディカル職員＝筆者が追加）が重要な人物であることが明らかになる（六四頁）。
- 社会療法の実践は次の三つの言葉でその特徴を表すことができると思う。①活動、②自由、③責任、それにJonesによって広く知られるようになった④生活しつつ学ぶこと（六九頁）。
- 一番重要で、しかも一番むずかしい社会療法のための環境は病棟、すなわち患者の生活する場所である。……入院ユニットでは、新入院患者の殺到と絶え間なく起こる新しい危機のおかげで、誰もが活動的になり、自分

表1　東京武蔵野病院患者動態——最近10年間の推移（1996年1月12日現在）

	定床	在院患者数	平均在院期間	年間入院患者数	年間退院患者数	病床回転率	1日平均外来患者数	初診患者数	DC利用者	訪問看護件数
S61	548	572.3	711.4	297	303	0.51	86.1	549	−	−
62	548	572.1	664.2	308	321	0.55	86.3	616	−	−
63	548	570.1	607.4	337	350	0.60	90.5	627	デイケア	訪問看護
H1	588	571.2	561.9	379	363	0.65	102.3	680	21.3	?
2	588	595.1	377.4	636	615	0.97	113.0	833	20.0	100
3	728	625.5	325.4	748	671	1.12	125.0	1,120	29.8	267
4	728	713.1	305.2	866	840	1.20	137.5	1,358	35.8	344
5	711	700.4	252.9	988	1,034	1.44	171.3	1,420	55.3	659
6	690	691.4	218.6	1,143	1,166	1.66	212.8	1,807	74.6	1,195
7	671	(671)		(1,000)	(1,030)		(262)	(1,700)	(95)	1,270

（　）内の数字は、平成7年12月までの実績から推定したもの

たちの行動パターンを変える必要に迫られるが、長期入院病棟ではスタッフが活気のない沈滞に陥る危険が常に存在する（七五頁）。

一　東京武蔵野病院変革の軌跡

さて、以上のClarkの言葉を前置きにして、昭和六二年夏頃の当東京武蔵野病院をふりかえってみると、その状況は社会療法の理念からは遥かに遠いところにあった。病棟の開放率は三〇％程度、合併症病棟と二つの開放病棟（その一つが社会復帰病棟）を除けば、他の六病棟はすべて閉鎖病棟であって、三〇年以上もの長期在院老人患者も、二〇歳代の新入院患者も一緒くたに、入院患者の七〇％近くがこの閉鎖的環境の中で治療を受けていた。以後、竹村・藤村が報告したとおりの病院改革が行われ、機能分化も進められた訳だが、詳細は前二者に譲り、結果として年報に残されている実績（表1）を図示しておこう（図1）。

一見して分かるように、まず急性期短期入院治療病棟の開設とともに入院患者の回転率が劇的に向上し、中央病棟の新設によってこの傾向は一段と加速した。年間入院患者数は昭和六二年の二九七名から八年後には一一四三名へと激増し、平均在院日数は七一一・四

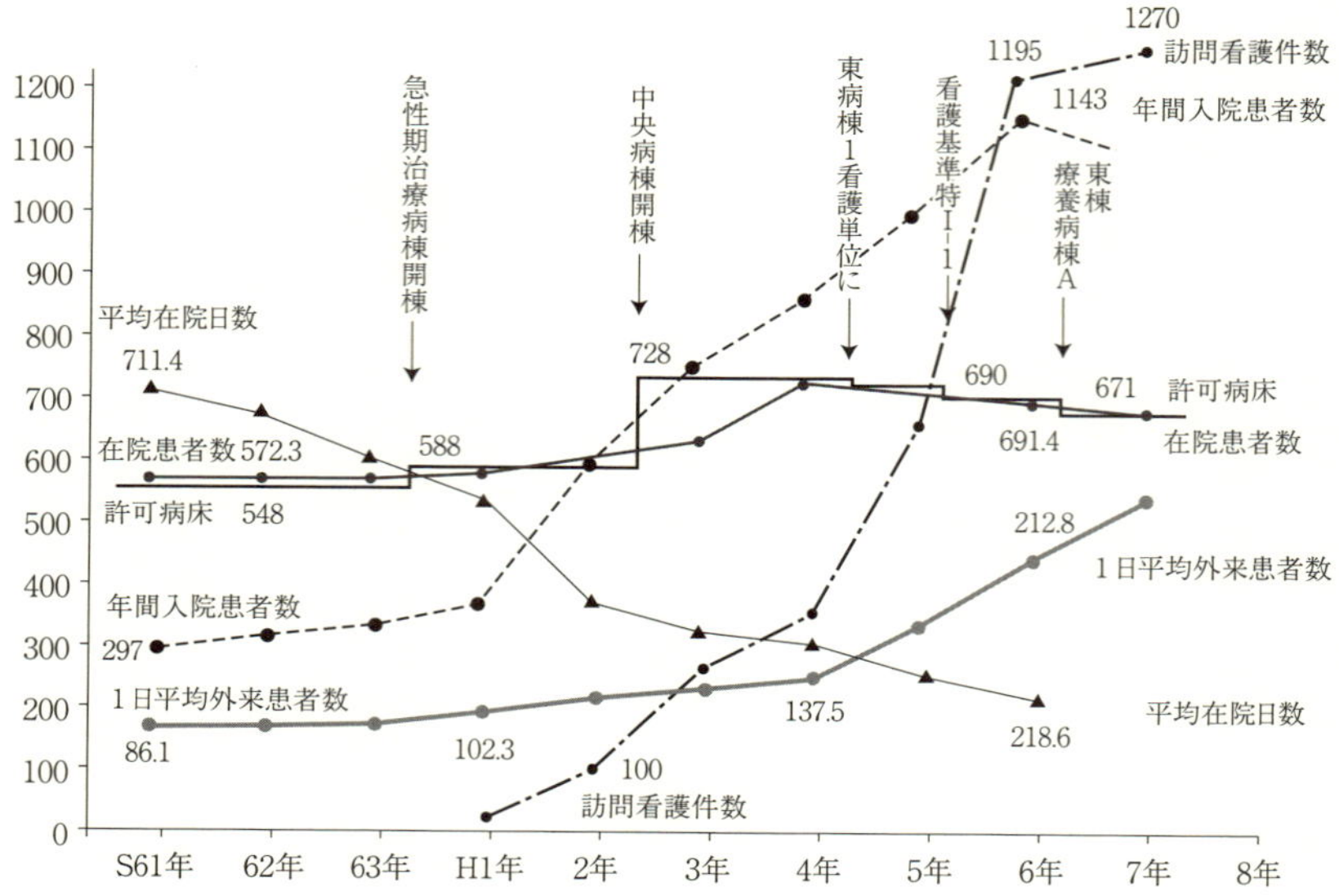

図1　10年間の推移

日から二一八・六日へと短縮されている。一日平均外来患者数も八六・一名から二一二・八名へと増え、今年もなお増え続けている。もちろん問題がない訳ではない。その最たるものは竹村も指摘しているように、当初五四八床だった精神科の許可病床を、経営上の都合から、いったんは七二八床まで増やさざるをえなかったことである。図の中央部に見るように、その後、看護基準を引き上げつつ病床数を減らす努力を続けている。

以上の実績に見られる病院の変革には、さまざまなレベルの意志が働いている。筆者が「改革」に手をつけやすかったのは、昭和六二年夏に着任する早々、理事会から「当院の将来構想」について検討を依頼されたからである。理事会の危機意識の現れであろう。次いで幹部職員による検討委員会を重ねる中で、各幹部職員の「構想能力」や管理能力の有無が明らかにされた。院長として誰を信頼すべきかも判然とした訳である。日常業務の中からは、病院の沈滞を招いてきた「癌」も浮かびあがってきた。

ところで、病院の改革は理事会や幹部職員のやる気程度で実現できるものではない。何よりも現場の各部所を預かる一般職員の意識の変革と日々の働きが不可欠である。比較的大規模な当院が短時日の間に曲りなりにも生まれ変われたのは、現場職員の活力によるものだが、それは、もともと病院の改革を望みながら、古いタイプの管理者や幹部医師によって、活動を抑制されていた一般職員が、将来構想の公表と方向づけの明確化につれて、持てる力を一気に発揮し始めたからである。その推進力となったのは、短期／急性期治療を強力に展開した藤村副院長とＭＰＲＳという合理的なリハビリテーション活動を推進した野田社会療法部長にある。また、精神科医師を中心とする診療部の改革よりも、荒井看護部長を中心とする看護部の改革のほうが一歩も二歩も先んじていた。上記の二つの華やかな活動の陰にかくれて目立たないが、実は、改革の最初期に重要な意味をもつ慢性患者閉鎖病棟の開放制が実現しているのだが、これも看護部主導で進められたものであって、若い医師は懐疑的な姿勢のまま、ともかくもその後ろについて歩んだというのが実態である。

筆者自身は若い精神科医の意識改革などには、残念ながら全く無力であった。その後の診療部の改革の功績は専ら竹村院長にある。もし筆者にも功績があったとすれば、それは有能な中堅諸君に自由にその力量を発揮して貰ったことだろう。活動的な雰囲気に堪えられずに、ぬるま湯的な他病院に転出していった職員もあり、中には人の足を引っ張るような行為もみられたが、それよりも「やる気」のある一般職員を押さえつけてきた幹部職員や中堅医師の罪のほうが大きい。

経営にも責任をもつ管理者としては、医療・看護活動の充実とともに退院患者が増えすぎて、入院患者数が追いつかないのではないかと、内心心配ばかりしていた時期もあったが、彼らの活動を阻害することなく今日の黒字経営に到達し、安堵している。

筆者の仕事の中心は社会療法にある。そこで以下、社会療法に関連する二、三の点について補足をしておこう。

二　社会療法の展開

社会療法は、もともと地域社会の動きと密接に関連する。患者を単に医療の対象とするのではなく、地域で暮らす社会人に育って貰う訳だから、それは当然のことであろう。しかし、着任当初は、地域社会に働きかけるよりも前に、まず院内の問題から片付ける必要に迫られた。病院全体の改革と平行して行われたその第一は社会復帰活動を行う病棟での活動であり、第二は地域の社会資源の活用と関係機関との協力・連携である。

社会復帰病棟におけるリハビリテーション活動については、すでに野田が述べているので、ここでは野田の報告に漏れた問題だけを補足しておく。

（一）病院内の活動から

1　社会復帰病棟からの退院患者の質的変化

社会復帰病棟からの退院患者数は野田の報告のとおりだが、退院者の質的な変化について追加しておきたい。筆者が担当した昭和六三年当時の対象者は、まさに長期在院の慢性統合失調症であったが、MPRS開始とともに入院期間一年以内の短期リハビリテーションで退院する者が増えている（表2）。新入院病棟担当医たちのNew Chronic発生防止の意志と連動するものと言えよう。

表2は、各年度の退院患者を在院期間別にみたものである。全体としては平成元年の一八名から平成五年の一〇二名まで激増しているのだが、表に見るように増加の理由は在院期間五年以内の退院者の増加によるものであり、中でも一年以内の退院者がその中心をなしていることが分かる。五年以上在院患者の退院数は、二年目にやや

表２　年度別・在院期間別退院患者数

在院期間	10年以上	5～10年	1～5年	1年以内	計
H1	3	8	5	2（　1）	18（　1）
H2	8	10	6	24（　9）	48（　9）
H3	5	2	13	37（24）	57（24）
H4	7	3	11（1）	62（37）	83（38）
H5	5	4	21（1）	72（49）	102（50）
H6	3	1	6（3）	45（33）	55（36）
計	31	28	56（5）	242（153）	357（158）

（　）内は数字は休息入院を含む再入院

多く三年目にやや少ないが、毎年似たようなものである。

一年以内の退院者には、年を追うごとに再入院者も多くなっているが、その殆どは内容的には二カ月以内の休息入院である。中には一晩だけの休息入院さえ二件あった。実数で二〇〇名を越える退院者のうちで、再発・再入院時に閉鎖病棟を必要とした者は一〇名程度であった。病状の再燃や再発防止には、ＭＰＲＳの一環である訪問看護。危機介入・休息入院の果たした役割が大きい。

なお平成六年に入って退院者数が大幅に減少しているが、理由の一つは、平成五年度からこの病棟の許可病床数を九二→七九→六〇という具合に削減したため、新たに転入する患者数も制限されたからであり、二つには、新規転入者が減ったぶん、在棟者のほとんどがＭＰＲＳの実施によっても退院できなかった長期在院慢性患者で占められるようになったからである。病棟を療養病棟Ａとして新たに再出発した今後に期待したいところである。

２　訪問看護

訪問看護はＭＰＲＳを手がける前年から、家族に恵まれない単身アパート生活者のために、ほとんど自然発生的に始められていた（したがって件数も不詳）一年目、三年目と順調に増加しているが、図１にみるような平成四年からの訪問看護件数の激増は、ナーシング・ケア病棟からの退院者が増えたためである。詳細は黒崎らの発表（社会精神医学会）に委ねるが、従来のＭＰＲＳによる社会復帰病棟からの退院者の場合には自立支援型訪問看護であって、退院当初でも保健所保健婦の訪問指導を含めても週一回程度、その後徐々に回数を減らして、特別な事例を除けば二〜三年後には訪問看護を終了している。総数で八〇名を越える訪問看護対象者のうち、五〇名は一応終了しており、現在も継続しているのは三〇名足らずである。

それに対して、ナーシング・ケア病棟からの退院者の多くは社会生活技能が低く、アパートでの単身生活を維持させるには基礎的な身辺の始末からして指導・援助が必要となる。中にはアパートには寝泊まりするだけで、朝から病院に通い、服薬・金銭管理とも病棟看護職員が指導し続けている事例もある。このような訪問を生活介護型訪問看護と呼んでいる。家族のもとに帰った退院者も含めて、やがて六〇名に達しようとする訪問看護対象者のうち、単身生活者で訪問看護を終了した者はまだ一名もいない。

図2は、訪問看護対象者の地域的分布である。家族のもとに帰った対象者の多くは地図からはみだしているから、図中の事例は全部アパート単身生活者といってよい。彼らの住居が病院近辺に集中していることが読みとれよう。近所でなければ、これほど訪問件数を増やすことはできまい。週三回の訪問指導をいくら繰り返しても成長せず、今ではデイ・ナイト・ケアでやっと支えられている者も一〇名近い。精神病院での入院治療が必要なくなったといっても、このレベルの慢性患者を民間アパートに退院させ、地域社会の中で生活させていくことが、精神障害者リハビリテーションの今後の方向として正しいかどうか、議論のあるところであろう。本来ならナーシングケア病棟の名のとおり、居住施設を考えるべき対象者だろうが、この近辺には援護寮も福祉ホームもなく、病院が作らない限りできる気配もない。筆者は看護職員を中心とする生活介護型の訪問看護を、居住施設設置の見込みもない大都市の民間病院における一種の実験ととらえている。老齢化とともに身体合併症もふえてきて、ときには脳梗塞などで死亡に至ることもある彼らの健康管理は、同僚の寺田が警告しているように医療機関と関連の薄いグループホームなどでは困難を極めるはずだからである。

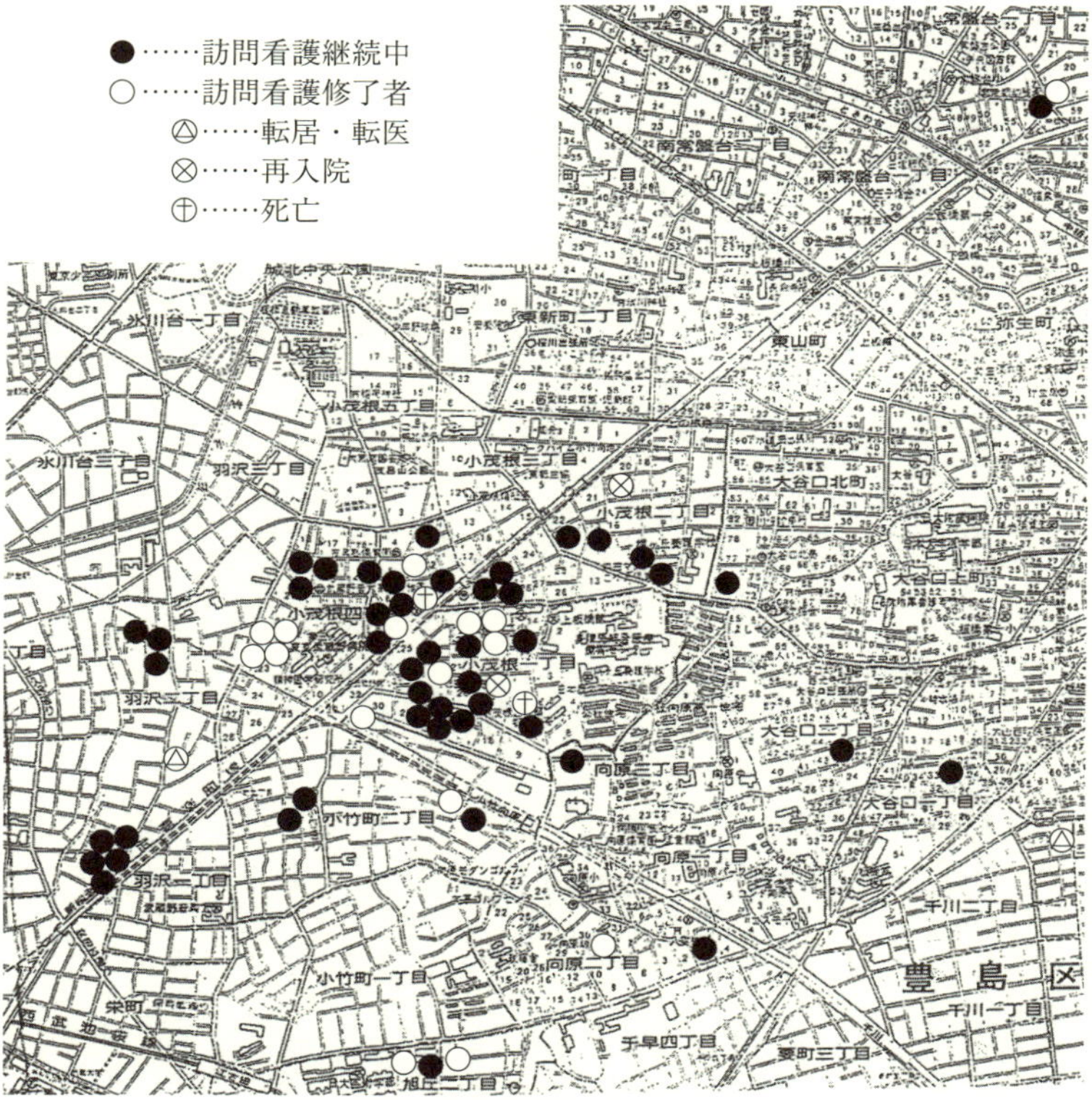

図２　訪問看護対象者の地域的分布

3　作業療法とデイケア

昭和六二年から六三年にかけて、狭くて古くて不潔だった作業環境は改善され、それまで都の補助金で細々と実施されていた小規模デイケアも、正規のデイケアになった。これらの改善は筆者の着任前に専ら事務系主導で実施されたことで、診療部はほとんど参加していなかったという。病院精神医学会誌などで見ると、当院でも十数年前には活気を呈していた時期もあり、組織もプログラムの内容も確立していて、年間行事なども整然と行われていながら、リハビリテーション科の運営がマンネリ化していたのは、運営のすべてを現場の三～四名の作業療法士に任せてしまい、精神科医が誰も運営に参加しないだけでなく、管理的にも病院の主流から外してしまっていたからであろう。社会療法部の確立後、作業療法士を六名→八名→一〇名という具合に増員するとともに、外部の専門家にも依頼してプログラムを大幅に変更するなど、社会性の回復に役立つ作業療法をめざしたが、未だに十分な効果をあげるに至らず、今なお課題をかかえている。デイケアがＰＳＷ、ＣＰや看護職員など多職種で運営されているのに対して、作業療法部門はＯＴＲだけである点にも問題があるかもしれない。

デイケアは比較的新しい分野であるし、スタッフにも最初から活気がみられた。発足から数年間の伸び悩みは現場のせいではなく、専ら当時の精神科医の保守的姿勢によるもので、病床の回転率の上昇とともに利用者もふえてきた。就労をめざすような若い利用者がふえるにつれて、従来のデイケア施設・プログラムだけでは不足となり、二番目のデイケアを二年前から作業デイケアとして発足させたが、ますます利用希望者が多くなって、今や第三のデイケアが必要とされている。

（二）病院外活動の展開

病院外の活動にはそれなりの余力が必要だが、昭和六二年当時、筆者は病院内の問題への対応に忙殺されており、自発的に地域活動に出ることは困難であった。連携の出発点は、むしろ地域の側から働きかけられたことによる。

1　保健所の地域活動との連携

地域の社会資源との連携の中で、最も早くから接触が始まったのは保健所であった。まず板橋区内の保健所の一つが新築されてデイケアが開始されるに当たり、その保健所長から指導医派遣の依頼が入った。もともと予防課長時代から保健所の精神衛生専門委員会メンバーとして筆者とも面識のある保健所長であったから、筆者が管内の病院に転勤したのを知れば、依頼してきて当然であったろう。院長業をこなしつつ嘱託医の役割を果たすだけの余裕はなかったから、まず筆者自身が二回ほどデイケアの雰囲気を体験してから、若手の医師を送りこむこととなった。以来、この保健所よりも地理的にもっと近い数カ所の保健所から精神保健相談とデイケアの嘱託医を依頼され、現在でも五カ所に派遣している。

一方、板橋区、練馬区では、第一線現場の保健婦のほうから「病院職員と懇談したい」との申し入れがあり、病院見学を兼ねたこの懇談会以後、ＭＰＲＳへの参加を手初めに、病院のリハビリテーションにも参画してくれるようになった。訪問看護の本格化とともに連携がいっそう緊密となったのは当然である。病院職員と保健婦との連携が円滑に進んだのも、最初は、研修会や精神衛生専門委員会を通じて、筆者とは数年来の顔見知りという保健婦がいたからだが、その後、現場職員同士が具体的な事例を通して親しむにつれ、インフォーマルな会合の相互乗り入れなども実現して、組織的連携以上の関係となった。

保健所デイケアに当院の患者が参加しているにしても、常勤医が病院内での診療時間を割いて保健所業務に協力するには限度があり、経営的にも問題はあろう。しかし、ふだんから連携が保たれていれば、保健婦は進んで病院からの退院者の訪問指導に当たってくれるし、保健所からの紹介患者も増え、結果としてはむしろプラスに働いている部分もある。

2　福祉事務所との協力関係

病院全体が地域社会に向かって閉鎖的だった時代にも、福祉事務所のケースワーカーが生活保護患者の病状調査を通じて院内に出入りしていたのは当然だが、病院側のリハビリテーション活動に直接かかわることはほとんどなかった。病院側にも問題があった訳だが、老人患者の老人施設への紹介などに際しては、いくら病状が安定しているからと説明しても問題にもしてくれなかった当時の福祉事務所側の姿勢にも問題があって、連携どころではなかったと言えよう。

リハビリテーション活動が進み、たとえ就労が不可能でも、生活保護を受給することでアパート単身生活ができるようになって退院していく患者が増えるにつれて、近接地域の福祉事務所ケースワーカーとの連携は必須となった。生活保護患者の場合、アパートを契約したらその月のうちに退院させなければならず、必要な外泊訓練も難しいことがある。お役所の仕事にも、現場職員の裁量できる部分はあるもので、ケースワーカーとの協力関係が欠かせない場面である。こうして事例を通じて話しあう機会が増えるにつれて、病院のケースカンファレンスにもケースワーカーが自ら参加してくれたりするようになった。

3　地域障害者職業センターとの協力関係

筆者は今も東京障害者職業センターの医学アドヴァイザーを勤めているが、もともと二〇年前の頃から障害者職業センターとはつきあいがあった。しかも地理的には病院から電車を使って二〇分足らずの距離にある。ＭＰＲＳ発足とともに協力・連携関係ができて当然のことだろう。六年を経た現在でも、多分当院は、都内の民間精神病院の中では、障害者職業センターを最も多く活用している病院のひとつではなかろうか。熱心な職業カウンセラーたちはしばしば依頼した事例の検討のために病院にも出張してくれたが、この交流の中では実戦的な勉強もできたはずである。

ただ地域障害者職業センターは全国組織をもつ雇用促進協会の下部組織であるだけに、現場で働く職業カウンセラーの転勤が多く、せっかく馴染みとなった職員が定着してくれない悩みがある。組織としての連携は続いていても、顔馴染みのカウンセラーでないとなかなか心を開かない患者もいて、常に密接という訳にはいかないのである。

4　作業所活動への協力

もと当院の事務系課長職が退職後に施設長となって、昭和五〇年代末から開設されていた町内の作業所には、正式のメンバーにはなれないものの、社会復帰病棟入院中の患者が常に数名は参加していたし、その中から退院後もメンバーとして通所し続けた者もいる。高齢の施設長が病気で倒れてからは、病院家族会の幹部が運営に責任をもつようになって現在に至っている。メンバーは区内のさまざまな病院で受療している人たちだが、運営委員会には当院スタッフが三名（ＰＳＷ、ＯＴＲ、Ｎｓ．各一名）参加しているし、筆者自身も嘱託医として「作業所たより」に執筆したり、ときにはメンバーとの懇談会に参加する形でかかわりをもっている。

ところで板構区内にはＪＨＣ（Joint House Cosmos）板橋が作業所五カ所、グループ・ホーム、クラブ・ハウス各一カ所を備えて活躍している（詳細は寺谷隆子著『心のハーモニーを街に奏でる』（やどかり出版）などを参照されたい）。代表の寺谷氏は板橋区内の精神病院に勤務していた頃からＰＳＷ協会の活動的な幹部であって、筆者とも交流があった。筆者が区内のこの病院に勤務し始めた当時、ＪＨＣ板橋はすでに四年目を迎えており、三つ目の作業所づくりが進められていた。当時から筆者の地域活動に期待をしたようだが、前記のように三年間は病院業務に縛られて協力できなかった。

筆者がＪＨＣ板橋の顧問となり、クラブ・ハウスの嘱託医も勤めるようになったのは、竹村院長時代になって、社会療法部を受け持つだけになってからである。ＪＨＣの各施設はそれぞれ自治体の補助によって運営されているが、内容的にはなかなかユニークで、セルフ・ヘルプとかピア・サポートと言った時代の先端を行く理念に基づいて活動している。病院からは、単に退院患者をメンバーとして送り込むだけでなく、作業所主催のシンポジウムにシンポジストとして参加したり、クラブ・ハウスのメンバーの服薬指導に協力したりしているが、協力し始めた病院職員にとっても地域リハビリテーションの生きた実地教育になっている。

5　自助グループの育成

地域の社会資源の活用や連携だけでなく、社会復帰病棟を利用して変わった当事者の姿勢についてもふれておく必要があるだろう。ＭＰＲＳは野田の説明にもあったように、リハビリテーション・サービスを提供するスタッフにも姿勢の変革を求めたが、同時にサービスを受ける当事者に対しても、自ら主体的にリハビリテーションに参加する積極性を求めている。そのためには患者個々人に対しても日常的な働きかけが必要となるが、集団活動としても入院中から患者自治会活動を育ててきた。ここで育った彼らは、退院後には「クローバー友の会」を主体的に運営することになる。

この会は当初、退院患者会というイメージであり、保健婦など地域側からの応援もあったが、総じて病院職員主導型で、必ずしも当事者の主体的運営とは言えなかった。しかし、二年、三年とたつうちに、職員の過保護的な干渉に批判的発言もでるようになり、今日では患者会から自助グループへと変身しつつある。毎年秋に開催されるシンポジウムでも、初めは職員がシンポジストの交渉を請け負ったりしていたが、昨年あたりになると殆ど完全にメンバー主導型となっていた。「クローバー友の会」のメンバーの中には、自発的にＪＨＣの自助グループである「ハートイン板橋」に参加して刺激を受けたり、クラブ・ハウスのメンバーに加わったりした者もあり、われわれの予測を越えて社会性を高めている。

6　板橋地域精神保健リハビリテーション委員会

板橋区内の医療機関・保健所・作業所などの職員による任意団体で、筆者が会長を、寺谷氏が副会長を勤めているが、ともに多忙のため、実際にはそれぞれの現場職員の手で運営されている。毎月一回の会合は勉強会と実務が半々である。ほとんど毎年委員会メンバーの誰かがバンクーバーやカリフォルニアなどに研修旅行をしているが、彼らの報告会が参加者によい刺激となっている。実務としては、板橋区内の精神保健福祉関係機関・施設等を区民のために案内する「こころの健康ガイドブック」を作成している。この委員会の手づくりなのだが、保健所の精神保健福祉相談員の努力によって、三年目からの出版には区の補助を受けられるようになった。

おわりに

以上、社会療法の展開を中心に当院の「来し方」を振りかえってみた。五〇周年記念誌の「扉は開かれて」に書きこまれたように、今日ここの中心は病院である。しかし、ほんの数年前までの四〇数年間、ここの主体は精神医学研究所であって、付属病院は影の薄い存在であった。昭和六二年に、当時、精神医学研究所の院外理事であった竹村現院長の要請を受けて着任した筆者は、研究業績の華やかさに比べて、付属病院の荒廃した環境に驚愕したものであった。当初は院長の存在の限りない軽さにも驚愕し、続いて病棟などの現場を回診すれば、ここも又驚愕の連続であって（詳しくは拙著『心の病と社会復帰』岩波新書参照）、改革を進めるべきか退散すべきかで藤村副院長とともに悩んだ時期もあったのである。八年半後の今、生理学的、物理・化学的研究を中心とする研究部は実質的には消滅したが、臨床研究は付属病院に勤務する常勤医の手によって力強く続けられている……。

またしても「来し方」を追加してしまったが、「行く末」について殆どふれることがなかった点について筆者は些か恥じねばならない。筆者自身の精神の衰退を示すものだからである。しかし、院長職を退いてすでに五年半、昨年春には社会療法部長も若手に譲って、事実上、組織のラインから外れた者としては、行く末について責任ある発言ができるはずはない。ただ、精神医学研究所の一理事として、現在もなお当院の「将来構想プロジェクト委員会」のとりまとめ役を仰せつかっている立場から、二、三の発言をする程度なら許されるだろう。

当院は、平成三年度に地下一階地上五階の中央棟を建設した。一階の「老人性痴呆疾患専門治療病棟」には東京都の補助金がついたが、それは総工費のたかだか七分の一程度である。自己資金をほとんど持たずに大工事を行ったことについては、当時から「無謀な計画」という批判があった。関係者の一部からは、今日なお批判の声が聞かれる。しかし、当院職員のモラールの高揚も医療内容の充実も、この新病棟の建設なくしては実現しなかったものである。上記の批判に対しては、改革されたこの現実を見て戴くしかない。もちろん、経営上の都合で五四八床の定床を七二八床に増やしながら、早急に満床にすることができず、借入れ金の返済が遅れた点については、当時の管理者の一員として責任を感じている。

ところで当院には、建築後三〇年を越える老朽化した病棟群が三棟（合計四〇〇床以上になる）も残っている。藤村副院長の論文にもあるように、将来構想の中心課題は医療内容のいっそうの充実にあるとしても、その一環として老朽化した病棟や外来診療室の改築を検討することも、現実問題として避けて通れない課題なのである。

すでにプロジェクト委員会によって救急医療や合併症医療の充実を中心に新新病棟建設の構想が進められているし、デイケアを中心に社会療法部のハード・ソフト両面にわたる立て直しも検討を迫られている。前記の改革で経営上の責任を問われたように、今回もまた財政上の問題が立ち塞がっている。しかし、今回もまたわれわれは、立ち止まる訳にはいかない。立ち止まることは殆ど退却を意味するからである。

二　病院精神医療から地域サポートまで

臨床精神医学二五巻（一九九六）

一　訪問看護

はじめに

慢性統合失調症のリハビリテーションは、当然のことながら医療および医学的リハビリテーションから出発する。この仕事は精神病院をはじめとする医療機関が負うべきものである。しかしながら、リハビリテーションの究極の目標であるノーマライゼーションまでを視野に入れるならば、医療機関内における活動には眼界がある。ここに医療機関から打って出る訪問看護から、他の領域を巻きこんだサポートシステムのネットワークづくりまでの幅広い連携活動が必要となる。

(一)　事例をもとに考える

八年前のこと、退院したら「結婚生活に入りたい」と切望する一組の長期在院患者があった。双方とも家族の援助は期待できないが、すでに単身アパート生活をめざして二人とも外勤作業を一年以上続けていたので、退院を引き延ばす理由はない。そうかといって全く援助なしの将来には不安がある。

当時、当院社会復帰病棟の看護者は、病院内の作業療法や自立のための生活訓練には熱心だったが、職場開拓や外勤職場訪問などは精神科ソーシャルワーカー（ＰＳＷ）まかせで、病院外に出ることはあまりなく、もちろん訪問看護の経験もなかった。

しかし、この二人の社会復帰を望む病棟スタッフによるケースカンファレンスの結論は、ごく自然に「訪問看護で支えるしかない」というものとなった。これが素朴な訪問看護の出発点である。

貧弱なマンパワーにもかかわらず、看護者たちは自らの結論にしたがって自発的に訪問活動を開始した。以来訪問看護は社会復帰病棟では日常的な業務となっている。

さて、最近看護の領域では訪問看護に関する論議が活発である。しかし、そのほとんどは在宅老人看護の領域のものであって、精神科の訪問看護は話題にされるわりには一般化されていない。病院から地域へと精神科医療の比重が移行し、診療報酬も認められている以上、訪問看護はもっと活発になってよいはずなのに、医療現場の活動が今ひとつ停滞したままである理由は、病院精神医療、なかでも精神科病院におけるリハビリテーション活動が立ち遅れているからであろう。

訪問看護はそれだけで独立してあるものではなく、精神医学的リハビリテーションから地域精神保健・福祉への一貫した流れの存在なくしては、その効果を発揮できない。

(二)　必要とする理論的根拠

訪問看護やサポートシステムのネットワークづくりが必要な理由は、今日では明白である。現在の統合失調症患者は、幻覚妄想や興奮など激しい症状のために精神病院に入院しても数カ月で軽快し、九〇％以上が一年以内に軽快退院している。もちろん外来治療だけで軽快するものも増えている。しかし、たとえこれらの陽性症状が軽快しても、いわゆる陰性症状が残存している者が少なくない。退院と同時に職場に復帰したり復学できる者は限られている。医学的な症状としての陰性症状の存在が、実生活上にさまざまな障害を起こすからである。

従来の精神科治療は病因の追求・疾病の解明→診断と治療→治癒あるいは慢性化と言うように流れる医学モデルを中心に組み立てられていたが、統合失調症の過半数にみられるように慢性化した場合には、症状のコントロールを超える治療法を編み出すことがむずかしい。そこで生活上の障害に対しては、日常生活における困難、不自由、不利益→リハビリテーション→機能の回復、障害に対する援助と生活保障と言うように流れる障害モデルに基づいてリハビリテーションを行う必要がある。

すでに十数年前から筆者は、統合失調症の障害の構造について、身体障害と同じようにimpairment（機能障害）、disability（能力障害）、handicap（社会的不利）の三つのレベルが考えられること、それぞれのレベルに応じたリハビリテーション・アプローチが組み立てられるべきことを述べてきた。詳しくは拙著（一九九一）を参照していただきたいが、簡略にまとめれば、①機能障害には治療的アプローチを、②能力障害には適応的アプローチを、③社会的不利には環境を改善する福祉的アプローチをそれぞれに必要とするといえよう。

統合失調症にあっては疾患と障害とが共存しているから、治療とリハビリテーションは並行して行われなければならないし、④「障害の受容」をめぐっては心理的アプローチも必要となる。なお、以上の説明は、症状論にしても障害論にしても極めて模式的とならざるをえなかったが、誤解を避けるために伊藤哲寛（一九九三）の「臨床家の錯覚」を併せ読まれたい。

（三）病院内リハビリテーション活動の実際

筆者の勤務する病院精神科の社会復帰病棟では東京武蔵野病院精神科リハビリテーションサービスＭＰＲＳシステムを作っているが、訪問看護は、この病棟に転入して以来転入カンファレンス、生活指導、集団療法やＳＳＴ、服薬指導、就労援助、施設見学、アパート探し、外泊訓練、退院カンファレンスという具合にさまざまなプログラムを経験し、退院後に初めて必要となるものである。

もちろんこの種の一連の働きかけを抜きにしたレベルの訪問看護もありうるし、入院中にかかわった医療チームとは別のチームによる訪問看護もありうるだろうが、慢性統合失調症に対してはその効果は半減するのではなかろうか。

ＭＰＲＳのプログラムの細部については、野田文隆と筆者の編集になる「誰にでもできる精神科リハビリテーション」を参照されたい。

(四) 訪問看護の実際

ＭＰＲＳのシステム化以来六年目に入った今日では、訪問看護は二つの社会復帰関係病棟で月間一三〇件を数え、病棟看護者のほとんど全員が参加している。発足当初は、病棟の日常的業務に縛られずに地域活動に専念できる地域精神科看護者（community psychiatric nurse：ＣＰＮ）という院内の制度をつくって、就労援助から職場訪問、住居探し、地域の社会資源との連絡などすべてを担当させた。患者が退院すれば訪問看護も担当するという段取りである。しかし、対象者が増えれば少人数のＣＰＮだけでは対応しきれなくなる。

経験を積むにつれてＣＰＮによる実践マニュアルがつくられ、現在では初心者を含むすべての看護者がこのマニュアルに基づいて訪問看護を行えるようになっている。具体的な方法の細部については、これも前掲の編著（一九九五）を参照していただきたいが、実践の要領を列記すれば次のようにまとめられる。

①対象者の選定：全退院者を対象にできるはずはないので、必要な事例に絞る。社会生活技能に問題のある単身

生活者が主対象となるが、家族がいても頼りない場合には対象となるので、実際には社会復帰病棟からの退院者の四〇％に及んでいる。

②契約：訪問看護の趣旨を説明し、同意した患者・家族と契約書を交わす。最初から拒否した者は一～二名にすぎなかったが、納得していても病状悪化の際に訪問を拒否した事例がある。契約書があれば危機介入しやすい。

③「何」を観るか：訪問看護の質を維持するために訪問の際「何」を観るべきかを明確にしておく。マニュアル作製の際、bio-psycho-social モデルが重視されているのは当然である。

④記録とショートカンファレンス：誰が訪問してもチーム全員に情報が伝えられるように所定の用紙に記録し、訪問看護録にファイルするだけでなく外来診療録にも綴じこむ。必要に応じて朝・夕の申し送りの後にショートカンファレンスを行い、その後の方針を検討する。

⑤危機介入：再発の徴候が認められたときはもちろんのこと、疲労、生活破綻など再発の危険が予測されるときには、主治医と連携して危機介入を行う。

⑥短期休息入院：外来診療だけでは支えきれそうもないときには、主治医とともに本人を説得して短期休息入院をすすめる。この制度が定着して年間二〇～三〇件を数える今日では、社会復帰病棟からの退院者が自発的に活用するだけでなく、患者どうしの口コミで知った他病棟・他病院の退院者からも利用希望者が現れている。

⑦地域との連携：必要に応じて保健所、福祉事務所、作業所、クラブハウスなどの地域サポートシステムと連携し、ネットワークにつなげる。これについては次章に述べることとする。

二　ネットワークづくり

はじめに

D. N. Benett とF. N. Watts の編集による「精神科リハビリテーションの実際」の序文の中で、G. Shepherd（一九九二）は「病院と地域サービスとの間のバランスが変わり……舞台はもはや精神病院ではなく、地域ホステル、グループ・ホーム、デイ・センターや家庭である……病院はむしろ地域をバックアップすることになった」と述べている。しかし、イギリスほどに地域リハビリテーション体系の熟していないわが国では、依然として三〇万人以上の精神障害者が精神病院に入院しており、しかもその二〇％以上は、病状は安定しているにもかかわらず、社会的理由で入院し続けている。

そこで支持組織のネットワークづくりに重点を置く本章でも、林宗義編の「精神病院を拠点とするコミュニティケア」（一九九二）にならって、まず病院を核とする活動から出発することにしよう。

（一）事例をもとに考える

家庭に恵まれず、知的にもやや低いために施設で育った彼女が発病したのは一九歳。以来、せっかく退院しても施設で不適応を起こし、八年、四年、五年と入院を繰り返していた。四回目の入院も五年をすぎたところで、やっと本気で社会的自立への望みを口にするようになったのが四年前のことである。そこで、まず社会復帰の前段階を受け持つ慢性期開放病棟で、服薬や金銭自己管理、自炊、洗濯をはじめとする身辺整理などの基礎的な日常生活訓練をすること一年余、次いで社会復帰病棟に移って、より自律的な生活習慣をつくるとともに、外勤作業や地域福祉センターへの外泊など、前章に示したプログラムに沿って社会生活訓練を続けた結果、ようやく退院にこぎつけたのが二年前のことであった。

しかし、彼女には保証人になってくれる家族もないため、本人の望む民間アパートは借りられず、たまたま区内にグループホームが開設されたのを機会にやっと退院できたのであった。もはや四〇歳代も半ばである。

多職種が医療チームでかかわっている入院中に、病棟の看護者（Ｎｓ.）・作業療法士（ＯＴＲ）・心理士（ＣＰ）・精神科ソーシャルワーカー（ＰＳＷ）らが、それぞれの受けもつプログラム場面でかかわったのはもちろんだが、退院前後からは保健婦だけでなく、グループホームの指導員や障害者職業センターのカウンセラー、作業所の指導員もかかわりをもっている。

入院中のケースカンファレンス（ＣＣ）に多職種が参加するのは当然のことだが、退院後も処遇変更の節目節目で病院スタッフと地域スタッフが集まり、よりよいサービスの方法を模索している。もちろん主治医である著者も参加している。

（二）病院から始まったネットワークづくり

図１は、前章に示したリハビリテーション・プログラムを多少論理的に整理するとともに、それぞれのプログラムにかかわる病院内の各職種や、連携すべき地域の社会資源のほうに重点を置いて、当時の病棟医野田文隆が作図したものである。

中心の患者を取り巻く内側の円が基本的なプログラム、その外側にあるのが具体的なプログラムである。医師、Ｎｓ.（ＣＰＮを含む）・ＯＴＲ・ＣＰ・ＰＳＷら病院内の各職種の役割と連携の実際については、筆者が監修した近著「コメディカルスタッフのための精神障害Ｑ＆Ａ（一九九五）」を参照していただくこととして説明を省略す

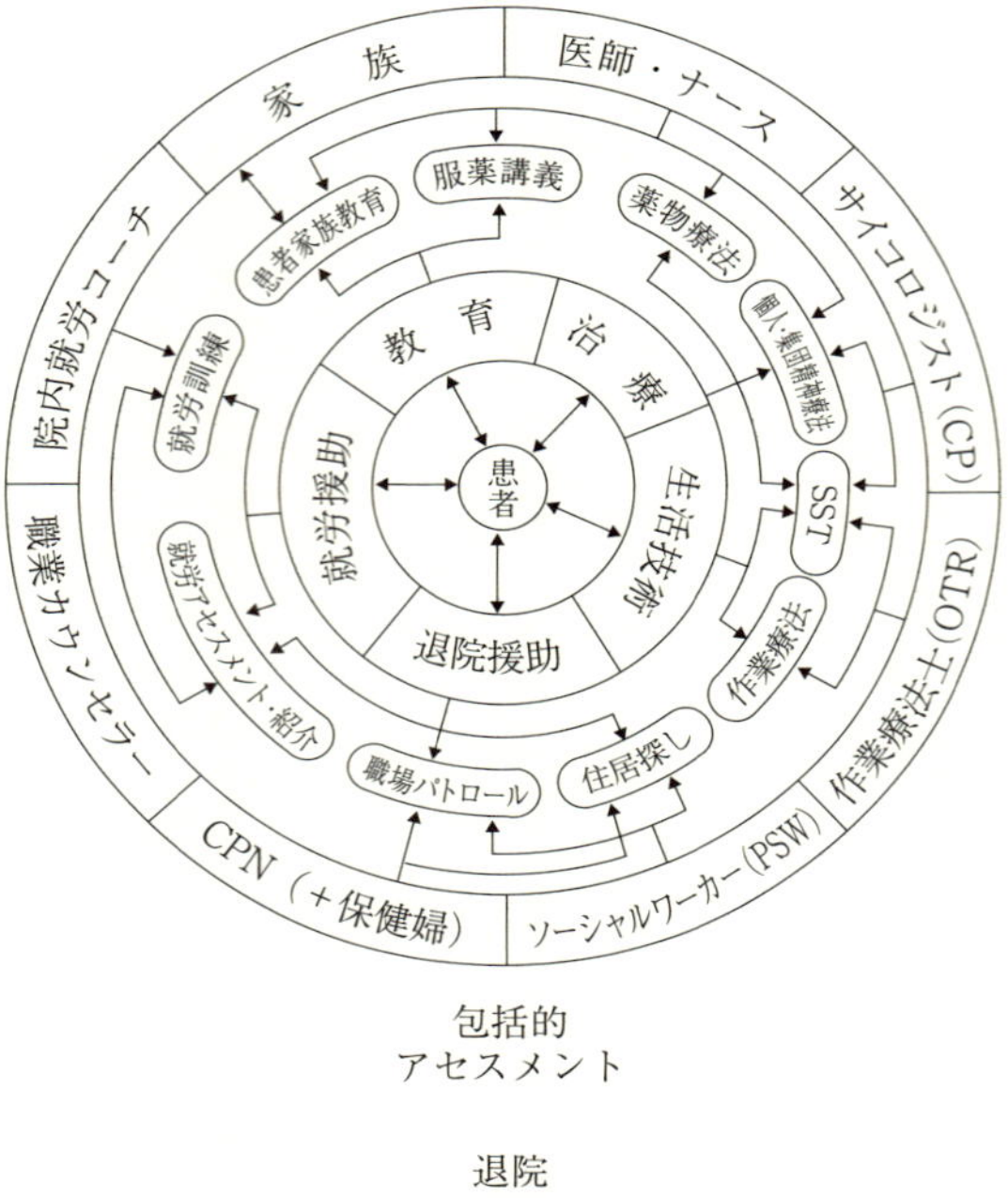

図１　MPRS 院内プログラム
（野田文隆・蜂矢英彦『地域精神医療の時代と病院の役割』こころの科学 37、p6-12、日本評論社、1991 より一部改変）

るが、これらの職種と並んで外側の円には、就労コーチのほか、保健婦、職業カウンセラーなど、本来病院職員ではない者まで書き込まれている。

就労コーチとは、援助つき雇用や過渡的雇用の際に本人に同伴するjob coachのことで、携わる職種はそのときどきによってさまざまである。職業カウンセラーと保健婦はそれぞれの公的地域機関のスタッフであって、院内のプログラム担当者に加えるのはおこがましいのだが、MPRSの開設当初、CCにも具体的なプログラムの推進にも、しばしば彼らの力が必要であったし、またこまめに参加してくれていたのである。

当然のことながら地域関係機関との連携は望んだからといって自然にできるものではない。MPRSを始めるに当たって、病棟医とCPNは城北地区を中心に、あらゆる関係機関を訪問して連携の足掛かりを作っていった。幸い当病院が所在する城北地区は保健所や作業所の活動がさかんな地域であって、著者とは十数年来交流があったから進展も早かった。

もし、これから改めてネットワークづくりを始めようとする場合には、いつも円滑にいくとは限らないから、具体的な事例を通じて関係をもつことが必要だろう。実際、中高年にさしかかった慢性患者の地域での単身生活を計画しようとするなら、医療機関だけの手に負えるものではないからである。

(三) 地域の中でのネットワークづくり

図2は、退院後に社会生活を始めた本人を取り巻いてつくられつつあるネットワークの一例を図示したものである。本人を援助する支持組織のスタッフの多くは、先に述べたように患者の入院中から顔見知りとなっている。医療の場ももちろん当院にある。しかし、彼らの生活時間・生活空間の中で医療の占める部分は、病状の安定につれて小さくなってくる。病院から地域診療所への転院も増えてくるだろう。

働く場としては、障害者職業センターを介して作られた職場のほかに、作業所やデイケアも含まれる。暮らしの場としてはアパートだけでなく援護寮、福祉ホームなどもありうるが、当地区の場合にはグループホームが二カ所あるだけである。生活支援まで含めれば、福祉事務所や保健所が長期にわたって重要な機関となるのはもちろんである。仲間づくりには退院患者クラブだけでなく、地域の自助グループが本人の社会的成長を促すはずである。

ネットワークが円滑に運営されるためには、誰が責任をもつかも問題となる。情報が拡散したままでは有効な援助が難しいからである。当院ではCPNと外来担当PSWがケースマネージャー(野中、一九九五)として連携の中心になることが多い。

MPRSはもともと病院内部に限定されたシステムではない。むしろ城北地区全体をカバーすべきものとして

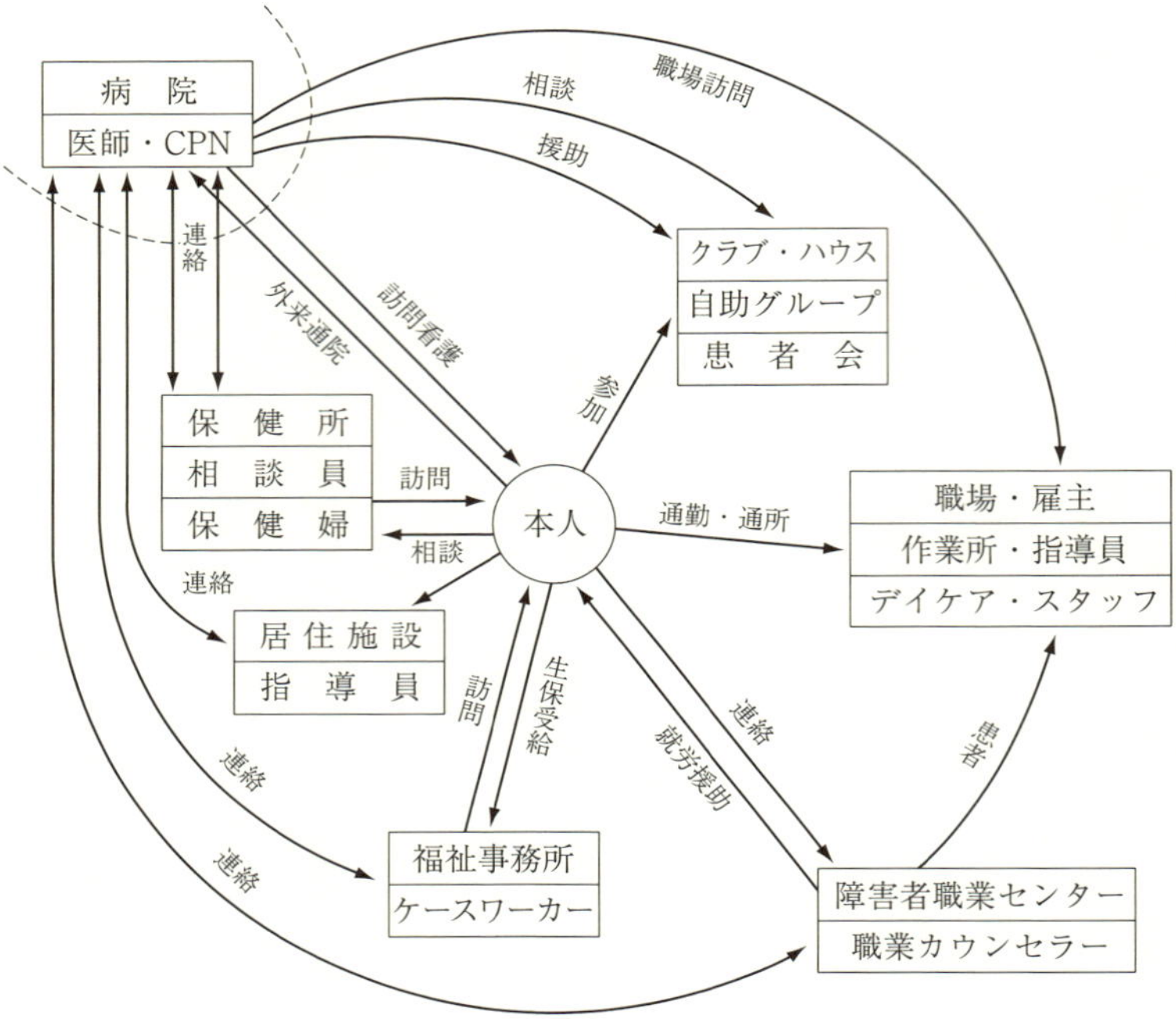

図 2　MPRS 院外プログラム

（野田文隆・蜂矢英彦『地域精神医療の時代と病院の役割』こころの科学 37、p6-12、日本評論社、1991 より 4 年後の現状に合わせて改変してある）

考案され、病院はその中で医療面に責任をもつという位置づけである。五年たった現在も地域の関連機関は協力的であり、本人を取り巻くネットワークも十分とはいえないが機能している。しかし、一民間病院にすぎない当院のサービスプログラム案が城北地区全体に公認されているわけではないし、医療の枠をこえたサービスを広げれば病院経営を圧迫する結果にもなる。危機介入や救急医療を考えるなら、やはり公的な財政補助が不可欠なのである。

「サポートシステムのネットワークづくり」というキャッチフレーズだけは何年も前から独り歩きしているが、現実には市区町村はもちろん都道府県や国にも施策は確立していない。東京都もモデル地域に多少の財政補助をしただけであるし、ネットワークの要と

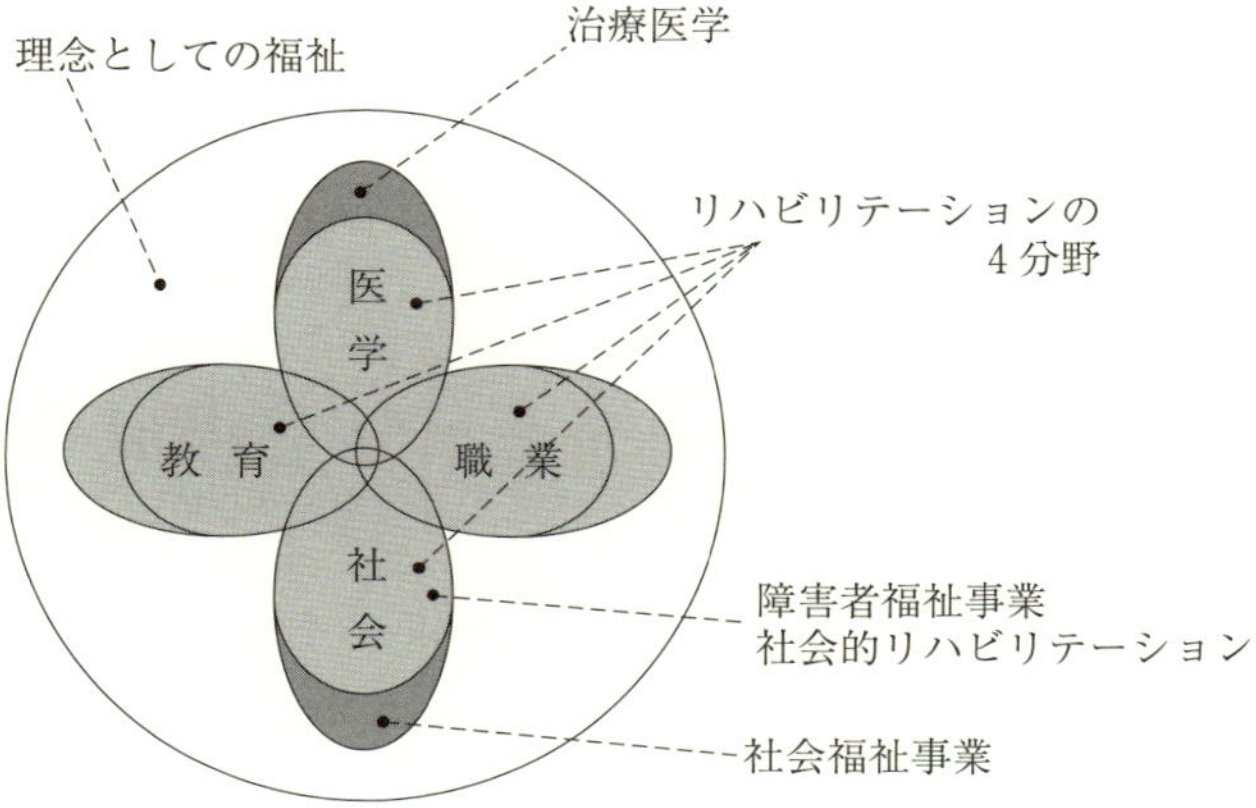

図の全体を包含する円は「理念としての福祉」を意味する。北欧諸国は福祉国家などという場合の福祉である。それに対して、図の下方に書かれた「福祉」は、医療や職業や教育などの分野と並立する社会福祉事業で、例えば、ばらまき福祉とか福祉見直しなどといわれる場合の極めて現実的な福祉対策ともいえるであろう。

現実的な社会福祉事業の推進は、理念としての福祉が国家レベルで確立していれば当然実現しやすいはずである。しかし、国家レベルで福祉理念の確立がされていなくても、個々の問題で政治・行政担当者の理解を得ることができれば（そしてまた、ときには彼らの都合によって）ある程度実現できる。消費税を福祉目的税にすることも、政策的にはありうるわけだが、その基礎は脆弱であって、理念が確立されないまま実現されても、いつ廃止されるかわからない、ということになる。

図3　医療と福祉の関係（蜂矢英彦『これからの精神科医療と福祉』精神科 MOOK26. p274-283、金原出版、1990）

された保健所も非力のままである。夜間の相談・援助ができないことも問題となろう。最近制度化された「生活支援センター」に期待がかけられている。

はじめに触れたように、欧米ではもはや病院ではなくて地域の心理・社会的なリハビリテーション・プログラムが主流となっている。I. D. Rutman（一九九四）によれば、アメリカではわが国で主流の目標設定モデルよりも、クラブハウス・モデルや集中的ケースマネージメント・モデルが指向されているという。NYファウンテンハウスに始まり、今や各州の補助金で全米に一五〇以上にまで広がっているクラブハウス・モデルは、わが国にはJHC板橋のサン・マリーナなど二カ所しかない。地域で暮らす障害者を支えるだけでなく、メンバーの自助活動や相互支援を推進するクラブハウス・モデルは、先の生活支援センター構想とともに、これからの地域サポートを大きく前進させることができるはずである。精神保健福祉法は、医療から福祉へと広がるこの種の政策展開に弾みをつけるものと考えたい。

おわりに

図3は、医療や医学的リハビリテーションと福祉との関係を、リハビリテーションの四分野との関係で整理したものである。すでに図の説明として一文が掲載されているので多くをつけ加える必要はなかろう。

厚生省当局が、医療費を削って福祉対策に回すといった小手先の予算配分を続ければ、理念としての福祉国家のイメージからは遠のくばかりではあるまいか。猛省を促したい。

文　献

伊藤哲寛「臨床家の錯覚―分裂病の全体論的疾病観とリハビリテーション」『精神科治療学』八巻一〇号、一一四七頁、一九九三

Shepherd G「一九九〇年代への精神科リハビリテーション」(Benett DH & Watts FN 編、福島裕監訳『精神科リハビリテーションの実際①』一-三九頁、岩崎学術出版社、一九九一

野田文隆・蜂矢英彦編『誰にでもできる精神科リハビリテーション』星和書店、一九九五

野中　猛「精神保健領域におけるケースマネジメント」蜂矢英彦編『精神分裂病のリハビリテーション』五〇-五九頁、ライフサイエンス、一九九五

蜂矢英彦『精神障害者の社会参加への援助』金剛出版、一九九一

蜂矢英彦監修、見浦康文・藤本最編『コメディカルスタッフのための精神障害Q&A』中央法規、一九九五

林宗義編『精神病院を拠点とするコミュニティケア』啓明出版、一九九一

Rutman ID「アメリカ合衆国における心理社会的リハビリテーションの動向」(Meyerson T & Fine T 編、日本精神神経学会社会復帰問題委員会・年金問題小委員会監訳『Psychiatric Disability』)一八一-二〇一頁、三輪書店、一九九四

三　精神医学とコメディカル――現状と展望

最新精神医学三巻二号（一九九八）

はじめに

一九九七年五月の国会で「精神保健福祉士法」として承認されるはずであった精神医学ソーシャル・ワーカー（以下ＰＳＷと省略）の国家資格は、関係者の期待をよそに継続審議となってしまった。幸い一二月の国会で承認されたが、一二項目に及ぶ附帯決議にみるように問題は多い。また同じく、承認をめざしていた臨床心理士（以下ＣＰ）のほうは、文部省など他省庁にわたるせいもあって関係団体の意見調整がしきれず、国会審議の場にのせることもできないでいる。発足の当初から国家資格を前提としていた作業療法士（以下ＯＴＲ）と違って、実際活動を始めて何年もたってから改めて資格化することは、それが当然のことであっても、ひどく難しいもののようである。

ところで一九七二年に設立された東京都立世田谷リハビリテーションセンター（以下世田谷ＲＣと省略）では、発足の時点から医師（以下Ｄｒ．）七名、看護職員（以下Ｎｓ．）一五名に対して、ＰＳＷ一一名、ＣＰ六名、ＯＴＲ六名、それに保健婦（以下ＰＨＮ）五名が配置されていた。中部総合精神保健福祉センター（以下中部ＣＭＨＣ）に発展した今日では、精神保健福祉領域での役割が加わりＰＳＷが増員されている。発足から二五年を経過した今日、筆者の勤務する民間病院精神科（現在六六三床）には、一九九七年八月一日現在、常勤Ｄｒ．一三名、Ｎｓ．三二三名（有資格二三七、看護助手七六）に対してＰＳＷ一七名、ＣＰ四名、ＯＴＲ一三名が配置されている。

このような環境の中で二五年間を過ごしてきた筆者は、当然のことながら常時コメディカルの存在を前提にして仕事を進めてきたわけで、いまさらその必要性を考えたこともない。しかし、東京都内を見渡しただけでもコメディカルが一名もいない民間精神病院が一五カ所もあるし、一～二名しかいない所が三分の一にも及ぶ。ＰＳＷに関してはすでに大谷藤郎（一九九七）や谷野亮爾（一九九七）らの明快な論考があるが、あるべき精神保健医療・福祉をめざすためには、コメディカルが必須であることを、筆者なりにあらためて主張しておかなければなるまい。

一九七二年の世田谷ＲＣ開設以来二五年間に、筆者は精神障害者リハビリテーション（以下リハと省略）を中心に精神保健医療・福祉全般について多くの発言をしてきたが、その内容を振り返ってみると、殆どは現場職員との討論の中から生まれたものばかりである。一九八五年の中部ＣＭＨＣ開設以後は、地域精神保健領域で活躍するコメディカルとの交流が本格的となったし、一九八七年八月に民間精神科病院に転じてからは、病院現場に働くコメディカルとの交流が加わった。筆者のこの二五年間の仕事は、いわば旧来の精神科医の枠をこえて、コメディカルや近接領域（身体障害者リハや職業リハ関係を含む）のスタッフと共通の言語で討論し、共通の認識をもつ経験の連続であったとも言えようか。以下、交流の流れに沿って現状を眺めてみよう。

一　現状

（一）リハビリテーションの領域で

新設のリハ専門施設に採用されたコメディカルの主任技術員たちが新しい仕事に期待をよせた理由のひとつは、現場各部門の責任者が医師ではなくてコメディカルとされ、「チームリーダーも実力次第」とした施設運営方針にあった。積極的な姿勢と恵まれた資質により、彼らは開設数年のうちに各職種の枠をこえて広く意見を発表している（宮崎ら、一九七七：見浦、一九七九：鈴木、一九七六）。病院精神医学の経験しかもたない筆者らも、病院リハをこえる方向をめざしていたと言ってよい。

残念ながら、当時の技術レベルからいって目指す方向が簡単に実現できるはずはなく、PSW、CP、OTR、PHN、Ns.、Dr.という多職種を抱えたチームには、いくつもの問題が起こったのだが、幸いにも職場の結束を弱めるものではなかった。岡上和雄（一九九六）が本誌の創刊号に述べているように、さまざまな困難があったこの時期、彼らは、世間の嵐から職場を守り、新たな地平を開拓するという点では筆者の同志でもあったからである。

チーム医療場面での問題としては、まず、若いコメディカルが訴えたアイデンティティーの危機があげられる。学生時代に受けてきた教育は、今の仕事の中でどのように生かせるのか、他の職種とどのように協調したらよいのか、などである。スタッフ各人が職種を問わずメンバーを個人担当し、その人のあらゆる問題に対処するわけだから、チームとしてカンファレンスなどでカバーするとはいっても、未経験者にとってはたいへんな負担であったろう。悩みが少なかったのは、専門職種としての関与が中心となる病室部門のNs.と就労援助部門のPSWだけであったと言ってもよい。もっとも当時悩んでいた連中が、二五年後の今日では全国各地のリハ施設で問題なく活躍している。

当時のコメディカルたちは「世田谷RCではCPとかPSWとかOTRといった職種である前に、まず『リハビリテーション・カウンセラー』であるべきだという共通認識が問われている」と受け止めていたのである。実際、病室部門のNs.たちはPSWを講師に招いて法制度に関する学習をしていたし、コメディカルのほうは薬物や服薬指導、病状変化への対応などをDr.やNs.から学んでいた。共通言語の模索である。

開設当初は生活技能の比較的高い利用者が選ばれてきており、就労自立を目標に掲げても成功率はかなり高かった。しかしやがて再発例や能力障害による挫折例がふえるとともに、若いコメディカルの間に徒労感や挫折感を抱く者がでてきた。経験に乏しいコメディカルにはリハの成果に幻想を抱いていた者が少なくなかったのだが、利用者には挫折感による自殺や自殺未遂も少なくなかったのである。現実を検討し直す中から、就労自立の押しつけではなく、利用者各人の能力に見合った現実的な目標の設定へと方向の転換が計られたのだが、この方向転換が全職種による討議の中から生まれたことは強調しておいてよいだろう。緊張を強いられていた利用者が、方向転換とともに目に見えてリラックスしていったのも印象的であった。

この間、筆者らＤｒ．も学ぶところが多かった。他に向かっては「リハはプラスの医学」などと説明しながら、実際には標的症状を治療目標にしがちなＤｒ．に対して、ＯＴＲは作業分析の特技を生かして適切な作業療法を実施し、さらには残存能力や能力障害の正確な評価、現実的な目標の設定などにも役立てていた。大病院における大集団の作業療法場面では学べなかったことである。また、自らの動揺は棚に上げて常に定点観測ができるかのように、客観的症状の記載だけでカルテを埋めがちなＤｒ．に対して、ＣＰが対応の中での自己の内面的な変化までを記載している相談録に、精神療法の素養に欠けた筆者らは新鮮な刺激を受けたものである。

病歴も入院期間も長く、繰り返す再発によって生活能力の低下した利用者が多くなってからは、われわれは能力障害の改善と並行して、精神障害領域に特有のハンディキャップの解消に努めなければならず四苦八苦を強いられた。生活保護と障害年金を除くと、精神障害者への福祉的施策があまりにも貧困だったからである。ＷＨＯによる国際障害分類が紹介されたのは、まさにこのような時期のことであった。

まずＰＳＷである見浦康文（一九八一）により生活障害の概念が提起されたのが一九八一年七月、続いて同年一二月に筆者の「精神障害論試論」（一九八一）が発表された。ＲＣのＤｒ．は全員が「生活面」に着目する立場をとっており、生活上の課題解決をリハの目標としていたが、障害概念の検討によってハンデイキャップ解消への道は一歩明確になった。何よりもまず第一に「疾患と障害の併存」が公認され、医学的治療と並行して福祉的対応を実施できる理論的基盤ができたこと、第二に医学的リハから職業・社会リハへと続くトータル・リハへの方向が明確にされたことが挙げられるであろう。

障害構造論を通じてコメディカルとＤｒ．の間に共通の認識ができたわけで、やがてＯＴＲ、ＣＰ、Ｎｓ．の間でも検討が始められることになったが、その皮切りにまず東京ＰＳＷ研究会（日本ＰＳＷ協会東京都支部の前身）が講習会を開いて討論の場を作った。ここから筆者とＰＳＷとの連携が強まると同時に、精神医学とコメディカルの学際的研究の緒も作られたわけである。また障害論を背景にしてＰＳＷの活躍の場も拡大していった。医療の枠内の仕事にあきたらず、病院から飛び出して地域で作業所を始めるＰＳＷが何人もでてきたのである。その後法人化されたＪＨＣ板橋の寺谷隆子、小平市でクラブハウスはばたきを発足させた小林紀子、豊島区の豊芯会・ハートランドの上野容子らの推進者は、東京ＰＳＷ研究会の中心的な会員であった。誤解を避けるために強調しておきたいが、彼らが病院を飛び出したのは医療を否定したからではない。社会リハビリテーションの実践に活躍するＰＳＷは一様に「より良質の医療」を望んでおり、スタッフにＮｓ．を採用したり、精神科病院や診療所との間に密接な連携を計ったりしているのである。

（二）　地域精神保健の領域で

世田谷ＲＣとＭＨＣの統合による中部ＣＭＨＣの実現は、東京都地方精神保健審議会の答申によるものだが、下敷きは、審議会の前年に行政側が主催した検討会で作られている。そこで将来の方向づけに役割を担ったのは精神保健課長（Ｄｒ．）を含む行政側とＲＣおよびＭＨＣの現場で働くベテランのＰＳＷであった。表舞台に立つ機会の少ない彼ら、林幸男、見浦らの功績は大きい。

本来、デイケア、作業訓練、生活訓練を主とする通過施設として出発したはずの世田谷ＲＣは、十数年を経過するうちにアフターケアを必要とする対象者の激増によって施設としての限界に達していたから、あらためて地域精神保健機能に解決の手段を求めたわけで、総合化によって従来ＭＨＣが担ってきた地域サポートシステムのネットワークづくりも視野に入れることになった。開設準備の段階では前記の中堅幹部の他に建設的討論を推進した労働組合幹部のＮｓ．、ＣＰらの積極的姿勢についても記しておきたい。すでに軌道にのりつつあったＲＣと保健所の精神保健福祉相談員（以下相談員）やＰＨＮとの交流も、本格的なものとなった。

保健所・ＭＨＣ体制は一九六五年の精神衛生法改正以来二〇年をへており、すでに確立されていなければならないところだったが、都ではＭＨＣはＢ級に止どまり、保健所相談員には認定講習を受けたＰＨＮが充てられていて、専任のＰＳＷ・ＣＰは配置されていなかった。隣接する神奈川県や先発の大阪府など他府県の相談員との交流が深まるにつれて、危機感を抱いた筆者らは、①地区担当のＰＨＮには、他の業務の中で精神保健の対象となる事例を発見し易く、発見された事例にかかわり易いといった利点がある一方、管内全域を展望して、コミュニティワークを推進することは立場上困難だし、教育的背景からいっても、常に得手というわけにもいかない。②地区を担当しない相談員は、個別のケースワークだけでなく、意識的にコミュニティワークの役割をとることができる。それに③ＰＨＮには女性しかいないので、男性のＰＳＷ・ＣＰの相談員を採用することによってサービスに厚みをもてる、といった理由をかかげて何度も行政側に要請したのだが、二三区の一部を除いて、東京都では今なお実現していない。

(三) 病院精神医療の領域で

筆者の勤務する民間病院精神科では、一七名のＰＳＷは職種としてまとまった執務室をもつと同時に、日常業務のうえでは全病棟、外来、デイケア、訪問ケア・ステーションに配置されている。一三名のＯＴＲの執務室はＯＴ

センターとDCセンターに分かれているが、OTセンターのOTRは合併症病棟を除く全病棟と外来を個別に担当している。かつては病棟の治療・看護活動とほとんど無関係に、一任された専門的業務の消化だけに努めていたわけだが、今日ではOTRもPSWも病棟や外来のスタッフミーティングやケースカンファレンス（以下CC）に日常的に参加している。四名のCPは心理検査、SST、個別の心理療法を主業務としているが、社会復帰関係病棟のCCには参加することが多い。

このような配置状況を踏まえて、病棟勤務Ns.側もチーム医療の何たるかを理解し、コメディカルの役割を十分に生かすべく協力している。病院なのでチーム・リーダーはDr.であるが、コーディネーターの役割をとれるNs.も育っている。もっとも、最初からこのようなチーム・ワークがあったわけではない。

一〇年以上前のこと、当院では看護基準確保のためにPSWを看護助手として病棟に配属し、実際に補助者の仕事を指示したりしたという。そのためにPSWは看護部に被害意識をもつに至った。こんな経過を知らない筆者は、八年ほど前にPSWの病棟配置を指示し、PSW諸君の激しい抵抗に遭って驚かされたものであった。当時の病院管理者や総婦長の見識が問われるところである。その頃に病院運営の実権を握っていた幹部職員のほとんどが転出してしまい、コメディカルはもちろんDr.にも筆者より古手が殆どいなくなった現在では、コメディカルは何の抵抗もなく病棟に出入りし、チームに溶けこんでいる。さらには、毎年自らの業務を点検し、PSW全体としてだけでなく、個人別に次年度の目標を立て、院内に公表する形で責任の所在を明らかにしている。

なお、当院の位置する板橋区内では、保健所相談員（CP）、PHN、二つの病院のコメディカル（Ns.も含む）、作業所職員らを中心に「板橋地域精神保健リハ委員会」を組織し、活動を始めて五年になる。最近では筆者（会長）や寺谷（副会長）はなかなか出席できないが、現場スタッフによる活動は続けられており、行政側も多少の支援を始めている。

ところで民間病院では経営を抜きにしては何事も語れない。幸いOTRが担当する作業療法とデイケアについては、遅まきながら診療報酬の引き上げが行われ、経営的にもプラスになっている。CPの業務も点数は低いながら一応診療報酬が算定されている。ところがPSWの担当する業務では、デイケアや訪問ケアはともかくとして、病棟や外来で行われている基本的な業務には何の診療報酬も考えられていない。リハ場面における地域社会資源との連携など、時間と労力以上の支出を必要とする業務では、受益者負担の建前から実費の徴収をしてはいるが、われわれの対象者の多くは生活保護受給者であったりするので、高額の自己負担などは望めない。油断すれば忽ち人件費率は七〇％に近づいてしまう。

当院の一五〇％をこえる回転率は、社会復帰関係病棟の活動だけでなく、痴呆老人病棟や急性期治療を受け持つ新入院治療病棟での努力にもかかっており、実際、病棟に配置されたPSWの活動に負うところが大きい。PSWが経営上マイナスになるからといって人員を減らせば、回転率の低下、ひいては医療水準の低下をきたしかねないのである。

二　展望

精神保健医療・福祉の領域で活動している各職種の人員の現況については、それぞれの職種の執筆者から語られるであろうが、現在、精神保健領域で働いているコメディカルの数について、筆者の手もとの資料で一覧すると、OTRが約一五〇〇名、CPが約一三〇〇名、PSWが約二六〇〇名となっている。この職員数の意味するところを検討しておきたい。

表1は東京都内の民間精神科病院における病床回転率とコメディカル数との相関関係をみるために、『東京精神

表１ 病床回転率とコメディカル数との相関関係

	病院名（期末患者数）		全患者回転率	分裂病回転率	患者数 / Co-medical	ＰＳＷ数	常勤の医師数	患者数 / 医師
（A）	A病院	（449）	229.5	120.1	28.1	11	13	34.5
	B病院	（664）	169.8	91.7	20.8	12	22	30.2
	C病院	（717）	163.5	111.6	39.8	9	17	42.2
（B）	X病院	（257）	47.9	33.0	85.7	2	2	128.5
	Y病院	（325）	34.0	30.1	162.5	1	7	56.4
	Z病院	（469）	28.3	19.6	117.3	3	8	58.6
（C）	v病院	（184）	28.8	22.7	184.0	0	1	184.0
	w病院	（122）	27.9	22.0	−	0	2	61.0
	x病院	（243）	22.8	15.2	24.30	1	4	60.8
	y病院	（143）	22.7	16.1	−	0	3	47.7
	z病院	（137）	22.6	8.0	−	0	2	68.5

（東京都地域精神医療業務研究会編：東京精神病院事情（第３版）より作成）

病院事情（第三版）』（一九九七）から必要な数字を拾って作成したものである。ベスト三およびワースト三の対象病院としては、期末患者数のうち統合失調症者数が二〇〇名をこえる病院に限定した。やや規模の小さな病院の中には回転率のすぐれた所が幾つかあるが、生活保護患者を除外したり特定疾患の患者を選択している病院では条件が違いすぎるので、対象から外した。回転率には、病院の立地条件、常勤医・看護者数なども大きく影響するし、数字だけから医療内容までうかがうことは困難だが、ここではふれない。

ベスト三の病院群（A）とワースト三の病院群（B）とを比較すれば、コメディカル数と回転率との相関関係は明白である。家族に恵まれた患者ばかりを扱えるならともかく、生活上に問題をかかえた患者が多ければ、処遇上の工夫が必要となる。さまざまな法制度を駆使して退院を促進する面倒な仕事を、Dr.やNs.が治療・看護の片手間にやれるはずがないのである。実は統合失調症者が二〇〇名未満の病院の中にはB群よりもさらに回転率が低く、病院の態をなしていない病院もあり、あまりにも目立つのでC群としてまとめておいたが、ここにはコメディカルは殆ど配置されていない。長期在院患者を主対象とみれば、ＰＳＷ効果は篠崎障害保健福祉部長の説明する通りであろう（篠崎、一九九七）。

しかしコメディカルが必要とされるのは統合失調症だけではないし、慢性長期在院者のリハ場面だけではない。老人性痴呆疾患であれ、アルコール依存症であれ、その処遇にコメディカルは欠くことができない職種であることは、説明するまでもなかろう。中久喜雅文（一九九六）によればアメリカの私立病院では救急医療にもコメディカルが（Ns.も含めて）活躍しており、ライセンスをもつコメディカルには強制入院の権限も与えられているという。わが国では、コメディカルの活動場面が限られているうえ、絶対数も明らかに不足しており、この事実を説明するに足る検討も行われている。

例えばOTR協会では一九九五年に『精神障害領域作業療法士配置の促進』（山根ら、一九九五）検討プロジェクトを組み、OTRの必要数を試算している。その結論だけを借りるならば、精神科医療が現状のままであったとしても、OTR は現在の三～四倍は必要であり、社会的入院患者の社会復帰が促進されるならば四～五・五 倍は必要となる、としている。これはひとりOTRに限るものではなかろう。

また全国精神保健相談員会では、一九九六年度の厚生科学研究『在宅未受診精神障害者の受診援助に関する研究（分担研究者 天野宗和）』（一九九七）で、保健所における専任相談員の配置数による状況の変化を報告している。結果の要点から拾うと、

①専任相談員を無配置か一人配置の保健所より、複数配置の保健所の方が受診援助入院、通院、把握率など多くの項目で有意差があった。

②保健婦だけの保健所とPSW・CPがいる保健所を比較したところ、入院、通院、把握率ともに大きな有意差があった。

筆者にとって納得のいくこの結果は「心の病相談員――保健所の六割『不在』」という見出しで朝日新聞（一九九七年六月二日）に報じられている。そもそも専任相談員の必要性を論ずるためならば、先にも指摘したように「在宅

未受診精神障害者の受診援助」だけをテーマに選んだのでは不足で、筆者はこの点には不満を感じているが、それはさておき、相談員会の研究報告に対して日本看護協会から抗議の申し入れがあったと聞いている。

さきにPSWの国家資格化に際しても、日本看護協会側にはその実現を阻止するかのような動きがあったが、本来、チーム医療の仲間であるべき相手に対する理性的な態度とはいい難い。また四四万人の会員を擁し、国会議員まで擁立できるような大組織が、協会員わずか一六一二名のPSW協会や、たった六〇〇名足らずの相談員会の主張や研究結果にいちいち横槍をいれるなど、誠におとなげない話である。一九九七年の今日、コメディカル問題は社会的入院の解消と精神保健医療の質の向上に焦点を絞っている。日本看護協会は、ご自分の団体の既得権益の擁護にではなくて、依然として社会的入院を強いられている精神科病院長期入院患者の厳しい現状に目を向けて、あらためて真剣に考えて戴きたいものである。何しろこれまでDr．とNs．だけでは解決することができなかった問題なのだから。

おわりに

以上、いささか個人的経験に偏った嫌いはあるが、筆者の医療現場におけるコメディカルとの交流の経験から現状と展望を述べた。振り返ってみるに、わが国の精神保健医療の領域で、コメディカルの活用がこれほどにまで遅れをとった理由としては、第一に、三〇数年前に精神保健行政を担当していた大谷ら（一九九七）が努力したにもかかわらず、理解を示そうとしなかった厚生省当局の怠慢があげられる。一九六五年の精神衛生法改正によって保健所への相談員配置を決めながら、相談員の資格化に手をつけなかったばかりか、足並みの揃わない全国各都道府県への指導も怠ってきた。もちろん自治体側にも問題はあるが、国としての罪は小さくない。

第二に、精神科医、とくに精神科病院管理者レベルの少なからぬ医師が現状維持でよしとしてきた不明と怠慢をあげなければならない。一九六五年の精神衛生法改正以来、沈滞しがちな病院精神医療の改革に手をこまねいてきた怠慢があげられるが、一九八七年の精神保健法改正以後も旧態依然としていて、新しい流れに乗ろうともしない病院が少なくないことは、先の表に見るとおりである。管理者レベルの精神科医は、世界の潮流に目を開き、もっとコメディカルの力量を評価し、信頼すべきではなかったろうか。

もっとも、診療報酬に頼らざるをえない民間精神病院に、医療上必要だからという理由だけで経済的負担を強いるわけにはいかない。ＰＳＷに関しては「施設基準には入らなくても、診療報酬での評価は実績に応じて必ずついてくる」という篠崎部長の発言に期待したいところである。

文　献

大谷藤郎「正論「精神保健福祉士」の実現を」『サンケイ新聞（オピニオン欄）』一九九七年五月三一日
岡上和雄「川崎市社会復帰医療センターの開設」（特集「精神障害と福祉」社会療法の視座から）『最新精神医学』一巻、七七－八三頁、一九九六
篠崎英夫「精神保健福祉士の国家資格化について（談話）」（特集　いま精神病院は何をなすべきか）『医療』一三巻、四三頁、一九九七
鈴木伸治「臨床心理士の主張―社会復帰医療施設での経験から」（特集　精神科チーム医療）『臨床精神医学』五巻、一四〇一－一四〇四頁、一九七六
精神保健相談員会（分担研究者　天野宗和）「在宅未受診精神障害者の受診援助に関する研究」『一九九六年度厚生科学研究』一九九七
谷野亮爾「ＰＳＷの資格化をめぐって―精神保健の明日を拓く」（特集　いま精神病院は何をなすべきか）『医療』一三巻、四〇－四二頁、一九九七
東京都地域精神医療業務研究会（代表　藤沢敏雄）編『東京精神病院事情』（一九九三→一九九五　第三版）一九九七

中久喜雅文「再発と急性危機介入」『日本精神科病院協会雑誌』一五巻、一六－二〇頁、一九九六
南雲与志郎・蜂矢英彦「世田谷リハビリテーションセンターの歩み」『リハビリテーション医学』一一巻、一九九－二〇三頁、一九七四
蜂矢英彦「精神障害論試論―精神科リハビリテーションの現場からの一提言―」『臨床精神医学』一〇巻、一六五三－一六六一頁、一九八一
蜂矢英彦「東京都立中部総合精神衛生センターの目指すもの」『臨床精神医学』一五巻、一三一九－一三二八頁、一九八七
見浦康文「ソーシャル・ワーカーの役割」佐藤壹三編「精神障害者と施設―その役割」四五－六一頁、『社会精神医学の実際二』医学書院、一九七九
見浦康文「精神障害者リハビリテーション―ソーシャルワーカーの経験から」『ソーシャル・ワーク研究』七巻、二五六－二六〇頁、一九八一
宮崎和子・有働信昭・蜂矢英彦「世田谷リハビリテーションセンターのデイケア」加藤正明・石原幸夫編『精神科デイケア』医学書院、一九七七
山根寛・長谷川元・比留間ちづ子ほか「精神障害領域作業療法士配置促進について」『作業療法』一四巻、四五一－四五四頁、一九九五

四　精神障害者のＱＯＬとリハビリテーション

筑波大学公開講座（一九九四）

はじめに

一九九四年一〇月二九日（土）に文京区立教育文化センターで開催された筑波大学公開講座・シンポジウムのテーマに、標題の「障害者のＱＯＬとリハビリテーション」が選ばれた。当日シンポジストとして登場したのは長年にわたって進行性筋萎縮側索硬化症の患者を見守り続けてきた保健婦（現在は教職にある）、慢性関節リウマチのために膝に人工関節を入れながら活躍している身体障害者（現在はリウマチ友の会の会長）、それに精神障害領域から筆者の三人。参会者は一〇〇人を越え、主催者側によれば最近の公開講座では最高の入りであったと言う。

三人目の筆者は精神障害者のＱＯＬとリハビリテーションについて三つの話題を提供した。第一は、精神障害者の処遇に関連する三つの法律改正と、改正の結果としての現状について。第二は、精神障害者リハビリテーションのこれまでの三〇年の歴史と、現在われわれが抱えている問題について。そして第三に、当日のメイン・テーマである精神障害者のＱＯＬとは何か、そして今、何が必要とされているかについて、である。以下、その概略について報告しておく。

一　精神障害者の処遇に関連する法律の改正とその結果

ここ数年の間に、精神障害者の処遇に関連する法律が幾つか改正された。まず七年前の一九八七年には身体障害者雇用促進法が「障害者の雇用の促進に関する法律」に改正された。同年に医療や保健に関係する精神衛生法が改正され、翌一九八八年に「精神保健法」が施行された。そして一九九三年には心身障害者対策基本法が、すべての障害者を対象とする「障害者基本法」となった。三つとも精神障害者の処遇に関してプラスの改正であった。

「精神保健法」の改正は、入院患者を中心とする精神障害者の人権擁護と、長期入院患者の社会復帰促進を二本柱とするものだが、注目すべき条文として法の第二条の二「国民は、精神的健康の保持及び増進に努めるとともに、精神障害者に対する理解を深め、及び精神障害者等がその障害を克服し、社会復帰しようとする努力に対し協力するように努めなければならない」という条文を挙げておきたい。

「障害者の雇用の促進に関する法律」では、従来、同じ障害者でありながら精神遅滞とともに対象から外されていた精神障害者をはっきりと対象に加えたという点に着目される。もちろん身体障害者の雇用対策が進むにつれて、法律には定められていなくても、二五年前から活動を始めていた地域障害者職業センターなどでは、精神的な障害者の就労相談や就労援助に力を貸してくれていたが、職安のなかには、精神障害者は対象外として冷たくあしらうような所もあったのである。法律が改正されてからは、一部の職安ではあるが精神障害者のための相談員が配置されるようになり、対応も変化している。

これらの法律改正の背景には「精神障害者は医療を必要とする病者でもあるが、同時に社会生活遂行上に困難・不自由をもち、不利益をこうむっている障害者でもある」という認識が行政レベルにも定着したからだと言えよう。

これには、一九八一年からの国際障害者年の一〇年が大きく役立っている。

「障害者基本法」の改正もこの延長線上にあるものである。今から一四年前、身体障害者福祉法の改正が審議された参議院の社会労働委員会で、「障害の種別によって福祉対策に大きな違いがあり、精神障害者に福祉対策がないのは何故か。また精神障害者は心身障害者対策基本法の対象になるのか、ならないのか」といった質問がされたが、それに対する厚生省の答えは極めてあいまいなものであって、結論的にいえば、病気が固定してしまって、もはや治療を受けていない精神障害者は対象になるが、現在治療を受けている精神障害者は対象にならない、と言うものであった。精神障害者の大部分は外来患者として服薬を継続しつつ困難な社会生活を送っているのである。従来の厚生行政では、障害は廃疾と同義語とされていたからやむをえないが、今日では症状が固定していなくても、また治療を受けていても、日常生活遂行上に困難・不自由があり不利益をこうむっていれば障害と認めるという考え方が国際的通念として定着しているのである。

幸い障害者基本法が成立してから精神障害者福祉はあきらかに進展しつつある。厚生省の精神保健関係予算案でも、「精神保健法」を「精神保健福祉法」と読みかえてでも、福祉対策に予算をつけようという姿勢がみられるし、次の法改正の際には、「精神保健及び福祉に関する法律」と改められる可能性もある。もっとも、公衆衛生審議会の意見書を後ろ盾に、福祉対策の財源を医療のために支払われてきた保険料に求めようとしているのは問題だと思うが、福祉対策の前進そのものは歓迎すべきことと言ってよいであろう。

二　リハビリテーション活動の実際

わが国の精神科領域で、リハビリテーションという用語が初めて使われたのは、一九三二年の斎藤玉男（当時、東京府立松沢病院）の論文であった。しかし、一九三一年に今日の援護寮などに当たる院外療護施設を主張した長山泰政（当時、大阪府立中宮病院）も、社会看護婦による訪問指導にまで言及した斎藤も、そしてまた松沢病院で作業療法を実践した加藤普佐次郎も、当時の学会からは全く軽視されたまま推移し、見るべき成果もなく終戦を迎えることとなった。

戦中・戦後の混乱の中で沈滞を余儀なくされた作業療法やレクリエーション活動が再開され、開放的環境づくりと並行して積極的に推進されるようになったのは一九五二〜五三年ころからである。菅修（神奈川県立芹香院）、前田忠重（群馬県厩橋病院）らによって守られてきたこれらの活動は、薬物療法の普及した一九六〇年代になって急速に花を開いたが、以来四〇年間の推移を、活動の場を中心にふりかえってみると、それは、精神病院から社会復帰医療専門施設へさらには地域社会へと展開されていったことがわかる。

一九六〇年代には作業療法やレクリエーションなどの院内リハビリテーション活動の場が院外にまで広げられ、外勤作業療法、外勤患者を集めた社会復帰病棟におけるナイトホスピタル、病院外のハーフウエイハウスにおけるナイトケア、病院付設のデイホスピタルや独立のデイケアなどとなって発展した。これらの活動を総合的に推進する目的で、一九七〇年代には公的な社会復帰医療専門施設が設立され、その実践の中から、一定のマン・パワーと地域活動の予算的裏付けがあり、密度の濃い働きかけがされるならば、結果は生み出せることが立証された。しかし、比較的規模の大きいこれらの公的施設は大都市にしか設立できず、しかも経費がかかりすぎるという理由で全国的には発展しなかった。その間、作業療法やデイケアの診療報酬が点数化されたとはいえ、その点数は低く、運営費を診療報酬に頼るしかない民間精神病院の活動は停滞してしまったのである。

しかし、一九八〇年代にかけて保健所や精神保健センターの訪問指導やデイケア、家族会や民間団体の手になる作業所などを中心とする民間レベルの地域活動も盛んとなり、精神障害者の暮らしを地域で支えるネットワークづくりが手がけられるようになった。また前節でも述べたように、国際障害者年を契機として精神障害領域における「障害概念」が確立され、精神保健法改正にも反映され、法に基づく社会復帰施設が設立されることになったのである。

残念ながら厚生省の精神科リハビリテーション関係予算は小額にとどまり、社会復帰施設の設置も予想したほどには進んでいないが、最近リハビリテーション活動の診療報酬が見直されたことによって、民間精神病院レベルの活動が盛んになってきた。例えば、一九七四年に三〇点から始まり、長年一〇〇点どまりであった作業療法は二二〇点に、六〇点から始まったデイケアに至っては、今や六六〇点となったし、新たにナイトケアも点数化されている。長期入院患者を抱え込んで薬漬けにしておけば経営は安泰であり、社会復帰活動に積極的になればなるほど経営が圧迫される、といった従来の医療費体系の矛盾に苦しまされてきた良心的な民間精神病院も、今日では経営上の負担を感ずることなしに活発に活動できるようになってきている。ますます発展しつつある地域活動と相まって、今後のリハビリテーション活動には期待がもてる。

三　QOLについて考える

身体障害者などのリハビリテーションの歴史をふりかえってみれば明らかなように、われわれ援助者が目標にしたのはまずADL（Activities of Daily Living：日常生活動作）の向上であった。精神科領域では、薬物療法の導入と生活指導の普及以来、ADLレベルの訓練が必要な入院患者は減少している。しかし地域社会の中で日常生活を送るために必要とされる生活技術については、これに欠ける者が多く、そこにSST（Social Skills Training：社会生活技能訓練）の必要も生まれてくる。かつて臺弘先生が言ったように、精神科リハビリテーション活動の現場では、掃除・洗濯から身辺整理や炊事、あるいは季節による更衣など、ADLよりも一段上のWDL（Way of Daily Living）の向上が欠かせないのである。

この二〇年、われわれはこのような考え方に基づいて活動してきたのだが、この間に筆者も、身体障害者のIL運動ほどはっきりした形ではないにしても、援助を手掛けてきた対象者の中から手厳しい批判を受けたことがある。一例を報告しよう。

一九八五年九月中旬のこと、H市中央図書館のギャラリーでI画伯（？）の個展が開かれた。絵は油絵や水彩画よりもフェルトペンやサインペンを駆使した変わり種が多く、観客の興味をひいたらしい。無名の画家の生まれてはじめての個展は、一美術商の肩入れと友人たちの協力で実現したのだという。もっとも、こんなことは世間のどこかで日常的に起こっていることで、格別のことではないかもしれない。けれども、長年苦労してI氏にかかわってきたK病院の職員諸氏にとっては、ある種の感慨を禁じえなかったことだろう。それにもまして、八年前に僅か半年だが社会復帰への援助を行い、見事（？）無断退去されてしまった私たち社会復帰医療専門施設の職員にとっては、少々おおげさに言うなら、個展の開催は衝撃的な事件とさえ言えるものであった。

社会復帰医療専門施設を利用した一九七七年の頃、すでに中年を過ぎていたI氏は、繰り返す社会生活の失敗のために実兄から愛想をつかされており、それこそ、社会復帰への最後の望みをかけられた形で施設に送りこまれてきた「いわくつきの患者さん」であった、親病院で何年かの外勤作業を経験したうえで入所してきたI氏ではあったが、就労自立への動機づけは弱く、身だしなみもまた甚だ芳しくなかった。K病院からの紹介に、好きなように絵を描かせておいたら働かなくなるので要注意、とあったから、私たちは、持参した自筆の水彩画の数点を壁に展示して眺めるにとどめさせ、平日には絵筆をとることを禁じたものであった。社会的自立のためには遊んではいられぬはず、というのがこちら側の論理だったのである。

しかし、日中は清掃会社に勤め、稼ぎの大部分は貯金させられて、絵を描くこともままならないといった施設での生活は、Ｉ氏にとっては耐えがたいものだったに違いない。暮れに近い師走のある日、四カ月の間に稼ぎためた有り金をすべて懐にして、彼は蒸発してしまった。年が明けた一月の末、どこでどう暮らしたのか一文無しになったＩ氏は、結局長年住み慣れたＫ病院に帰るしかなく、この日から六回目の入院生活に戻ることになった。個展の開催は、それから七年半後のことなのである。

Ｋ病院では、その後も生活指導や作業療法など、病院側の計画したプログラムには素直に乗らず、三年後にどうやら外勤作業に就いて退院したものの、一カ月後には仕事をやめ、自ら福祉事務所にかけあって、以後は生活保護受給のアパート単身生活。外来通院は気ままで不規則、身辺整理も不十分、自炊もいいかげんなまま、ひたすら絵画に打ち込んで今日に至った、とのことであった。

施設に入所したときに持参した水彩画は、どれもこれも観る者の心を凍らせるような、暗く沈んだ色調のものばかりであった。ところが、個展会場に額縁におさめて飾られた絵の多くは、信じ難いほどに明るい色彩に溢れていた。Ｉ氏の近影のほうも八年前のうす汚れた風体に比べれば、いくらかこざっぱりしており、表情にも当時の陰うつさはみられない。あれこれいっても、彼の精神内界は、前後ではっきり明暗を異にしており、彼の姿が、ある意味では、自らの意志によるＱＯＬを高らかに主張していることを、私たちは率直に認めざるをえなかったのである。

ゴッホでもピカソでもないこのＩ画伯が、ＱＯＬを実現しつつあると断定するのには、筆者とてためらいがないとは言えない。なにしろ、絵は少数の縁故客を除けばろくに売れなかったからである。しかし、ゴッホだって実弟の援助なしには暮らせなかった。Ｉ画伯の技術や才能は、残念ながら平凡なようだが、創作意欲だけはゴッホなみであった。われわれとしては、彼が投げかけた問題を契機として、精神障害者のＱＯＬを考え直す必要に迫られたのである。

一九八五年に野津真と筆者がまとめた「精神障害者のＱＯＬを考える（理学療法と作業療法一九巻八号）では、焦点を以下の三点に絞っている。

（一）自立概念の再検討。すなわち、さまざまな物的・人的介助を受けることと矛盾しない自立のカテゴリーを創出すること。

冒頭に紹介した筋萎縮側索硬化症の患者は、家族だけでなく医師、保健婦などの介助を受けているが、心理的に自立していることは誰にも異存がなかろう。介助を受けつつ自立している身体障害者は、われわれの周囲にも少なくない。精神障害者にも生活支援などの介助を受けつつ、自分の意志によって地域で暮らす生き方がもっと認められてもよいのではないだろうか。

（二）障害者の自己決定、自己実現を最大限に尊重すること。

わが国の精神科医療の主流はパターナリズムである。精神病院では医者も看護職員も保護的・指示的で患者の自主性を損なっている。これでは誰もＱＯＬを目指すはずがない。彼らのＱＯＬを援助しようとするならば、もっと本人の自己決定を尊重し、自己実現に協力しなければなるまい。

（三）医学的リハビリテーションに偏って発展してきた進路を修正し、社会リハビリテーションを促進すること。

この論文を書いた一九八五年当時、（一）（二）について努力しようにも、われわれは社会リハビリテーション（障害者福祉）の手だてを殆ど持っていなかった。幸い精神保健法をはじめ労働、福祉に関する法律が改正され、われわれの援助手段もいくらか豊になりつつある。この状況は、精神障害者のＱＯＬの実現にいくばくかの力になりうるものではあるまいか。

四　おわりに

毎年秋に開催される東京武蔵野病院の文化祭、一九九四年のテーマは「チャレンジ」、サブテーマは「それぞれのＱＯＬをめざして」であった。提唱したのはレクリエーション委員会の若い委員たちである。一〇年前と違って、今やＱＯＬが常識的な用語になっている証拠であろう。

「それぞれの」は筆者がつけ加えたものだが、その意図するところは以下のようなものである。社会復帰病棟から退院をする人たちは自立を目指して、ナーシングケア病棟から退院する人たちは、病棟に依存しながらでも病院外の生活をめざして、デイケアのメンバーは在宅者らしい自律的な暮らしをめざして、こもね作業所の人たちは仕事を通しての社会生活をめざして、という具合に、それぞれに目指すべきＱＯＬが描けることだろう。リハビリテーションの文脈におけるＱＯＬをもう少し広げるならば、ＱＯＬはどんな立場の患者にも描かれて然るべきものであろう。

われわれ治療者・援助者がなすべきことは何か。それぞれのＱＯＬを描くことができれば、なすべきこともおのずから明らかになってくるはずである。

五　精神科臨床医の五〇年

精神医学研究所業績集三九集（二〇〇三）

はじめに

本日は、引退に際して皆さんにお話する機会を与えていただき有難うございます。主催者の中央教育委員会の方々に感謝致します。私は既に五年前から顧問ということになっていて臨床現場から半ば退いていました。二〇世紀の四分の三を生きた、いわば過去の人間です。平成一一年一一月一一日に板橋区内で開かれた「日本精神障害者リハビリテーション学会」の第七回大会で、『精神障害リハビリテーション〜これまでの一〇〇年」と題する記念講演を行ったのを最後に、病院外での講演は引き受けておりません。でも、まあここは病院内。身内の方々の前なら、と演壇に立った次第です。

さて、私の専門は「精神障害リハビリテーション』ですから、その道の専門家としての物語りもない訳ではありません。しかし、幸か不幸か、当院に来てから一六年半の間に、出版社等からの注文に応じて書き下ろしたり編集したりした本が一〇冊ほどになります。ボンヤりした頭であらためてお話するよりは、まだ頭のシッカリしていた頃に書いたり編集したりした本のほうを読んで戴ければ幸いです。

ただ公刊された本と言うものはどうしても『よそゆきの建前論』になりがちです。今日はこんな『建前論』は話したくないところです。そこで『本音で語る精神科臨床医の五〇年』と題して話の筋道を考え始めたのですが、秋元波留夫先生の『精神科医七〇年』という講演会の予告やら、出版社から届いたばかりの本『患者から学ぶ』の中で臺弘先生の「精神科医も六〇年を越えると」と言う一文にぶつかったりすると、「たかが五〇年くらいで偉そうな話をするな」と言われたような気がして意気阻喪してしまいました。しかし、聴衆の皆さんの中には活動歴が五〇年になるような方はおられない筈なので、気を取り直してこうして演壇に立っている次第です。

一　東京武蔵野病院に勤めるまで

（一）半世紀前の私の三月

今から五〇年前の昭和二八年三月の今頃、私は母校千葉医大の小児科詫摩教授に書いて貰った紹介状を持って松沢病院の院長林暲先生を訪ねていました。二七歳の時です。

大学を卒業したのは昭和二四年でしたが、インターン生活に入って五カ月目に肺結核となり、療養に三年半ほどかかりました。運よく発病の翌年にストマイが登場、まもなく一般化した三者併用療法で多少回復し、寝たり起きたりの生活ではありましたが昭和二七年秋に、同級生より二年半遅れて国家試験を受け、二八年一月に医師免許を取得しました。さてしかし、医師免許をとった所で、あらためて私は『何を為すべきか』、自分のこれからの進路を考えなければなりませんでした。

病み上がりの身体では、外科系は無理です。内科系だって忙しい大学病院の教室では無理でしょう。こうして私は教授の紹介状持参で松沢病院長を訪ねることになったという訳です。東京に生まれ、東京に育った人間にとって、精神科病院といえば松沢がその代表ですから。

もっとも、こんな病弱者の紹介が問題なく進められるはずはありません。教授からは「松沢の医局は東京大学出身の健康で優秀な勉強家ばかりですよ。君のような病弱者がついて行けますか」と脅かされました。しかし松沢病院では林院長・猪瀬副院長が会ってくれ、毎日通う体力がないという恥ずかしい私の言い分も聞いてくれ、「ま、差し当たり見学生で」と入局を許可してくれました。この『おおらかさ』『懐の深さ』が大学とは違った当時の松沢病院の良さでしょう。つくづく良い時代に精神科を選び、学ぶ場として松沢病院を選んだ幸運に感謝するものです。

数日後の日曜日、一応ご報告に、と思って内村東大教授のお宅を訪ねましたら先生はご不在、応対に出られた奥様に入局の報告をした所、「ご退院おめでとうございます」と言われてしまいました。顔色は青白くヒョロヒョロしていましたから、回復期の患者さんと思われても仕方がありません。実際、病院に勤務しはじめて間もなく、気分障害の患者さんからつけられた渾名も『うらなりのもやし』というものでした。

あの日から今日で五〇年になります。今では『しなびたもやし』かも知れませんが、「患者さんの傍らにいるだけでも役に立てるかも知れない」と考えて精神科臨床医の道を選んだ私の『初志』は実現されたかどうか。この辺りを中心に話を進めたいと考えます。

(二)　松沢病院で学んだこと（一九五三年〜一九六八年）

見学生という身分ですから、入局したとはいっても歓迎会などはありません。一日勉強すると二日休むという『うらなりのもやし』ですから、名前もすぐには覚えて貰えなかったようですが、仕方がありません。少し慣れてきた二カ月ほど後、研究生の先輩連中が新宿の居酒屋、俗称『焼酎ホール』で私を含む新入り三名の歓迎会を開いてくれました。歓迎してくれた第一期生の一人が三〇年後の第一三代松沢病院長　加藤伸勝氏、第二期生が三〇年後の精神医学総合研究所長　石井毅氏と梅ヶ丘病院長　藤原豪氏です。

焼酎が入って談論風発、活発な話題の中には、「俺はノーベル賞を狙う」という元気のよい話もあれば、幼少にして人間の心理に興味があったと述懐する早熟な話題もあって、私のように「患者さんの傍らにいるだけでも役に立つことができるか……」などという『小さな志』など、恥ずかしくて口に出来る雰囲気ではありませんでした。

三カ月もすると一応毎日通勤できるまで体力が回復し、やがて研究生になります。無給ですが、常勤の正式医局員になったところで初任給はたかだか一万五千円足らずの頃です。一方、私立精神科病院の給与は公務員より格段に高く、翌年に正式医局員に昇格した藤原豪氏の後釜で小林病院（現在の駒木野病院）にアルバイトに出ましたが、週に二回勤務で月収は一万円でした。

さて、当東京武蔵野病院が慶應義塾大学医学部の教育病院であるように、都立松沢病院は東京大学の教育病院で、それまでの医局員は総て東大医局からきていました。昭和二六年から二八年までの三年間に限って、なぜ出身大学・所属教室を問わずに研究生を公募したのか、その理由は知りません。しかし当時の医局員の半数は間もなく大学教授になって転出していくような錚々たる方々ばかりでした。

昭和二九年から研究生の公募は中止となり、それ以後は東京大学の医局から半年交替で研究生が来るようになりましたが、その第一期生は、やがてファントム空間論で著名になる安永浩氏、後に芸術療法学会の大立者になった徳田良仁氏、フランス留学後、小説家『加賀乙彦』に変身した小木貞孝氏ら、若手のほうも多士済々でした。先輩も若手も研究生の皆さんは勉強家で、二～三年後には各自の一生を方向づけるような優れた研究論文を発表していますが、怠け者の私が最初の学術論文を発表したのは入局して五年目のことでした。

研究生生活二年後に詫摩副院長から「将来良い仕事をやれるかどうかまでは分からないが、人物は悪くないと判断したので」と言われ、正式の医局員になりました。第一期生の半数は二年後に他病院に転出していましたから、私も外に出されても文句のない所でしたが、気がついてみたら同期生の二人が転出しており、私ひとりが残っていました。昇格と同時に、林院長から東京大学の医局に入局するよう勧められましたが、ご勘弁願いました。当時の東京大学教授内村先生の口癖は『研究者となるも臨床家となる勿れ』だと聞かされていましたから、初めから一生を臨床医で過ごそうと考えている人間には大学教室の籍は不要だと不遜にも考えた結果でした。医局講座制などと言う用語も知らない頃の話です。

それから一七年後の昭和四七年春、神経研究所付属晴和病院の近くでお会いした内村先生に「松沢病院の敷地内にできたリハビリテーション施設の運営をすることになった」旨ご報告したところ、ただ一言「医者にもやることはあるのかね、キミ」と仰言っただけでした。名著『精神医学の基本問題』を出版された直後の頃のことです。この本の中にも「アメリカ精神医学では治療を優先するあまり、病像の厳密な分別や概念規定についての関心が薄い傾向がある」と書かれていますが、治療学軽視の戦前のドイツ流精神医学では、リハビリテーションなどは問題外だったのかも知れません。

昭和三一年には東京大学から物凄い研究生がやってきました。大正生まれの吉岡真二・浜田晋両氏と昭和生まれの岡田靖雄氏らで、天下国家を論じ、権力に刃向かう姿勢の強い彼らは、いずれも人物の器量が私などとは段違いの連中でした。彼らを交えた当時の若者を、臨床現場で直ちに役立つ医師に育てて下さった恩人は、臨床研究会を主宰して教育を続けられた立津政順先生でした。また精神保健医療に関して視野の広い精神科医に育つよう、常に後ろ盾になって下さったのが江副勉先生（のち第九代院長）でした。

昭和三三年暮れに地元商店街の発展を阻害するとの理由で、一部の住民が松沢病院移転促進運動を始めるのですが、それを契機に『病院問題研究会』が作られ、江副先生を中心にした勉強会が始められました。また、勉強の成果を小冊子とし、『これからの精神病院』シリーズとして刊行してゆく計画が進められました。松沢病院一二〇年／年表（二〇〇一）に岡田靖雄氏が寄せた一文によると、俗称『売文社』のこの仕事を推進したのは江副会長のもと、社長の吉岡、企画の岡田、経理の浜田の三氏の他、無任所の藤原氏と私でした。シリーズはT・P・リース『道徳療法とコミュニテイ・ケアへの復帰』、D・マクミランの『病院――地域社会の関係』に始まり、テーマも内容も当時としては斬新なものです。しかし七号の『国立肥前療養所での開放制の経験』を除けば海外文献の紹介が中心でしたから、討論場面以外では、語学に弱い私など分担翻訳の一兵卒に過ぎませんでした。八号に至って初めて書き下ろし。病院問題研究会での討論を踏まえて私が『松沢病院における開放制の経験』をまとめています。編集会議ともいうべき討論場面では、おおいに啓発されたものでした。

昭和三九年のライシャワー大使刺傷事件から精神衛生法の一部改正までの活動を評価されて、松沢病院と昭和大学烏山病院の医局は日本精神神経学会の「学会賞」を受賞しましたが、学会の幹部の多くが渡米して留守の間、戦陣のようになった松沢病院の医局で殆ど指揮をとり続けていたのは吉岡氏、法改正まで持続的に活躍したのは加藤・岡田両氏ら研究生あがりでした。松沢病院勤務のお陰で私は、先輩だけでなく優れた同僚たちにも教えられることが多く、いつとはなしに私も、単に病床の傍らにいるだけでなく、自分の精神科医療に自信を抱き始めるようになりました。自分の力でというより、学会場でも厳しい発言をする自信家の先輩・同僚に囲まれていたせいかもしれません。

〔付〕音楽療法

ところで先日、ある外来患者さんから「文献検索をしていたら先生の音楽療法という論文が出てきました。まさかと思って驚きました」と言われました。実は私の精神科医としての最初の論文は『音楽療法』。昭和三二年二月〜七月に『臨床栄養』と言う雑誌に四回にわたって連載したものです。一〜三回目はE・ポドルスキーという音楽療法家の著書の紹介。四回目に自分の実践から考えたことを述べたものでした。

掲載された雑誌が『臨床栄養』ですから精神科医の目には止まりません。半世紀も前のことですから私自身もすっかり忘れていましたが、五年前に『東京音楽療法協会』から講演を依頼され、懐かしく思いだしたものです。その時の講演のせいで、その後当院の音楽療法の講師加藤美知子先生を始め、何人かの音楽療法家の方々からご本や論文を頂戴しています。

もともとは趣味を生かした『遊び』でして、仕事の終わった夕方から、若い看護婦さんたちと、本館と病棟の間の芝生に座って『コーラス』をやったり、会議室を借りて『レコード・コンサート』をやりだしたところ、まず若い男子職員が、続いて開放病棟の患者さんたちがその周囲に集まりだし、それではと土曜日の午後に、これらの患者さんを相手にして始めたのが私の『音楽療法』という訳です。

昭和二九年、松沢病院創立七五周年記念日にちなんで詫摩副院長が開放患者のための娯楽室にプレーヤーを購入してくれ、レコード・コンサートやコーラスが定着するにつれて、やがて病院のレクリエーション行事として公認され始め、秋の文化祭には必ずコーラスで開幕する形にまで発展します。

昭和三〇年六月には、総婦長のナイチンゲール賞受賞のお祝いに際してベートーヴェンの第九交響曲から『歓喜の歌』の一部を五〇人程の混声四部で合唱したものです。その晩のテレビのニュースでも放映されていましたが、指揮者の私は勿論後ろ姿だけでした。

どれもこれも、あくまでも趣味を生かした私の遊びに始まったものです。これも副院長の指示で編集に手を貸していた患者さんの『文集』に、『音楽療法』の抄訳の一部を載せた所、熱心な栄養士鈴木芳次氏の目にとまり、彼の勧めで『臨床栄養』と言う雑誌に連載することになった、と言う訳です。

素人の音楽療法は三〜四年ほど続けていたでしょうか、その後私の肺結核の再燃で中止となり、以後は専門家に任せました。昭和三〇年代に当東京武蔵野病院から山梨県の日下部病院に転じた松井紀和氏や国立下総療養所勤務時代に当院にピアノを寄贈して下さったこともある村井靖児氏が、その後、本格的な『音楽療法』を始めるのですが、もともと素人の私のほうは、それきり手を引いてしまいました。

再燃した肺結核のほうは、たまたま結核病棟を受け持っていたので、患者さんと一緒に午後は安静時間。薬物療法と医局公認の休養で半年ほどで軽快してしまいました。実は松沢病院では、昭和三二年頃から間接撮影による結核管理を始め、発見された患者があまりにも多かったので一病棟を結核専門病棟とし、入院患者の結核管理を本格的にやりだしたところでした。石井、藤原両氏に続いて三人目の病棟医として結核管理に携わった私は、昭和三六年に『精神病院における結核管理』という論文を石井氏と連名で『精神医学』誌に投稿しています。転んでもただでは起きなかったという所でしょうか。

岩波新書『心の病と社会復帰』（一九九二）にも書いたことですが、自宅が病院に近かったせいもあって、休日には開放病棟の患者さんが庭の芝刈りや植木いじりに来たり、退院患者さんが自転車に子どもを乗せて遊びに来たりしていました。

ライシャワー大使刺傷事件以後、全国から集まった精神障害者の家族たちが『連合会づくり』の活動を始めましたが、江副院長の指示で私は、若僧のくせに松沢病院の家族会や東京都連合会（東京つくし会）の相談役をやらされ、ご家族との付き合いも始まりました。学問的研究よりも社会活動に向いている、と見なされたのでしょう。

でも、こういった活動を通じて私は、病棟や外来で患者さんを診療しているだけの医者とは、ひと味もふた味も違った患者さん・ご家族との付き合い方を、当時から経験していたと言えましょう。

(三) ぬるま湯から抜け出す（一九六七年〜一九七二年）

さて、昭和三〇年代の半ばは少しまじめに勉強しています。立津先生から与えられたテーマのひとつが『てんかん研究』だったので、毎週一回東大病院中央検査室に通って神経科医局の俊英に臨床脳波判読の手ほどきを受けました。入局をご勘弁願ったり、医局費も払わずに勉強の便宜だけ計って貰ったのですから我ながらチャッカリしています。それでも怠け者なりに多少は努力もし、四〜五編の学術論文をまとめたり、それをもとに学位を取得したりしているうちに、いつの間にか一〇年たち、松沢病院暮らしも慣れっこになってきました。この辺は少々覇気に乏しいとはいえまずまず普通の医者でした。

実践面では、世話役としての才能を認められたのでしょう、昭和三六〜三七年頃に新設されたレクリエーション委員会の運営を任されました。自分勝手に進めていた音楽療法の運営場面を見ていれば、病院組織としては活用して当然の役割だったでしょう。私自身も楽しんでこの役割を果たしていたと思います。

こうして医局の中堅としての役割は一応こなしていたにしても、このまま推移したのでは『ぬるま湯』に浸かったまま出るに出られなくなります。他人に頼らずに治療責任を果たせなければ一人前の臨床医にはなれません。どうすべきか、と考えているところへ、たまたま江副院長から沖縄派遣医を勧められたり、東京都職員共済組合で新しい病院を建設するという話に乗って精神神経科併設を進言したりしたので、その流れに沿って『沖縄派遣医』、続いて都職員共済組合青山病院での『職域精神科医療』へと歩み始めます。精神科臨床医としての私の主体的な歩みは、実は四〇歳を過ぎたここからやっと始まるのですが、これについては、すでに詳しく書いた本『精神障害者の社会参加への援助』金剛出版（一九九一）を出版していますので、二、三の挿話をご紹介するにとどめます。

沖縄では琉球政府立宮古病院に赴任し、精神科五〇床を担当しましたが、実際には先島全人口一二万人の精神保健にも責任を持たされ、八重山群島にも出張しました。勿論、精神科医は私一人。ぬるま湯の松沢病院と違って、ここでは私の一挙手一投足が注目され、結果を問われます。前任者から引き継いだ仕事の進めかたの他に、私が自発的に工夫したのは、第一に、土曜日の午後を活用して『精神科看護講座』を開いたことです。対象者は当然のことながら精神科病棟の勤務者ですが、他の病棟からも聴講生が来たりして結構刺激になり、しばらく後には競争意識に燃えた外科医の院長が『講座』を開いたりしています。病院全体に活気を吹き込んだといえましょう。

第二に、看護者諸君に向かって始終言ったことは『仕事は楽しんでやろう』ということ。命令されてやる仕事が面白い筈はない。自分なりに工夫していけば、どんな仕事も楽しくなる、と。私に乗せられて最も活動的になったのは若い男性の看護助手たち。高校しか出ていない彼らは看護の資格は持っていなかったのですが、それでも『宮古病院を日本一の病院にしよう』などと張り切って働いてくれました。僅か三カ月間の派遣医ですから、沖縄にとって私がどれだけ役立ったか疑問ですが、私のほうは一人の臨床医として歩む自信を沖縄から貰ったと感謝しています。

二〇年後、ちょうど東京都を定年退職し、この東京武蔵野病院に赴任する直前に、宮古病院精神科創立二〇周年行事があり、記念講演に招かれました。二五名を越える派遣医経験者の中から、私が代表として招かれた理由の一端は、二〇年前の活動の仕方にあったのだと思います。中年男に育っていた元若者たちは全員勉強して有資格者になっていました。

（四）精神障害リハビリテーション専門家への道（一九七二年〜一九八七年）

昭和四〇年代の精神医学界は、思想的にも実践的にも混乱していました。皆さんの多くはお若いので、三〇年も前の話は、活字で読むしかない歴史みたいなものでしょう。

リハビリテーション領域の混乱は特にひどくて、社会復帰施設を作るべきか作らざるべきか、などと言う馬鹿げた議論がされたりしていました。古きよき時代の生き残りなどと評された古いタイプの私は、育てて貰った先輩の業績を含めて過去を全面否定するような新左翼諸君の思想に馴染めず、紛争現場から少し離れて、職域医療の世界で一応安定した仕事をしていましたので、混乱した渦の中になど引き戻されたくないと思っていました。ところが、家族会などの期待を担って世田谷リハビリテーションセンター（以下世田谷RC）は設立されてしまい、推進者の加藤伸勝氏は京都府立医大に転出してしまって運営の責任を担うべき所長のなり手がいない。そこで、松沢病院医局の現役連中が、私蜂矢に白羽の矢を立てた訳です。青山病院神経科の後継者とセンターで同僚として働くことが決まっている中堅医長を従えて現れた浜田氏の説得には負けました。説得に応じた直接のきっかけは、たまたま青山病院で病院改革運動に担ぎ出され、若気の至りで共済組合事務局長や病院長と対立して、居辛くなっていたせいでもありました。

私が狙われた最大の理由は、松沢病院勤務時代に、日本精神神経学会の社会復帰医療施設検討委員会に参加していたからで、断りにくいところです。けれど、都の設立準備会議にも参加していないので、どんな仕事をしたらよいのかよく分からない。迷った私は一年前に発足していた川崎市リハビリテーション医療センターに岡上和雄所長を訪ねました。彼の話を開き、仕事ぶりをみて少し安心した私は、ここで『火中の栗を拾う』気になった訳です。これが、その後、『リハビリテーションの専門家』になった私の出発点。自分から進んで『この道』に入った訳ではなかったのですが、今日振り返ると、私にとっては大変有難い人選であったと言えましょう。

世田谷ＲＣに関する『建前論』は既に何冊もの本を書いてきましたので、詳細は省きますが、開所前日の日曜日と当日、設立に反対する暴漢が玄関のガラス扉を破って乱入し、職員に投石したり器物を破損したりしたという、今まで本に書かなかった事実だけはお伝えしておきましょう。そんな物騒な時代に開設された施設だったのです。

開設当時のパンフレットによれば、この施設は「精神障害者の社会復帰のための訓練・指導・援助を行う施設」です。厚生省案への批判に応える形で、職員は精神科病院などに比べるとかなりぜいたくに配置されていました。例えば定数四〇名のデイケアにスタッフは常勤の医者を含めて八名。定員二〇名の病室に（一部は他部門兼務ですが）看護師は二人夜勤という具合です。したがって同じ訓練・援助を行っても、精神科病院の社会復帰活動より効率が良いのは当たり前です。

しかし、生活訓練によって日常生活技術が向上し、さて社会に出ようとしても、地域社会に住まいの用意はありません。作業訓練で労働能力が高まり、いよいよ本格的に働こうとしても、雇用促進法がある訳ではなし、職安を訪ねても「治ってから出直してこい」とか「薬を服まなくて良いようになったらおいで」などと帰されてしまいます。

こういった現場の経験から私は『精神障害者にも福祉的対応を』と主張し始めたのですが、精神科の世界も世間一般も「精神障害者に必要なのは医療と保護。福祉なんて不要だ」とむしろ反対します。昭和四七年の開設以来、医療と福祉にまたがるリハビリテーション専門施設を紹介するために、スライドを携えて全国各地へ講演に出掛けたのですが、どこの会場にも『社会復帰専門施設の設立』や『福祉』に反対する血気盛んな若者がおり、地方によっては暴力沙汰を起こしていました。すでに使命感を抱き始めていた私は、施設のＰＲは絶対必要と考えていましたから、呼ばれればどこへでも出掛けましたが、特に名古屋から西のほうへ行く時にはかなり緊張したものです。しかし、鋭い質問くらいはありましたが、講師に暴力を振るうような参加者はいませんでした。

この頃既に、精神障害者の生活支援に役立つものとして『障害年金』があり、二級障害まで認められた昭和四九年以後、社会的自立をめざす精神障害者にとって大きな支えになっていたのですが、せっかく生活障害にふれながらも医学モデルから離れられず、理論的に弱かったため、年金以外の領域にまで広げられませんでした。ところで『精神障害者に対する福祉的な対応』を交渉する相手は、最終的には福祉行政の官僚たちです。ところが、彼ら法律の条文に縛られた官僚ともなると、その対応は冷たいものでした。わが国では「障害が固定していなければ障害者とは認めません」とか「治療を受けているうちは病者であって障害者じゃありません」などケンもホロロの対応です。何とかして官僚に分からせたい。それには論理的に納得させるより他ありません。どうしたら良いか、悶々としているそんな時期に国際障害分類（ＩＣＩＤＨ）に出会って開眼した訳です。

（五）障害構造論と精神衛生法改正（一九八一年～一九八七年）

〔国際障害分類や障害構造論、精神保健法への改正などについては第二部で述べているので省略する。〕

国際障害分類（ＩＣＩＤＨ）はその後国際的論議を経て国際生活機能分類（ＩＣＦ）に改定されましたが、それについては時間がないので触れません。『精神障害とリハビリテーション』誌の第六巻一号に掲載されている伊勢田堯氏の解説をぜひ読んで下さい。

二　東京武蔵野病院に勤務してから

（一）平成年間の変化

最初に昭和六二年八月に着任して以来これまで、終始、積極的に参加して行ってきた病院改革の成果をまとめて

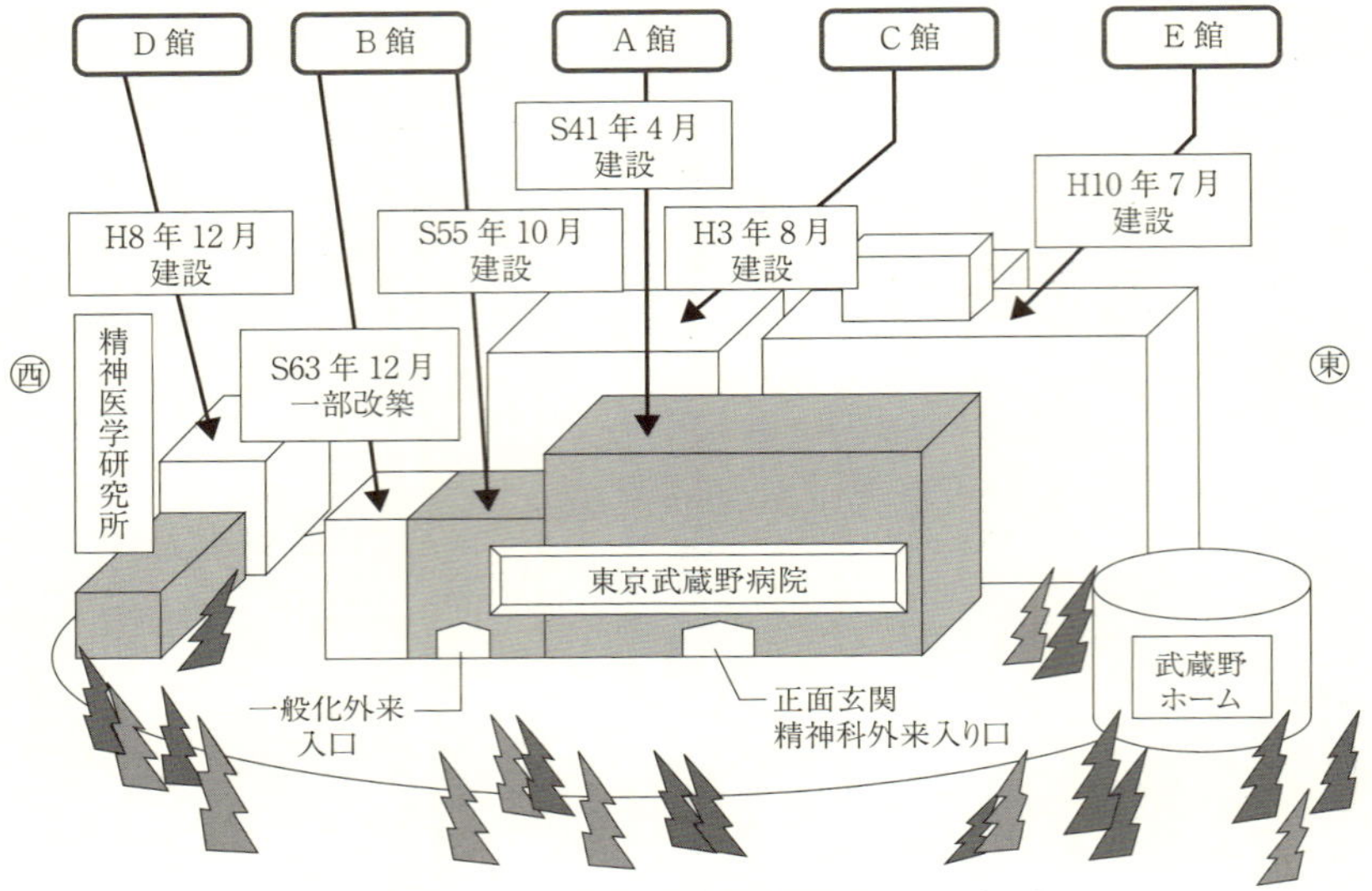

（白地の建物は、この10年間に建設されたもの）

図1　東京武蔵野病院病棟一覧

おきましょう。まずハード面から。

1　ハード面の変化

図1は私が当院に勤務するようになってからの変化を建築物を中心に図示したものです。灰色の所は私の着任する以前からあった建築物、白い部分はその後に建てられたものです。平成一〇年度以後に入職された方々にとっては、今現在と変わらないのですが、昭和年代から勤務してきた方々にとってはその後一〇年の間に三棟の古い病棟や作業場が取り壊されて、新しく五〜六階建のC館・E館と三階建のD館が建ったのですから、めまぐるしい程の変化と感じられたことでしょう。一〇年間、工事の音がしない時がなかったくらいでしたから。

第一次の将来構想に基づいて最初に手掛けたのは、実は一階に看護部長室や心理室、二階に機能訓練室のあるA館別棟なのですが、この図では省略されています。引き続いて手掛けられたのは理事長室、院長室等のあるB館西側の増築で、完成は昭和六三年一二月。

それまでA館・B館にまたがっていた一般科病棟はこれによってB館二階の一箇所にまとめられ、翌平成元年二月にはA館三階に精神科急性期＆／or短期入院治療病棟が開棟されました。改築なので白く図示されてはいませんが、藤村副院長・橋詰看護部長を中心にして活発な活動が進められ、当院の改革の出発点として、内容的には非常に重要な意味をもつ増改築なのです。

C館は、昭和六三年八月に東京都衛生局から痴呆性老人精神科専門病棟の建設を依頼されたのを機会に、その補助金を加えて平成三年八月に完成しました。地下一階、地上五階のC館の建設は、長年にわたって老朽化した建物ばかりの当院で働いてきた当時の職員に、大きな夢と希望を与えるものでした。建設は私の院長時代の後半に始まりましたが、完成したのは竹村院長を迎えてからになりました。

E館は竹村院長時代に『第二次将来構想検討委員会』で討論の上申請した『近代化施設設備整備国庫補助金』が認められ、この補助金をもとに建築に踏み切ったもので、完成は平成一〇年七月、大塚院長時代に入っていました。

2　ソフト面の変化

医療・看護の内容的な変化は、すべてが数量化できるものではありません。ここでは、図表で表現できる事柄に限定してお話することにします。

図2は、平成年間の精神科病床数と入院患者数の変遷を図示したものです。民間精神科病院の改革は経営を抜きにしては考えられません。C館は、一階の痴呆性老人病棟の五〇床を除くと、最初は各階とも八床室を中心にして、せいぜい一杯の七二床から七九床が許可されるように設計されました。したがってC館建設当初の全許可病床は七二八床に膨れあがりました。後でお話する旧東西病棟の超過収容を解消するために考えられたもので、積年の課題を予定どおり解決した上で、二年後には看護基準を引き上げるとともに、八床室を六床室として定床減を計っています。

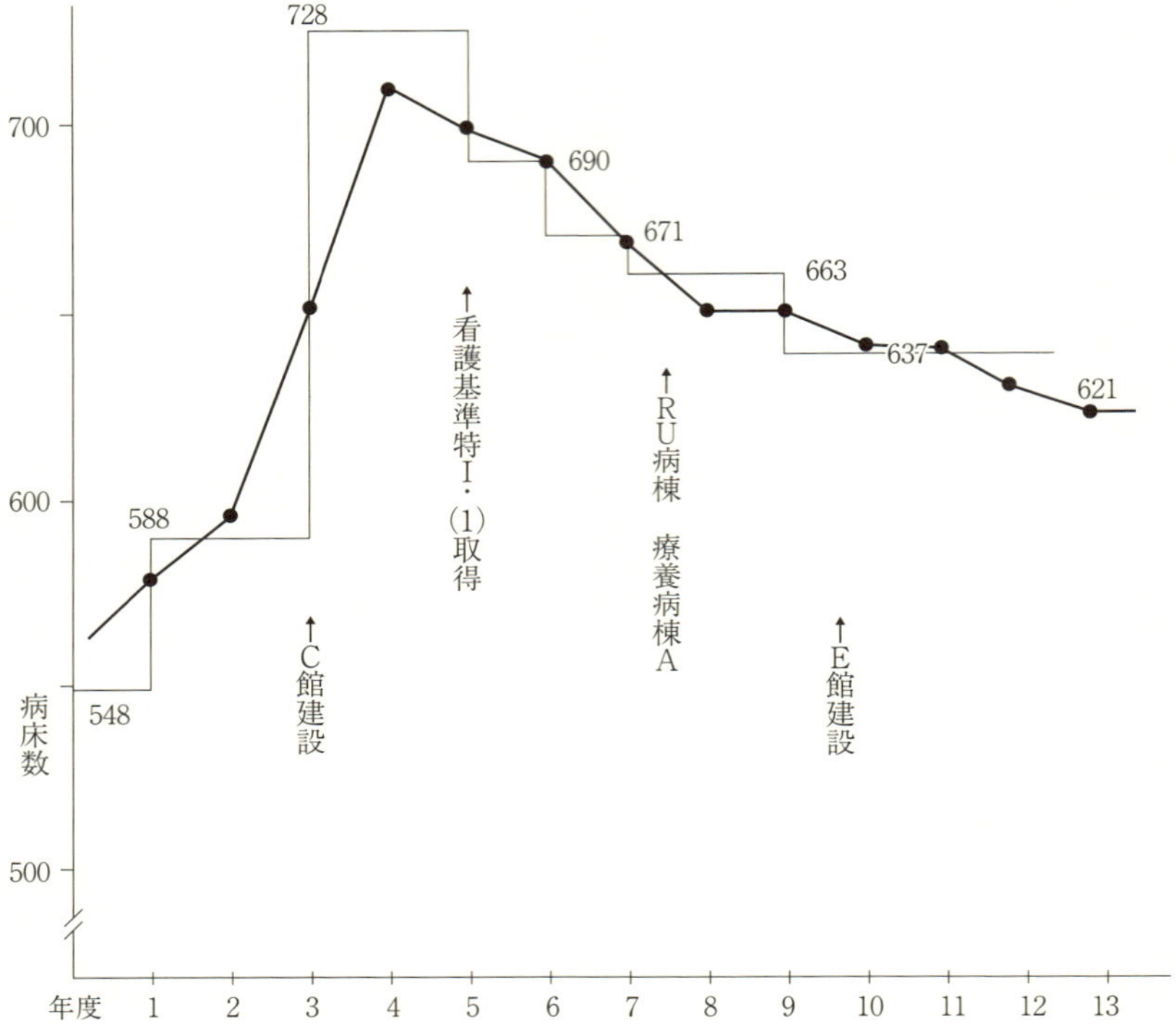

図２　精神科病床数の変遷と平均在院患者数の推移

この二年間、看護師の急激な増員をはかるために、荒井前看護部長には相当無理なお願いをしたものですが、そのご努力は見事なものでした。

図３は、年間入退院患者数と平均在院日数の変遷を図示したものです。入退院患者数はおよそ三・五倍と大幅に増え、平均在院日数はおよそ三分の一に短縮されていることが分かります。そのためには医療内容の充実が不可欠なのは当然で、医師、看護師、コ・メディカル職員など医療職員も大幅に増員されています。

(二) 東京武蔵野病院に辿りつくまで

さて、話を元に戻しましょう。現在は東京都公務員医師の定年は六五歳になっていますが、私の時代には定年を六〇歳から六五歳へと延長していく経

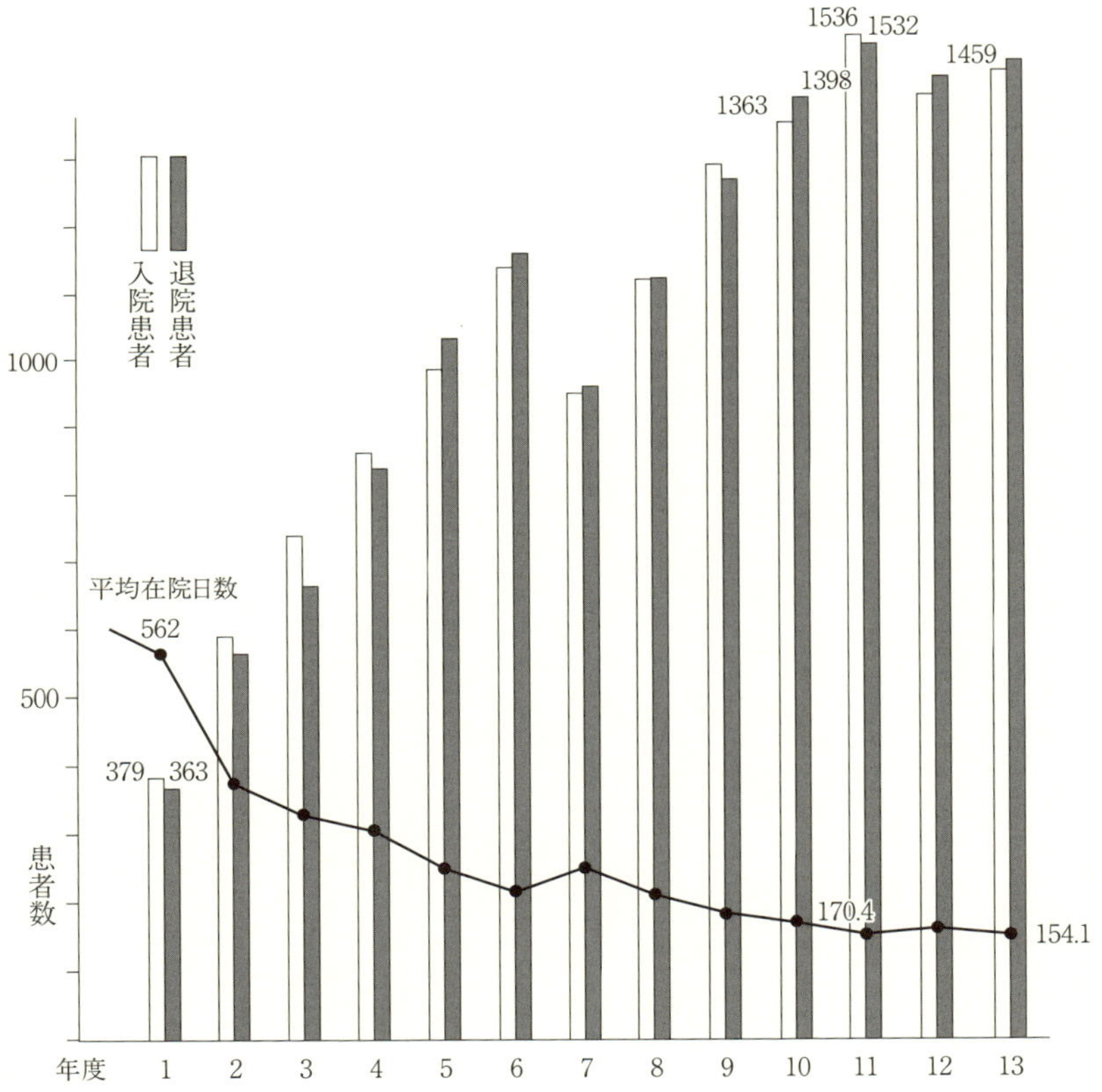

図3　年間入退院患者数と平均在院日数の推移

過措置が開始されたばかりの時でした。そこで、私は、六一歳半で東京都を定年になった訳です。都知事の交替の時期でもあったので、例年は七月なのにその年には五月一杯で定年退職となりましたが、そのお陰で私は、まだ多少は若さの残っている年代に当東京武蔵野病院に勤務することができました。

先程もお話しましたように、当院は慶應義塾大学医学部の教育病院です。今日までの六〇年間に、慶應義塾大学出身者でない院長は私の三年間だけでして、私の前は勿論のこと、私の後の竹村・大塚両院長も慶應義塾大学出身者です。

そもそも一九八七年当時の院長宇治先生（外科医）から声をかけられたのは竹村前院長でしたが、当時昭和大学の現役教授であった竹村先生は六五歳定年までの三年間は動けません。そこで、私にお鉢が回ってきました。定年退職後に働くべき職場がまだ決まっていなかった私にとっては『渡りに舟』であったのですが、この『舟』が噂によれば尋常な『舟』ではない。精神科医療界では評判が甚だ良くない病院でした。

そこで東京都の審議会などで親しくして戴いていた慶應義塾大学教室の大先輩の先生方に相談した所、元井之頭病院長 元吉功先生は「危険だからおやめなさい」と言う。もう一人の元駒木野病院長 南孝男先生は腕組みをして暫し考えたあげく「慶應出身じゃない君なら面白いかもね」と仰言った。その言葉が私の判断の決め手になったのですが、果たして故人になられた先生が『面白かった』と仰言って下さるかどうか、お伺いしたいところです。それはとにかく慶應義塾大学系の民間精神科病院の殆どが純血主義（？）を通している時代に、旧知の間柄とはいえ他大学出身の私を推薦した竹村前院長と、理事の一部の反対を抑えてまで採用を決定された荘会長のご英断は、第三者的にみるならば驚くべきことです。

私の前任者は外科医ですから、精神科の専門家としての引き継ぎなどはありません。ここは自己流でやるしかなかったのですが、患者さんや職員の中に早く溶け込みたいと考えた私は、全病棟と作業場を毎週一回、回診するようにしました。各病棟のスタッフ・ミーテイングにもひとわたり顔を出すように努めました。しかし、これだけでは管理的な接触にとどまってしまい、現場の本当の姿が分かり辛いし、現場に溶け込むことも出来ません。

幸か不幸か、病死したり転勤したりする医者が相次ぎ、翌年には院長業の傍ら社会復帰病棟と開放病棟、合わせて一〇〇名の入院患者の治療を引き受けざるをえなくなりました。朝夕と昼休み以外、殆ど院長室にいませんでしたから、管理業務は少々なおざりになったかと思います。しかし、医師が補充されるまでの八カ月間、体は忙しく疲れはしましたが、二つの病棟の看護職員やコ・メディカル職員と直接に接触でき、多くの患者さんと親しむことができました。医者としてはこの時期が最も心理的に安定していたと思いますし、この経験がその後の管理業務にも生かされたと思っています。

(三) 病院長とは何か

ところで「病院長の最も重要な職務」は何でしょうか。この事について、旧制高校の同期生で国立病院の院長をしていた友人に尋ねたことがあります。彼の答えは『一にも二にも優れた医者を集めること』でした。もともと目標が明確な国立がんセンターに勤務する彼は省略したけれど、当院にとっては『病院の将来構想の明示』が第一であるのは言うまでもないことでしょう。当院に白紙で着任した私は、幸いにして一カ月後には理事長から病院の将来構想について明確にするよう指示されましたから、いやでも検討結果を全職員に明示しなければなりませんでした。将来構想は、私より三カ月遅れで着任した藤村副院長が加わってからはかどり、先にお話したような成果を産み出していく訳ですが、当面の増改築について三交替制の職場が多い職員を相手に、同じ話題で三回ずつ『将来構想』を説明するなど、院長としての努力もしています。むしろその間に出くわした当院特有の様々な問題に、私はおおいに面食らったものでした。

就任に先立つ昭和六二年六月、前任者の宇治院長を訪ねて院長室に案内された私は、落ち着いて座れる席もない院長室に驚かされました。民間精神科病院で時に見かけるような豪華な院長室などは勿論不要です。しかし、あまりに貧弱でも困ります。そもそも院長室とは外部に対しては病院の顔であると同時に、内部的には院内各部所からの情報が集められ病院中に指令が発せられるべき中枢部です。世田谷RCから中部総合精神衛生センターまで、一応いつでも数名の来訪者と対応もでき、中枢幹部との小会議も可能な所長室を使ってきた私にとって、訪問者のためのスペースもなく調度品も貧弱な上、機能的にも到底病院の中枢にはなりそうもないこの院長室は、私の自尊心を少からず傷つけるものでした。同時にこの病院における院長の存在感の希薄さを感じたものです。昭和三三年頃、松沢病院副院長の鞄持ちで当時の院長上田守長先生をお訪ねした時に案内されたのは、正面玄関の上階に据えられた堂々たる部屋でした。院長室はいつから落ちぶれたのでしょうか。

私の就任当初には、暫く中断されていた幹部会が再開されたばかりで、月に二回夕刻から関かれた幹部会には理事長も参加されました。会議が円滑に進められるようになると、運営は院内理事に任され、理事長は欠席がちになりましたが、代わってその役割を果たしたのは経営担当常務理事。会議の司会も、常務理事が取り仕切っていました。私が新米院長だったせいかも知れませんが、影の薄い院長時代の一〇年間、恐らく何の疑問もなくこの形がとられてきたのでしょう。三カ月後に着任した藤村副院長から「医療に関する会議なのに何故院長が司会しないのか」という鋭い質問が提出されて、常務理事は初めて気がつかれたのでしょう、直ちに修正され、以来今日まで幹部会は当然のことながら院長主催となっています(将来構想検討委員会のほうは、最初から院長の責任で進められました)。病院長（診療担当常務理事）と経営担当常務理事とは、民間病院運営における車の両輪です。車輪の大きさが極端に違うようでは、病院運営もどちらかに傾いてしまうでしょう。

私の院長としての職務の最大のものは、経営担当常務理事に『精神科医療のあるべき姿』を理解して貰うことでした。幸いその頃は私の著書や論文の出版が最も盛んな頃でしたから、片っ端から読んで戴いたのですが、読書家の村井前常務理事はまた素直に読み、やがて病院改革の絶大な協力者になってくれたものでした。「いずれ患者さんや家族が病院を選ぶ時代がくる。このままでは当院は患者さんからも家族からも見放されて、経営できなくなる」と私は本気で考えたのですが、C館開設後に村井氏は「いやぁ、そう言われて参りました。増築に踏み切るまでは夜も眠れませんでした」と述懐していました。

さて、当時の病院を象徴したような院長室の存在の仕方は、病院としては恥ずべきことでしたが、将来構想検討の最初に取り上げられたB館西側の増築によって一年余り後には院長室が移転し、名実ともに病院の司令塔の役割をとれるようになったのですから、これまで口にしたこともありませんでした。ともかくも問題を解消してから竹村院長を迎えることが出来たのは幸いであったと思います。

さて『病院長の職務』の第二は人事です。国立病院長は「一にも二にも優秀な医者を揃えること」と言ったのですが、チーム医療を要とする精神科に引きつけて考えれば「優れたスタッフを揃えること」でしょうか。幹部職員については私は恵まれており、たいした努力もせずに藤村副院長・野田前社会療法部長・荒井前看護部長ら病院改革の要となる人材を揃えることができました。私の職務は、短期入院治療態勢の確立を目指す藤村副院長、東京武蔵野病院精神科リハビリテーションサービス（ＭＰＲＳ）五カ年計画を推進する野田部長、看護部の全面的な意識改革に取り組む荒井看護部長の三人が働き易い環境を作ることでした。とは言え医師の人事に関しては失敗の記憶ばかりです。

改革に抵抗勢力はつきものです。人材が揃う前、私の発案で精神科副院長・医長を集めて『精神科の幹部会議』を構成しようと持ちかけた時、保守的でしかもヒラ医局員に最も影響力のある医長が「医局員と対立したりしたくないから」と参加を断ってきたのには驚かされました。実際、医局会議はしばしば労働組合の団体交渉の様相を呈したりしたものでした。しかし、藤村副院長の着任後、将来構想の検討のためには、むしろ『少数精鋭』で実施できて、かえって効率的だったと思います。『抵抗』はもともと変化を嫌う所から起こるもので、些末な問題をめぐって展開されることが多かったのですが、『病院の将来構想』という前向きな大問題の前には、保守的な抵抗勢力も反対する訳にもいかず、実際には徐々に妥協するようになりました。ここでは病棟現場で私の方針を推進してくれた看護部幹部諸君の前向きな姿勢に助けられました。

医師の人事に関しては、私は慶應義塾大学教室に遠慮があって、他大学出身者に積極的に働きかけたりしませんでしたし、改革を阻む困った医師にも手をつけられませんでした。竹村前院長は学閥にとらわれずに人事を進める方針をとり、ご自分は私立大学関係者に交渉、国公立大学教授に対しては私が交渉を進め、藤村・野田両氏も直接スカウトに参加。結局、集まった人材は、所属教室として慶應大学が多いのは当然ですが、出身校のほうは、北海道から九州まで二〇校以上になっています。人材が集まるにつれて、私の着任以前から勤務していた医局員は殆ど総て自発的に転勤していきました。とどまって欲しい人材も少なくありませんでしたが、私が主導した当院の改革の方向に馴染めなかったのかも知れません。

ところで、民間精神科病院の運営に携わってみて痛感させられたのは、民間病院が予想以上に厚生省の進める精神保健医療政策に大きく左右されている点でした。それは将来構想を描く場合でも、当面の運営においても同様です。幸い最近十数年間の精神保健政策は、私どもが推進しようと計画した『デイケア』の拡充や『精神科急性期病棟』を押し進める方向のものでしたから矛盾するところは少なく、むしろ当院が国の政策を先取りした形となりましたが、C館の建設を決定した『老人性痴呆専門病棟』の補助金やE館の建設資金となった『近代化施設整備国庫補助金』などは、その採否も交付時期も全く相手次第で、病院側の自由になるものではありません。今後とも病院改革には国の政策をうまく活用する必要がありましょう。

（四）社会療法部と地域活動

さて、三年目になって手術をしなければ生命にかかわるような病気が発見され、それでも何とか三年間院長職を全うしてから竹村堅次氏に引き継いだ訳ですが、病気で院長職を退くとなれば、年齢からいっても退職が当然だったでしょう。ところが、竹村氏から、院長辞任後も病院にとどまって『社会療法部』の拡充に協力して欲しいという有難い申し入れがあり、経営担当常務理事の支援もあって、手術後も勤続することとなりました。

当院のリハビリテーション科は作業療法でも年間行事でもなかなか熱心でしたし、昭和六三年度からはデイケアも始めていました。しかし、病院組織の一環としてうまく機能していたとは言えません。作業療法係もデイケア係も組織的には副院長直属だったのですが、リハビリテーション科は診療・看護との連携に乏しく孤立していました。私自身は自分の専門領域でもありましたので副院長を跳び越して責任をもつ形となり、とくに社会復帰病棟を担当してからは良い連携を保てるようになっていました。けれどもこの形はどうみても組織としては変則的です。すでに訪問看護も始められ、地域係を作る必要性もでてきたので、この際『社会療法部』として拡充しよう、というのが竹村新院長構想だったという訳です。

院長を退いても病院を辞める訳ではありませんでしたから、送別会などなかったのは当然ですが、社会復帰病棟の病棟医野田前部長と看護職員が中心になって『Dr．蜂矢と語る会』を開いてくれました。八〇名ほどの出席者の三分の二は地域活動家という面白い構成。挨拶も、病院側からは竹村新院長が一応『送る言葉』を述べて下さる一方、保健所、作業所などの地域側からは『歓迎の言葉』が述べられるという具合でした。「院長辞めて暇になった分、地域にサービスせよ」と言う訳です。『語る会』などと言いながら、専ら言葉を浴びせられるだけでしたが。手術後三カ月ほど休養したりしましたから、すぐにではなかったのですが、平成四年から『板橋地域精神保健リハビリテーション委員会』の委員長、『JHC板橋会』のクラブ・ハウス『サン・マリーナ』や病院職員が開設した『こもね作業所』の嘱託医などを引き受け、一応地域活動に参加するようになりました。

五年ほどして社会療法部は野田前部長に譲り、続いて花田部長へと引き継がれていきましたが、この間に訪問指導を専門とするスペース21が発足したり、一単位から始めたデイケアが五単位まで増えるなど、社会療法部は質量ともに拡充されましたし、作業療法も入院患者の質的変化に伴って改善されています。

地域活動では平成一〇年度から、社会復帰病棟勤務中にＭＰＲＳの実践で活躍した看護師臼井よし子氏が退職して、病院のすぐ裏手に作業所『ひあしんす城北』を開設し、『こもね作業所』とは質的に違った活動をしています。短期入院治療後の比較的若いメンバーのリハビリテーションを引き受けているこの作業所の仕事は、都内全域を見渡しても珍しい取り組みと言えます。両作業所とも私は顧問。ＪＨＣ板橋会が法人格をとってからは、理事を勤める一方、地域生活支援センターや社会就労センターで医療相談を引き受けています。

なおこの間に『日本精神障害者リハビリテーション学会』が平成七（一九九六）年一一月に結成され、私は初代会長として三年間勤めています。学会の前身『研究会』の計画は平成四年から検討されており、私も呼びかけられたのですが、手術直後のことで参加できませんでした。会長職は健康上適任とは思いませんでしたが、戦後のわが国の精神科リハビリテーション領域の活動家の第二世代の中で、当時も現役だった者の中では最年長者でしたから、第三世代の幹部諸君に説得されれば、引き受けざるをえませんでした。ここでは各職種の多くの活動家に接することができて有意義でした。

（五）臨床と研究と

ところで、当院に勤務し始めた頃には予測もしなかったことですが、経営上の理由から研究部長が退職してもその補充はなく、代わって私がいつとはなしに研究部の雑用を手がけるようになりました。理事長や院長から明確な指示があった訳ではないのですが、まず『研究所業績集』の編集等について二人の研究部員が相談をかけてきました。院長時代に編集委員に加わり、彼らと交流があったのだからやむをえません。予算・決算理事会に際しては、竹村院長から研究部の事業計画・事業報告の取りまとめを依頼されました。そして二人の研究部員も退職してしまうと、ついには研究部に関する総ての雑用が私の肩にかかってくることになりました。

年報は私の院長時代から発刊しはじめたもので、五〇周年特別号からは私が編集責任者。もともと編集業務が好きなほうでしたから。それにしても『研究嫌い』だった筈の私が非公式ながら一時的にも研究部の責任者を務めたというのも皮肉な話です。

その後あらためて組織の見直しが行われ、一時は休眠状態だった研究部も幹部会で検討された結果『臨床研究』を目標に再組織化され、平成一〇年度には教育研究部長が置かれ、本日の司会者江口重幸氏が初代部長に選ばれました。もっとも臨床医の兼務ですから江口部長も研究部の仕事に専念できるほどの余裕はありません。そこで、七〇歳を過ぎて病棟担当医から外して貰って暇になった私が、事務的な雑用はお手伝いすることになりました。

多少とも責任を持たされれば、『編集業務』と言う実務も積極的に進めたくなるのが私の欠点（長所？）。若い医師諸君が診療部の研究会で発表したり、近隣の大学や病院と合同で開催している研究会に演題を出したりすると、早速投稿を勧め、提出された論文の内容にも文章にも注文をつけたりするようになりました。医師以外の医療職員からの投稿が増えるにつれて、中央教育委員会メンバーによる査読も制度化されましたが、私はオリジナル論文にはすべて目を通すよう努力したものです。

そんな所から、あらためて『臨床と研究』について考えることとなったのですが、顧みれば私の『研究嫌い』は不得手な動物実験や生物学的研究などに限られていたようで、臨床的研究は自然に進めてきたことに気づきました。沖縄の医療を経験した昭和四三年頃からは、自分が目で見た事実や経験を周囲に知らせたくて、資料を整理しては盛んに論文を発表してきましたから。

臨床現場を卒業して研究生活に入り、今では大学教授になっているＰＳＷ氏が拙宅を訪ねてきた時、私の書斎をみて「ハハァここが先生の研究室ですか」と言ったとき、私は即座に「研究などしとらんよ」と答えたものでしたが、考えてみればこの部屋で資料を整理し、文献を読み、原稿を書いていた訳ですから、実状はＰＳＷ氏の言うとおりなのかも知れません。

私の『研究嫌い』のもうひとつの理由は、時間もエネルギーも食う研究に集中すればするほど診療がないがしろにされると考えていたからです。でも、必要な『回り道』には存在の意味がある筈です。先程お話した『障害構造論』なども、臨床場面で考えさせられたことを解決するために行った研究活動に始まり、研究の成果を世間に広めたい一心で対社会活動をしたのですが、一連の活動の最中には職場を留守にすることも多く、常に患者さんの傍らにいることなどできない現実もあった訳です。しかし『精神衛生法改正』にまで影響を与えて、結果として精神障害者の生活に役に立つ研究になったという点では、必要な『回り道』だったといえます。研究とはそういうものでしょう。

おわりに

さて、私の今日の話はこれでおしまいですが、まず冒頭にお話した五〇年前の私のささやかな『志』が、果たして実現できたかどうかから振り返ってみましょう。客観的な判断は他人さまに委ねるしかありませんが、私自身は多少の『回り道』はあったにせよ、一応『志』はある程度果たせたんじゃないかと満足しております。

引退を公表してから後、先々週には、社会復帰病棟から退院して、地域社会で暮らしておられる方々の集まり『クローバー友の会』のメンバー諸君から、別れの言葉の記された色紙とともに『記念の置き時計』を頂戴致しました。先週は又、六〇名近いデイケアのメンバーの方々から『お別れ会』に招かれ、私の話を聞いて下さった上、色紙と花束を贈られました。どちらも中心メンバーとは古い付き合いですが、顧問になってからの最近五年間は疎遠になりがちだった方々ですので、思い出して貰えた私にとっては、それこそ『医者冥利に尽きる』何とも嬉しい体験でした。こういった集まりや贈り物は勿論、私に限ったことではないでしょうが、私のささやかな『初志』が、幾らかは実現できた証拠ではないか、そんな風に感じております。

ところで、今日の講演を江口部長から依頼されてから、あらためて五〇年を振り返ってみますと、ふだんは忘れていたようなさまざまな情景が次々と浮かんできました。私の五〇年にとって何が重要であり何が無意味なのか、今はまだ十分に整理されていません。そこで、その幾つかを思いつくままに並べてみることにします。

第一に、肺結核の病み上がりで精神科臨床医になった私が、大きな挫折もなく、よくもまぁ五〇年間も働き続けられたものだ、と驚いていますが、入門を許可して下さった松沢病院長はじめ、ここまで支えて下さった多くの方々に感謝しなければなりますまい。

第二に、腹をたてることもなく最後を全うできたのも、おめでたいことです。私のような経歴では、怒ってプラスになることは殆どありません。『職域精神医療』の青山病院では、病院改革問題で院長以下病院の大幹部と対立したりしたせいで官費海外研修旅行をフイにしたうえ、半ば追い出された訳ですが、それで少し利口になりました。世田谷RC時代にも、腹わたの煮えくりかえる思いをさせられた衛生局長にも遭遇していますが、怒って予算が取れる訳もなし、利用者のためならいくらでも頭を下げられる術も身につけました。時代の追い風もあったにせよ、中部総合精神衛生センターへの発展には、この処世術が生かされたと思います。

第三に、何度も新築の病院・施設で初代の責任者を勤める巡り合わせの不思議を思いだします。青山病院神経科然り、世田谷RC然り、中部総合精神保健センター然り。そして中古品だった東京武蔵野病院の建物まで増改築で新品になるし……。ぜいたくな話です。

第四に、将来が読めない時期に、誘いの手が伸びてきて道が開けたのも不思議な巡り合わせです。世田谷RCにも、ここ東京武蔵野病院にも、そうして縁がつながったのですから。もちろん幸運を呼び込むのも能力のうち、と言えるでしょうし、どちらも問題を抱えた職場でしたから、最初の一年間はずいぶん苦労させられました。運が良いばかりでもなかったようですけれど。

第五に、分不相応に担ぎあげられた不思議。病院改革をめぐって労働組合に担ぎあげられた青山病院では、力不足で失敗したのに、その経験に懲りもせず、その後も全国精神衛生センター長会の会長やら板橋地域精神保健リハビリテーション委員会の会長やら、いい気なもんです。そして病気あがりだというのに日本精神障害者リハビリテーション学会長にも担ぎあげられたものでした。

第六に、僅か一時期だったにせよ、国レベルの精神保健福祉行政に貢献できたこと。肺結核で挫折して以後、大志を抱くことをやめて底辺の精神科臨床医に徹するつもりだった筈が、世田谷ＲＣに勤務したばかりに昭和五〇年代から救急医療制度に関する意見具申に始まって、東京都地方精神衛生審議会の常連になっていました。そして、世田谷ＲＣが中部総合精神衛生センターに発展したせいで公衆衛生審議会・精神衛生部会にまで参加して、心ならずも人前で活躍することになりました。しかし、それはそれで遠吠えして悔しがっているよりは、遥かによかったと思っています。

こうやって自分の一生を振り返ってみると、私の五〇年は、一定の目標に向かつて一貫して前進してきたという立派なものなんかではありません。いつも目の前に立ち塞がる課題に対して最善を尽くしているうちに、結果として今日の私が出来上がったに過ぎない、という気がしてなりません。

最後に、東京武蔵野病院における私の一六年間を、自分なりに総括して終わりにしたいと思います。当院を去るに当たって、病院改革の歩みを終始共にしてきた藤村副院長や村井前常務理事から『蜂矢様式ルネッサンス』とか『中興の祖』などという有難い評価を戴きました。勿論、これは褒め過ぎでしょう。病院改革の仕事に専念した結果は、およそ次のようにまとめられます。

野球に「中継ぎ投手」という役割があります。しばしば勝利に貢献するにもかかわらず『勝利数』にも『セーブ数』にも数えられることが少ない地味な役回りです。しかし、玄人はそれなりの評価をしますし、オールスター戦の投票の対象にもなっている今では選手たち自身にも結構充足感・満足感があるのではないか、と思います。公務員当時の私は、いわば『先発・完投型』の投手でした。第二の人生では『中継ぎ』。六〇年間の当院の歴史の中で、院長としての貢献度は僅かなものであったかも知れません。しかし、理事長にも歴代の院長にも収拾困難で慶應義塾大学出身者に人材が不足した昭和末期からの三年間、この病院を支え発展に結びつけた『中継ぎ』としては、なかなか結構な役割を果たせたじゃないか、と自負している次第です。

院長退陣後の社会療法部の五年や研究部門の業務のほうも、いわば野田・花田両社会療法部長や江口教育研究部長らの人材を迎えるまでの『中継ぎ』といえるでしょうが、衰退していた昭和後期から平成初期にかけての状況を考えれば、そこそこに役立ったのではないか。これにも多少の自負を抱いています。

ところで、当院は今後どうあるべきか、これについても一言ふれよ、という要望がありましたが、これはご勘弁いただきます。先程もふれましたように、私は与えられた課題に直面して始めて智恵が湧いてくる方でして、責任をとらなくて済む評論などは最も苦手とするところなのですから。

今日は、ふだん接触の少ない新人職員を含めて、多くの方々に昔話を聞いていただきましたが、当東京武蔵野病院は精神医学研究所の付属病院でもあります。自発的な工夫で日常的な業務を楽しくする努力とともに、多少の回り道になることはあっても『研究』的心構えを忘れないようお願いして、本日の講演を終わります。

御清聴、有難うございました。（二〇〇三年三月一七日）

第三部のまとめに代えて

「東京精神病院事情ありのまま」という調査資料がある。藤澤敏雄さんを代表とする東京都地域精神医療業務研究会メンバーによるもので「東京都が開示した都内精神病院統計の資料を処理して、客観的に数量化できるデーターを取り出し、個別病院ごとの評価を行い、九項目（第二版からは自由入院率を省き八項目）を抽出して五段階評価を行い、個別病院ごとにひとつのレーダーチャートを作った」と説明されている。第一版の発行は一九八九年一一月だが、資料は八六・八七年の精神病院統計。したがって東京武蔵野病院の管理者名は私・蜂矢英彦になっているが、資料のほうは私が着任する前の数字である。

第一版での東京武蔵野病院の評価は「民間病院としては、医師・看護者・コメディカルともに比較的多いものの、自由入院率は二・八%、回転率も五四・八%とさして高くない。四年以上入院者も五七一人中三一八人、五五・七%と高め。生活保護率は単科精神病院には珍しく都平均を割っている。外来は活発である」と解説されている。評価点数は二六点。第二版からの評価基準によれば、第二群に分類される。

私が着任したのは八七年八月のこと。着任早々に私が受けた印象は本文に記したとおりで、病棟は閉鎖的だし、本資料で活発と評されている外来診療は、実際には午前九時半過ぎから始まる、という緊張感に欠ける雰囲気であった。この時の調査による評点は、驚いたことにまずまずの位置（第二版の評価基準によれば第二群相当）に分類されている。都内精神病院の過半数の評価は当院よりも低いのだから、全体のレベルの低さが推測される。

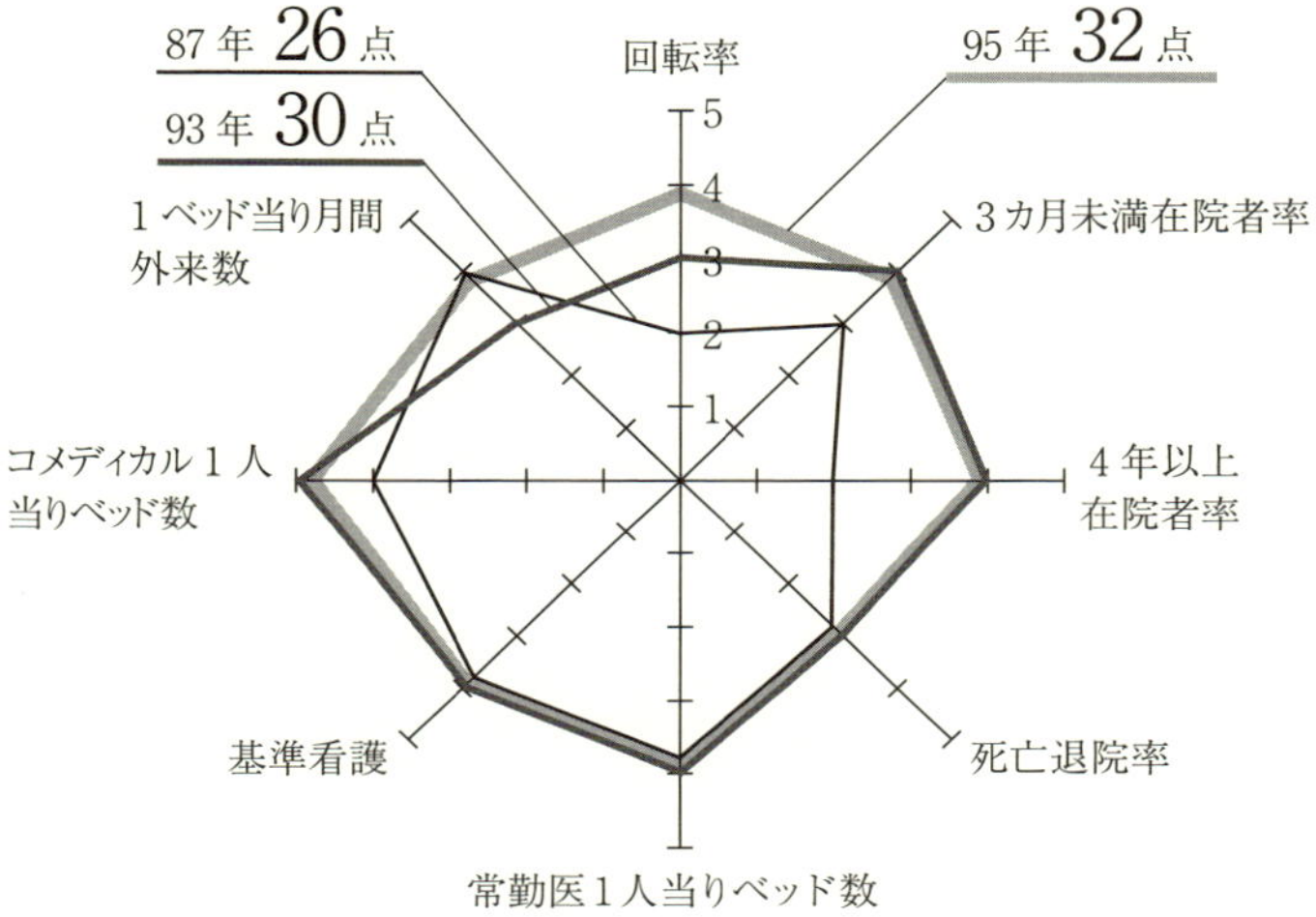

図1　レーダーチャートの基準

第二版からは評価基準に沿って五群に分けられており（第一群三〇点以上、第二群二九～二五点、第三群二四～二〇点、第四群一九～一五点、第五群一四～八点）、各病院のレベルは一目瞭然となる。第五群の病院の実情を私はほとんど知らないが、第四群の病院の中には院長が知人の病院もあり、休職中の東京都職員が入院していた病院には、職員の休職・復職診断のために訪問していたので、その状況も一応見聞している。

第二版は第一版の調査から七年後の一九九五年に発刊された。一九八七年から九三年までの調査に基づくもので、東京武蔵野病院の評価は三〇点以上に向上し、評価基準によるグループ分けでも、第一群に昇格している。調査者の総評でも「正攻法で分裂病者のリハビリや地域活動に取り組み、効果もあげて、今最も元気な都内民間精神病院の一つと言える。どこの病院でも方針をもって取り組めばここまではやれるという指標となるかもしれない」と総括されている。

第三版は一九九三〜九五年に調査、発行九七年。当院の総評は「病棟の機能分化をすすめハード面の大変化をはかっている。この本で指標としているすべての面で高まっている（点数は三〇点から三二点に向上）、と評価は高い。総評は前回と変わらず「元気が持続している病院といえる」とあるが、「この活気ある状況が全病棟にいきわたるにはまだ時間が必要なのかもしれない」という付記で結ばれている。参考までに紹介すると、第一群には公立病院が六病院、中規模の民間病院は当院を含めて三カ所しかない。

私が院長として責任を負ったのは第二版調査の前半三年間ほどで、第三版のための調査時点では健康上の都合で院長を退き、回復してからも社会療法部ならびに社会復帰病棟の運営に責任を負うだけに止まっていた。ともかくも現役医師として責任を負っていたのはこの時代までであって、二一世紀に入ってからは顧問におさまり現場からは半ば退いた。

この病院は、正式には「財団法人精神医学研究所 付属 東京武蔵野病院」である。研究所としては毎年「研究所業績集」が発刊されており、私も着任した一九八七年の第二四輯から毎号論文を掲載し始め、私の最終講演が収録された第三九輯までは、編集責任の一端を担っていた。

「年報」のほうは、五〇年以上に亘って発刊を続けてきた研究所業績集に比べると後発で、その歴史も浅い。私が現役病院長の時代から発刊され始めたもので、平成元年度が創刊号、今年ようやく二五号までを発行したばかりである。年報は、年度ごとに病院の概況、事業内容、医事統計（暦年）をまとめた三〇頁程度の小冊子から始まり、（平成四年度の「創立五〇周年記念号」だけは二百頁を越える大冊となっている）二五回目になる今日では、巻末の二〇頁にわたる病院統計をふくめて、百三〇頁を越える年報に成長している。平成元年の創刊号の時からなるべく多くの現場責任者に執筆をお願いしてきたが、現在では、院内各部所に運営責任をもつ六〇名以上の幹部職員が執筆するようになっている。

「精神科臨床医の五〇年」と「平成一二年度年報」を置き土産にして私は、精神科医としての生活に終止符を打ち、暢気な暮らしに入ると、たちまち高血圧はやわらぎ、高脂血症まで落ち着いてきたのには我ながら驚いた。そこで昔馴染みの縁で断りきれなかった熊本県精神病院協会や和歌山県潮岬病院の講演会に招かれたりしているうちに傘寿に達してしまったが、残念ながら八〇歳代に入るとともに高血圧高脂血症や心房細動発作の増悪で、遊び暮らすだけの余裕がなくなり、八〇歳代は不本意ながら無為に暮らさざるを得なくなった。

座談会「病院医療と地域活動の架け橋」

蜂矢英彦
寺谷隆子（ＪＨＣ板橋会）
栄セツコ（桃山学院大学）

「リハビリテーション活動の先駆者たち」

蜂矢　皆さんのお手もとにある資料は、昨年まで日本精神障害者リハビリテーション学会の運営に貢献してくださった昔からの仲間であるあなた方と、上野容子さん、岩崎香さん、その四人に、顧問や学会幹部との往復書簡をまとめてお送りしようと思って、一昨年の秋に、自分でコピーを四部ずつ作ったわけです。それがその封筒の中に入っています。

そこに綴じてあるのは、亡くなられた方々との文通だけをコピーしました。岡上和雄さんとか、野中猛さんとか。それから、古いところでは臺弘先生とか。もっと古いところでは秋元波留夫先生。

栄　皆さん、〝精神科リハビリテーション〟を築いてくださった方々ですね。

寺谷　秋元先生は亡くなるほんの何十日ぐらい前まで来てくれた。タクシーの後ろの席に寝たきりになって。それで何回も来てくださったの。

蜂矢　秋元先生のすごいところはね、お便りはいつも肉筆なんです。私みたいにワープロ印刷したりして怠けない。ちゃんと肉筆でハガキや手紙をくださるわけ。臺先生も葉書は肉筆かな。お二人とも百歳だからね。百歳の先生から貰うと大事だから。

寺谷　すごいね。リハビリ学会の役員を私も、ようやく降ろさせてもらって。本当は七〇で辞めたかったの。

蜂矢　七〇代ということは知っていました。とにかく長生きしていれば嫌なこともあるけれど、いいこともたくさんあるからね。だから、早死した見浦さんなんか可哀相だったね。

寺谷　見浦さんは、私たちの恩師というよりも大先輩、本当にすごい人だったよね。

蜂矢　とにかく私が寺谷さんの話をするときは、必ず見浦さんから始まる。

栄　先生は、寺谷さんより見浦さんのほうが先に接点があったのですね。

蜂矢　見浦さんは精リハ学会立ちあげの準備期間から参加してくれた人。実は世田谷リハビリセンターが始まるときに民間病院からスカウトした。東京都ははじめ採用試験を受けて通った新人だけを送ってきたけど、どの職種もキャップがいない。キャップは自分で探せと言われてPSW（Psychiatric Social Worker）の適任者を探しているときに、桜ヶ丘保養院院長の西尾忠介先生に「見浦は、うちに置いといたんじゃ将来がないから、お前のところで育ててくれ」と言われて、もう飛びついて。見浦さんとは結局、世田谷RCで働いている間の二〇年間とそのあと、慈雲堂病院時代の何年か付き合いがありました。だからPSWの中で一番長く付き合ったのが見浦さん。そして見浦さんの紹介で、寺谷さんと出会ったわけ。

寺谷　見浦さんがいた桜ヶ丘保養院（現桜ヶ丘記念病院）というのは社会福祉法人で、それと鶴が丘病院（現鶴ヶ丘ガーデンホスピタル）の関原靖さんとか、私のいた成増厚生病院。この三つの精神病院はソーシャルワーカーが夜勤をしていたんです。それでPSW業界では、この三つの精神病院のワーカーは夜勤要員と呼ばれていた。それで私なんか小馬鹿にされてね。

蜂矢　本当ね、あの頃は資格がないから看護助手の扱い。看護助手の扱いだけども、PSWの中にも師弟関係があって。だから桜ヶ丘のＰＳＷはみんな、見浦さんの部下。西尾先生が見浦さんを割愛するというのは、桜ヶ丘の院長としては大変だったと思うよね。

寺谷　私は見浦さんと関原さんと、成増で本当によく泣いた、悔しくて。

鎖で結ばれちゃった患者さんと保護室で寝泊まりするのが何でそんなに悪いのか。一緒に病院でお風呂に入って、背中流しっこするのがなぜ悪いのか。そんな話題のときに手を上げたのが一番ヶ瀬康子さん。ＰＳＷ関係の教育者は誰も手を上げないのに、一番ヶ瀬康子さんが「寺谷さんね、こんなことでくじけちゃ駄目です。患者さんと生活を共にするところが、なぜそんなに忌み嫌われるのか。完全に病院のＰＳＷは第二の精神科医です」って。

一番ヶ瀬さん、何と言ったと思う？　「今どきのＰＳＷは、白衣のポケットに手を突っ込んで、保護室を覗こうともしない。だけど、あなたたち、関原さんとか見浦さんとか寺谷さんたちは、患者さんと一緒に生活を共にしようとしている。それがなぜ批判され、非難されなきゃならないのか。そんなことに翻弄されないように、しっかり福祉の精神、哲学を考えなさいよ」って。一番ヶ瀬さんは全然ＰＳＷに関係ないのに、私たちを応援してくれて、そんなのに負けないでね、夜勤だろうと、一緒にお風呂に入るのも、当たり前ですよって言ってくれた。

日本女子大で私は一番ヶ瀬先生の研究室によく呼ばれて、勉強しにいっていたんだけど、あの頃は女の先生たちが、一番ヶ瀬先生ももちろん、お手洗いに入るときにドアを閉めさせてもらえなかった、学生運動で。学生がトイレのドアを閉めさせない。そこで私なんかが知っている先生たちも、学生にお尻丸出しで。そういう時代だった。そういう時代に批判されるんだから、もう全然、いまとは基軸が違うから「いいや」と思って。そんなときに成増厚生病院で「イギリスに行ってこい」と言われて。

栄　そんな時代だったのですね。イギリスへはＰＳＷの勉強のために行かれたのですか？

寺谷　そう。二週間ぐらい。あの時は、すごかったね。

蜂矢　良い勉強ができただろうね。桜ヶ丘とか成増にはＰＳＷがちゃんといた。身分は看護助手の扱いだったけども、ＰＳＷとしての仕事はやっているから、外から患者さんを頼むときには頼りになるんだよね。松沢なんかはＰＳＷがいなかった。

栄　都立の松沢病院なのに、ＰＳＷはいなかったのですか。

寺谷　いなかったの。

蜂矢　定数がなかった。東京都というのは遅れていてね、私が松沢病院を辞めてしばらくたってから、ようやく高橋一さんが入った。

寺谷　そうそう。

栄　ＰＳＷが社会的に認知されていない時代に、世田谷リハビリセンターにＰＳＷを入れようといったのは誰かの案だったのですか？

蜂矢　それは社会復帰医療施設を作ろうという東京都の準備委員会で話題にされている。一年先に始まった川崎リハビリセンターには、ちゃんとＰＳＷがいたわけです。だからＰＳＷが必要だということは都の役人も分かっていた。けれど資格制度がまだなかった。

栄　なるほど。当時は「精神保健福祉士」の国家資格もなかったですものね。

蜂矢　そう。資格はずいぶん遅れたね。

栄　遅れましたね。〝福祉〟のなかでも「社会福祉士」の方が「精神保健福祉士」よりも国家資格が先にできましたし……。

蜂矢　東京都には福祉指導という職種はあった。だから、世田谷リハビリセンターは発足にあたって福祉指導を一人採用する。で、そのキャップに見浦さんを据えたのはこの私。

栄　そうだったのですね。

蜂矢　これでPSWを動かせると思った。

栄　でも先生、ちょっと話がずれますが、先生は「ワーカー」とか「PSW」という言葉を使われますが、当時はまだ「精神障害者」の方は医療の対象でしかなく「治療」はあっても、「リハビリテーション」とか「障害論」もなかった時代ですよね。PSWの仕事はまだ全国的にも周知されていなかったわけですよね。

蜂矢　もちろん、そうでした。リハビリという用語は病院精神医学会発足の頃から使われていたけれどね。世田谷リハビリテーションセンターでは医者も上から命令するという上下関係にはしないという約束がはじめからありました。

栄　誰と誰との約束？

蜂矢　所としての。

栄　センターとして？

蜂矢　そうセンターとして。医者は七人ぐらいいたけれどこの施設は「医者が中心になってやる施設じゃない」という、一種のフィロソフィーは初めから持っていたわけ。

編集部　それは先生がそう思っていた？

蜂矢　いや、私より前にね、松沢出身で、キャリアは私より一〇年ぐらい若いんだけど、すごくできるのがいたんですよ。東大文学部の心理学科を出てから医学部へ入り直して、出ると同時に精神科を選んで、松沢へ来た南雲與志郎君という優秀な医者がいた。彼が中心になって、ここのセンターをどう運営しようか、自分なりにルールを考えていた。私が最初から作ったんじゃなくて、彼に招かれて所長になったんだけど、そこで南雲君と意気投合したわけ。昭和四年生まれだから私より若いけど出来は抜群。彼が亡くなるまでずっと付き合っていましたよ。センターの運営が軌道に乗ってから、岡山の林道倫病院の院長に転じた。

栄　蜂矢先生自身はそのセンターで、生活を支援するソーシャルワーカーと、医療提供する医者の二人ひと組で一人の利用者を受け持ったということですね。

蜂矢　そう。コメディカルは作業療法士であるときもあるし、臨床心理士の人と組むときもあるし、いろいろな職種の人と組むけれども、ルールとしては、医者が指示して、コメディカルが手伝うんじゃなくて、両方が対等の立場で一人の利用者を育てるという役割分担で始めた。

栄　世田谷リハビリテーションのように先駆的に多職種チームで実践しているところはなかなかあの時代はなかったですもんね。

蜂矢　でもね、川崎リハビリテーションセンターが先発していたからやり易かったんです。川崎のほうが一年先。だから、岡上和雄さんのやり方をかなり勉強しました。

寺谷　今、先生がおっしゃっているのは一九七〇年初頭ころでしょう。

蜂矢　そう、一九七二年。六〇年代の半ばまではまだ駄目だったんですよ。六〇年代の後半になって薬物療法がどこの病院でも使われるようになって。だから病院が変わるのはそのへんからだね。

寺谷　で、一九七三年に作業療法士の国家資格が登場した。私は一九七二年にイギリスのモーズレイへ行って、病棟の運営も患者さんがしていて、町の人たちが自由に病院の中に出入りするという、地域をベースにした社会精神医学の実践を見てきた。

蜂矢　だから、日本のリハビリテーションの先進的なところはイギリスに学んでいるんです。

「障害論」

栄　その頃からですか、先生が「障害モデル」を発想されたのは？　上田敏先生の身体障害者を対象とした障害論があり、それから蜂矢先生が精神障害者を対象とした障害論を立てたと記憶しています。先生の障害論が精神科リハビリテーションの原点だったと思っていましたけれど……。

蜂矢　原点といわれるとちょっと言いすぎになるけどね。障害モデルはもう少しあと、私が発表したのは一九八一年ですから。

栄　ちょうど国際障害者年の頃でしたよね。

蜂矢　そうそう、そのあとです。それより三年ぐらい前に、せっかくよくなって働きに出した人の二割ぐらいが、具合悪くなって帰ってきちゃうという経験をしました。なぜかというと、ホステルを卒業して、どこかへ出ようと思っても住居がないから、普通のアパートの一室を借りなければならない。リハビリセンターで借りあげるんじゃなくて、出ていった個人が稼いで払う。それだけの力がないと駄目なわけです。中には生保の人もいましたけど。とにかく、せっかく出ていっても、そこから先、生きていくすべがないわけです。それは宿舎だけじゃない。そもそも作業療法は一九六四年頃から点数化されたから、あちこちでやれるようになったけれど、作業療法である程度働けるようになって社会に出ようと思っても職場がない。その頃はまだ、その後、中心的に援助してくれた障害者職業センターがどこにもない時代でした。結局、何人も育てては社会に出したけれど、帰ってきちゃう人もいるし、どちらにしても制度がないから先に進めない。三年ぐらい、悶々としていたかな。

そこに東大リハビリテーション部の上田敏さんが「リハビリ医学の位置づけ」という論文を、ゲラ刷りの段階で見せてくれた（『医学のあゆみ』一一六巻五号〈一九八一〉）。私が障害論を発表する前年のことです。私は「これだ！」と思って飛びついた。自分で探し出したんじゃなくて、上田さんが「これを読め」といってくれた。それから勉強し出してね。勉強し出したら、上田さんだけじゃないんだな。これも昔々、一九八〇年の岩波新書だけど。砂原さんの。

寺谷　懐かしい名前、砂原茂一さん。

蜂矢　とにかく考え方の基本は、砂原さんの考えをずいぶんいただいちゃっているわけだけど、精神障害領域でも使えると言い出したのは私が初めてです。

栄　そうですよね。「疾病と障害の併存」という精神障害者の方の障害特性というものですね。

蜂矢　たまたま臨床精神医学誌の一〇周年記念特集号に「精神科のリハビリテーション領域から何か書かないか」と声を掛けられた。

栄　「身体障害」でなく「精神障害」のリハビリテーションということですね。

蜂矢　そう。声を掛けられてから発表するまでに六カ月ぐらいかかっているかな。というのは、センターの中で検討したところ私の障害論に賛成したのは村田信男君と見浦康文君の二人だけ。あとはみんな頭をかしげている。「こんな理屈、精神科に使うのはおかしい、無理なんじゃないか」とか、そういう時代だった。

編集部　何がおかしいと言うんですか？

蜂矢　身体障害者の理屈を借りてきているだけじゃないかと。よそへ行ってしゃべっても、福祉畑の人にやられるわけです。障害が固定してもいないのに、なんでその人に福祉を付けられるのか。まず固定してから考えるべきじゃないかとか、反論される。上田さんの図を見て、精神科領域では、それこそ病気と障害が同時に並行して進む。だから、障害が固定してからリハビリをやるんじゃ遅い。固定する前から両方並行してやらないといけないと主張したわけです。

栄　「疾病と障害の併存」というのは、他障害と比較するとなかなか理解しにくいですよね。疾病があって、障害があるというような。治療とリハビリテーションを同時に行う必要性がある……。

蜂矢　疾病が治ってというか、固定してからというのでは、私からみれば遅すぎる。

編集部　あの障害論は火事に例えたりしてますよね、先生。あれがとても分かりやすい。

蜂矢　そうそう。それはこの砂原さんのたとえ話を借りたの。

編集部　火事のとき大きな火が終わって、チョロチョロと小さな火になっても火事が続いているのは同じだという。

蜂矢　それを一番最初に発表したのは『臨床精神医学』一九八一年の一二月号です。

栄　先生が精神科領域で「疾病と障害の併存」ということを強調したのは何かあるんですか。

蜂矢　一番強調したかったのは、精神科領域では障害が固定してからでは遅いんだと。

栄　障害が固定してからでは遅いというと固定する前からかかわりが必要ということ？

蜂矢　固定する前からリハビリテーションを進めなければいけない。これは役人にも分かる。しばらくはほんの数えるほどの人たちが賛成しただけで、たいていの人は賛成してくれなかった。一番はっきり反対したのは、民間精神病院の団体、日精協の中堅幹部。

栄　「日精協」がですか‼　それはなぜなんですか？

蜂矢　日精協が反対した理由は非常に簡単なんです。同時に起ころうがなにしようが、病気なんだから全部病院で面倒をみるべきだと。だから福祉が必要だったら、病院に福祉の予算をつけろと言うんで、日精協の論客が反論しました。

面白いのは、最初に賛成したのが家族会。家族会はその頃、どうやって福祉予算を獲得するかということで、団体として勉強していたんです。だけど行政を納得させるだけの理論が出てこないわけ。そこへこれが出たものだから、とにかく障害者団体や家族会は最初から賛成だった。

ところが反対もしなければ、賛成もしない、意見を言わない人がほとんどだったんです。例えば大学の先生たち。大学の先生は実際の患者さん、ひどい障害を持っている患者さんをあまり扱っていないでしょう？　症状のある人を治療してよくしたら退院させちゃうんだから。だから、私の理屈はすぐには分からないわけ。かなり良心的な大学教授でも力にはなってくれませんでしたね。力になってくれた大学教授は東大の臺先生と和歌山の東教授だけ。

寺谷　みなしごハッチじゃない。違う？（笑）。

蜂矢　臺先生と、それから一緒に同じような論を立てていたのは安斉さんという神奈川県の医者。安斉三郎さんの論文が何で広く取り上げられなかったかというと、神奈川県内の地方誌だったから。発表する場を与えられていなかったわけ。私は幸いにして、臨床精神医学誌特集号に発表できたけど。

栄　それが全国的に、「精神科リハビリテーションは治療とを同時に行う必要がある」ということが普及されるきっかけになったんですね。

「障害論の広がり」

蜂矢　五年ほど経ってから厚生省（現厚生労働省）精神保健課長に呼ばれて、結局は精神保健法が改正になったときに法文の中にこの考え方が入るわけです。それまでは病気と障害は全く別にされていたけれど、法律の条文にまでちゃんと入るわけです。

でも、そこから先、仲間うちからも「あまり役に立たない」と言われて。この時は私も、役に立つものがどうしたらできるだろうかって悩んでいたんだけども、金剛出版編集部の田中春夫さんから「三冊目の本を書け」と声が掛かった。でも書けない。

栄　その時は、編集部からどんなことを要求されたんですか。
蜂矢　要するに、せっかくの障害構造論なんだけど、あまり広まらない。これを日本中に広めるには障害論中心の本を作るしかない。だから本を書けというんです。ところが私は頭がね。その頃は体も悪かったけど、頭のほうも空っぽで先に進めなかった。私の代わりに伊勢田君がまとめてくれた。
栄　それがＩＣＦ（国際生活機能分類）という形になるんですね。
蜂矢　そうです。中沢正夫さんにも「理屈は分かるけどあまり役に立たない」なんていわれて（一五六〜一五七頁を参照されたい）、これはちょっと厳しかった。
栄　厳しい？
蜂矢　うん。でも、その通りだと私は思った。それで何とかしなければと思ったけど知恵が湧かないわけ。その時点ではとにかく夜の勉強会には出る体力がない。どうしようもないんで、伊勢田君に頼んだわけ。伊勢田君もかなりきつかったらしいけど、最後には、とにかく出てよかったといってくれた。
それでＩＣＦが出て、一段落。じゃあ、ＩＣＦが精神科領域で使われているかというと、これまたあまり使われていないんじゃない？
栄　今では精神保健福祉士の教科書にも載っていますよ。
蜂矢　そう、現場で。どう使うの？
栄　現場でＩＣＦモデルはチーム医療の必要性であったり、本人の環境をアセスメントする大切さとか、それから、健康状態と生活機能、環境因子や個人因子における関係の矢印が双方向に示されているので、精神障害のことが説明しやすくなったんです。障害は固定しないという説明もしやすくなりました。
蜂矢　そうそう、それが大切だったね。あれが第一。

栄　今までは病気になると、「機能障害→能力低下→社会的不利」という一方通行の関係性でしたからね。治療が終わってからリハビリテーションが始まるというものでした。

蜂矢　私はとにかく流れ。法律を変えるには流れしかない。この理屈で役人を納得させようというので、ああいう図を描いたわけ。でも、描いたあとにあちこちに呼ばれてしゃべったんです。ところが、「すぎなみ151」（杉並区精神障害者共同作業所通所訓練事業）のメンバーの集まりに呼ばれて話したところ、話し終わったら、みんなシーンと黙ってしまって、討論どころじゃない。

栄　メンバーの前で話してシーンとなったのですか？

蜂矢　そう。それから寺谷さんに「サン・マリーナで話せ」と言われて話したら、またシーンとなっちゃうわけ。それは当たり前なんだよ、一方通行だから。「お前駄目だよ」という感じになっちゃう。そうじゃなくて、双方向になっていればシーンとしなかったと思うんだけどね、そこまで知恵が回らなかった。それで伊勢田君に頼んだら、見事に国際的会合で発言してくれて。伊勢田君のほうは勉強する機会を与えてくれたと感謝してくれている。ああいう場面を作ってくれたというんで。お礼を言いたいのはこちらなんだけど。

栄　確かにそうですね。

蜂矢　おかげさまで精神科での元祖。

栄　精神科リハビリテーションの元祖という。

蜂矢　障害論の元祖だったことだけはなくならないから、まあまあよかったんです。でもね、メンバーに役に立たないことだけは本当にこたえた。

栄　先程のシーンとしたっていう時のことですか？

蜂矢　うん。これはもう私のほうに欠点があるんだけど、どこが欠点だかあの頃には分からなかった。今となってみれば種明かしができるわけだけど、その頃はシーンとされて「困ったな」と思って。コメディカルの人たちは分かっちゃうんです。自分のことじゃなくて対象が障害者だから、どこへ行ってしゃべってもみんな一応分かった顔をするわけ。でも、肝心要の障害を持った人たちは納得してくれなかったというのが、この障害論のオチなんだけど。幸いにして伊勢田君が解決してくれて、身体障害などほかの領域と一緒にやれるようになったという点ではよかった。

栄　私は先生の障害論を学生に強調するところは、機能障害によって能力の低下がなくても社会的不利になるというところです。先生は「病気になったこと」で社会の偏見がある・社会的不利益を被るということを示されましたよね。

蜂矢　そう。そうしたんだよね。

栄　私、あれも目からうろこでした。

「マイノリティという言葉」

栄　私が東京武蔵野病院の外来担当として勤務していたときに先生にファウンテンハウス「サン・マリーナ」に連れていってもらったことを思い出します。先生は本当にメンバーの方と同じ目線でした。先生のことを「蜂矢先生」というメンバーもいるけど「蜂矢さん」というメンバーもいましたものね（笑）。

それと先生と寺谷先生が東京武蔵野病院で板リハ（二六五頁参照のこと）の勉強会を重ねたことも印象的でした。アンソニーの『精神科リハビリテーション』を一緒に読んでいたこともありました。あの時医者とワーカーが協働することの大切さを教えていただきました。

蜂矢　とにかく私は職種を越えて付き合うのが当たり前になっていたから。アメリカ帰りの臨床心理学者が司会するある座談会で、まず最初に「マイノリティとしての感想を」って聞かれたことがあった。私は自分がマイノリティって思ってなかったので、びっくりした。

どの職種もみんな一緒だと思うから、医者だけがマイノリティなんて思ってないわけ。ところがアメリカ帰りは、私がマイノリティだと思っている。

栄 トップダウンってことですか。「マイノリティ」ってどういう意味あいで使われたのですか。

蜂矢 これ、野田文隆君の本『マイノリティの精神医学』（大正大学出版会、二〇〇九）なんだけど、私はこの題が気に入らない。

おそらく彼は、ひしひしとマイノリティの感じを受けたんだと思う。カナダ留学から帰ってきて、帰ってきたら大学では受け入れられず、どこにも勤め先はないし。そのときに千葉大の佐藤教授が、野田を使ってくれないかって寄越した。私はカナダ帰りをすぐ東京武蔵野病院でヒラ医者で使うわけにはいかないと思って、あちこちの病院の見学に行かせたわけ。ところが彼は三つ、四つ見学したあげく、ここで働かせてくださいと言うから、それで東京武蔵野病院で雇って。ほかの医者とすぐにはうまくいきそうもないから、まず私の受け持っていた社会復帰病棟を担当させた。

最初のうちは野田君も慶應大学出身の連中となかなか仲良くなれなかったんです。ところが、だんだんいろいろな大学から医者が集まるようになって、今は東京大学からも来ているし、あちこちから来ているから、学閥的な不協和音はあまりなくなったみたい。

だから、野田君が「マイノリティ」と書いた。

栄 「マイノリティ」ね。

蜂矢 まあ、変な時代だったんだけどね。

栄 また、戻りますけど、その時代に先生が当事者の方と同じ目線で話しあうというのがとっても新鮮でした。

当事者の方との敷居がないというか。

蜂矢　それね、私は生まれつきなんだよ。岩波新書『心の病と社会復帰』の中にも書いているけど、松沢に行って間もない、まだ若かった頃、とにかく開放病棟の患者さんたちが私の家に自由に出入りしていた。

栄　先生のご自宅にですか？

蜂矢　開放病棟の患者さんが庭の芝刈りとか植木を植えに来るとかね。

栄　ということは、病院の近くにお住まいがあったということですか？

蜂矢　近く。歩いて二〇分くらい。自転車なら五、六分。

最初はね、社会復帰を目指す女子開放病棟に入院中の患者さんがわが家にお手伝いさんに来たわけ。今はもう五〇代半ばを過ぎになる息子が、まだおしめをしていた頃だ。その頃にお手伝いさんに来て、部屋の掃除をしたり洗ったおしめをたたんだりなんかしていたわけ。だから、うちの女房も社宅になんかいなかったんだけど、患者さんと平気で付き合っていた。

栄　奥さんのほうに抵抗はなかったんですか。

蜂矢　抵抗ない。

寺谷　そうやって質問すること自体が、私はすごく変な人だなと思っちゃう。

栄　確かに、私の偏見でした……。

蜂矢　しょうがないよ、それは時代だよ。

寺谷　だって私たちのときは、私のところにだって、何かお手伝いすることありませんかって。お仕事ちょうだいという感じ。で、私のうちに必ず退院前には泊まったし、一緒にお風呂に入りにいって、銭湯ってこうなのよって。

蜂矢　松沢病院には決まりがあって一定のお手当てをあげていた。それこそ、ほんのお小遣い程度だけど、患者さんたちが楽しそうなんだよ。病棟にいる時よりもはるかに。だから来るわけ。

「クラブハウス　サン・マリーナ」

寺谷　先生に対するメッセージはいっぱいあるの。蜂矢先生は日本でクラブハウスモデルを地方自治体の制度に乗せた人なの。

蜂矢　それはちょっと言いすぎ。

寺谷　その中で私が聞いてきたのは、蜂矢先生は船医のような存在で、たばこを吸いながらメンバーと雑談をしていた。

蜂矢　それは当たり前だったの（当時はまだ喫煙していた）。

寺谷　相談のあるときには声を掛けてくださいとメンバーに呼びかけて、みんなで船に乗って旅をしているような感じ。旅人同士と言ってもいいかもしれない。そして、サン・マリーナの名前に込められた、出港し、戻ってくる港のような贅沢な旅をしている感じだったように思う。そして、小さな船のマリーナに一緒に乗って旅を共にしてくれた人、蜂矢先生、蜂矢さん。

それから、板橋地域リハビリテーション委員会[*注1]を立ち上げ、医療と地域活動が肩を並べて歩くような環境づくり

＊注1　〈板橋地域リハビリテーション委員会〉
一九九二年四月に発足。前年の暮れから寺谷さんやＪＨＣのスタッフ、保健所の精神保健相談員や保健婦たちの呼びかけで準備されていたもので、旗揚げ当日は板橋区内の精神病院の各職種、保健所や作業所などの関係者六十余人が病院の大講堂に集まった。目標は、支援組織のネットワークづくり。

を共にした。社会復帰病棟のナースの臼井さん＊注2を同伴して、まるで医療の出前のような、格式ばったものではなく、頼りになるお父さんのような存在。そして、当時のメンバーの記憶にいまでも鮮やかに残っている。マリーナのニュースを送るたびにはがきの礼状が届けられ、いまだにマリーナの一員として身近に感じている。人間同士だって。

そして、ＩＣＩＤＨ（国際障害分類）の意義を、精神障害者が社会的不利を被っている人と位置づけて援助するという考え方を述べて、周りからパンチをくらっていた時代があって…。私たちは「そうだ、そうだ」と思ったけれど、そう思わない医学モデル賛同者たちからの批判があって、そのときに孤立無援ぎみの蜂矢先生を野田先生が「みなしごハッチ」といって応援していて。それで、Ｔシャツにハチの絵を描いて、私と臼井さんとか、何人かで「みなしごハッチ、みなしごハッチ＊注3」と歌っていたの。

蜂矢　あれは病気から回復したときの祝賀パーティだよね。腹部大動脈瘤をやって、手術をして何カ月か病院を休んだ。普通は民間病院だと、大病した老医（当時すでに六六歳でした）はクビでしょう。ところが戻ってくれと、理事長や常務理事や院長から言われて復職したわけ。そして戻ったら、地域の皆さんからも歓迎されてＪＨＣに協力できるようになったわけです。その前はＪＨＣに行く暇もなかったんです。

栄　「院長」としての責務がご多忙だったからですか。

＊注2　社会復帰病棟におけるCommunity psychiatric Nurse（略称ＣＰＮ）の臼井よし子さんの活躍ぶりは、すでに岩波新書の拙著「心の病と社会復帰」（一九八三）に記したとおりだが、板橋区内の共同作業所設立が予算化されると同時に、病院を退職して「ひやしんす城北」をたちあげ、作業所だけでなく共同住居も設立して、地域での活動を着実に進めており、寺谷さんの主催した精リハ学会第七回大会にも積極的に協力していた。残念ながらその後健康を損ねて一旦はリタイア。今では夫君臼井良夫氏が施設長を引き継いでいる。作業所開所以来、この施設の顧問を務めていた私も、健康を損ねて一〇年以上会っていないが、一昨年には施設の新事業としてシフォンケーキ作りに挑戦。出来具合を試食・評価してくれと新製品を我が家まで送り届けてくれるなど、接触は続いている。幸いよし子夫人も健康を回復しつつあり、週に二度ほど作業所に出勤し始めたとの知らせを寺谷さんから聞いている。双方とも健康状態に問題があって、直接会う機会がないので、本書に登場して貰った次第。

蜂矢　院長の責任として、ひどい病院を普通の病院にするために、それこそろくに休みもとらずに働いたから。医者も悪かったけど、看護職員にも教育が行き届いていなかったから。私が古い病棟の三階を開放病棟にしようなんて提言すると、みんなびっくりしちゃったんだよね。何でそんなことができるんだろうと思ったんじゃないかな。それは世田谷リハビリテーションセンター時代でも同じだけど、患者さん同士が仲良くなって、退所したら結婚したいという話になったときに、私なんかは祝福したけど、職員たちは、まず「結婚させてもいいんですか?」って言うんだよ。東京武蔵野病院の心理室の連中なんかもびっくりしていた。そんなことは何年も入院していた患者さんにできるのかしらって。そんな時代があったわけ。

寺谷　こんなこともあった。「僕たちが病院訪問、入院の友達を訪問したら断られちゃった」って蜂矢先生に言ったら、「なんだ、そんなこと」という感じで、厚生省（現厚生労働省）だとか、東京都だとか板橋区だとか、板橋区内の保健所だとか、いろいろなことをきちんと説明してくれて「そういうときにはこういうところに電話すれば

＊注3　〈みなしごハッチについて〉
一九八一年に私が提唱した「障害論」に対しては、日本精神病院協会の中堅幹部たち（体制派・強いていえば右派）や日本精神神経学会の新理事たち（おおむね新左翼）が反論を展開していました。家族会の団体からは賛同の意見が聞かれましたが、残念ながら精神科医の多くは無言でした。五年ほど経って「障害論」の骨子が理解されて精神保健法の一部改正が実現したと認識していた私は、「障害論」の発表から一〇年近く経っていたこの復職祝賀会の時期になってもなお、自分が「みなしご」と呼ばれるとは思いもよらないことでした。

社会復帰病棟の担当もしていた私に対して、病棟担当の職員たちはすでに強力な味方になっていましたが、それだけに精神科医の大多数が、いまだに「障害論」の理解者にはなっていないことを、病棟担当の野田医師や看護職員たちは敏感に感じていたのではないかと思います。

「障害論」の発表から一〇年を経過してもなお、依然として「障害論」に積極的に賛同する者は少数派だったので、社会復帰病棟勤務者の目には、私が精神医学会の「みなしご」と写っていたのかもしれません。今になって思うことは、現役時代の私が「かなり鈍感」であったことは幸いでした。

いいんだよ」って、何事もなかったかのように教えてくれるの。蜂矢先生は飄々としていて。で、そのとおりに厚生省に電話して「今、成増厚生病院に面会に行ったら断られました。同じ病者だからと言われました」と言ったら、厚生省がすぐ成増に電話してくれて今度は「早く面会に来てください」と言われて面会に行ったりとか。

蜂矢　あの頃は私も顔が広かったの。お役人にもね。

寺谷　ね。蜂矢さんっていったらすぐ分かった。先生からこう言われましたというとすごく効き目があったし。だから、先生の教えとか哲学というのは、メンバーさんたちにちゃんと浸透しているし。

蜂矢　言葉で説明したわけじゃないんだよ。ＪＨＣも今考えると、実に利口なやり方。私にいちいち注文をつけないわけ。勝手にやれというか。だから、いろいろなことが自然にできた。これが新米だと、講義をしろとか、座談会をやれとか、あれをしろ、これをしろとなるわけ。私にはそういうのはないの。行った日からみんなと一緒に一服しながら…。あの頃はまだたばこを吸っていましたからね（笑）。

寺谷　ＩＣＩＤＨについて、社会的不利益を被っている人としての認識を蜂矢先生はいつも言っていた。もっと周りが優しくなれば、障害をもつ僕たちもこんなふうに構えたりなんかしないんだよという話。で、医療モデル、社会モデルと分けて捉えたりするのではなくて、そんなことでけんかしている場合じゃないだろうとメンバーさんは言っているわけ。もう六〇、七〇になると、そういう言い方をするんですよ。メンバーさんは。

そして、人間に共通する環境整備の大切さを言う。自分自身が結核療養経験者であったことというのは、蜂矢先生の人間理解をすごく深いものにしていたんじゃないかと思う。メンバーさんたちは「僕たちも病気を持っている。だから、人間をどう見るかということにかけては、普通の人よりも僕たちのほうが深い」って。だけど、一時は理解の浅い人間が深い人間を攻撃しているという図があったんだと言っている。いろいろ批判したりする人は、人間理解の浅い人が言っていて、例えば、お坊さんとか、そういう人が僕たちを批判したことなんか一回もないと言っている。面白いでしょう、メンバーさんって。縦ではなく横の関係。

蜂矢　でも新しい人がずいぶんたくさん入っているでしょう?

寺谷　新しい人はずいぶんいますよ。だけど新しい人、古い人じゃなくて、やっていることは今も昔も同じ。友愛訪問なんかは今、一年間で一万件ですよ。

蜂矢　すごいね。

寺谷　それは無償ですから。だから、これに点数が加われば、すごい稼ぎですよ。だけど、それが今、板橋区民に社会貢献ですよ。無償で。だから蜂矢先生の名誉顧問というのはずっと外さないでいるんです。

蜂矢　いや、まいった、あれには(笑)。

寺谷　だから、これからも外さない。

蜂矢　とにかく、一五年間、全然出席していないのにね。

寺谷　だから、いいのいいの、それで。一五年じゃないのよ、もう二〇年よ。

蜂矢　二〇年か。

寺谷　だって、クラブハウスができたのが一九九二年だもん。それから初代の顧問になって、その時に石塚輝雄区長さんが立ち上がったのも、蜂矢先生が「やろうよ」と言ったのがきっかけ。あれだけの医者がそう言うんだったら大丈夫だろうと。だから、石塚さんも少しは不安だったのよね、日本で初めてだし。

蜂矢　立派なもんだよね、あの人は。

寺谷　うん。

蜂矢　苦学力行の人だ。

寺谷　あの人はまた貧しい人なの。

蜂矢　それがいいんですよ。
寺谷　いいんだよね。
寺谷　だから、私は蜂矢先生が精リハ学会を設立して、板橋区を地盤にした第七回大会を開いたときに、タイトルにした「わたしのまちのリハビリテーション」。ぴったりだと思った。
蜂矢　これはね、私はＪＨＣ板橋に教えられたの。
寺谷　いやいや。
栄　教えられたというのは、タイトルの「まちのリハビリテーション」というところですか？
蜂矢　そうそう。とにかく、それまでの六回の精リハ学会、町ぐるみでやっていたところなんかないわけです。
寺谷　あと私が強調したいのは蜂矢先生は日本のリハビリテーション学会を立ち上げた、ということ。で、リハ学会の立ち上げのときにＩＣＩＤＨのような、本当に障害をもつ人たちに個人の能力とか資質を問うんじゃなくて、社会的な不利益を被っていると言ったのは、本当にうれしかった。私たちなんかは聞けば「そうだよ、そうだよ」と言いたくなるけど、それが医者同士だと受け入れられなかったりするでしょう。
蜂矢　学会を立ち上げたというとちょっと大げさなんだけどね、立ち上げる前に社会精神医学会の休憩時間に仲間を集めて「やろうよ」と言ったのは私だけど、学会そのものはふた回り若い野中君たちの努力ですよ。野中君の世代が中心になって、私は大動脈瘤の手術をした直後に野中君から声を掛けられて「ちょっと一、二年は無理だ。出られない」と言ったんだけど。今、みんなそれこそ六五歳過ぎているけれど、あの連中が四〇代の頃に作ったんです。私は担がれたの。
寺谷　蜂矢先生はそう言うけど、私自身も一緒にやりましょうよと言われて引っ張られていって、それで野中さんに何年かあとに引き継いだんだから。板リハだって健在ですから。
蜂矢　知っていますよ。

寺谷　それも作ったんですよ。自分のお勤めしている東京武蔵野病院の一角に、市民カルチャーのスペースを作ったんです。みんなそこに行ってお勉強してね。忘れてるというか、知らんぷりしているけどさ（笑）。

蜂矢　いやあ、もう昔のことは忘れました。

寺谷　ほらね、そういうふうに言うけどさ。それは忘れないようにしなくちゃいけない。私たちの務めだと思うの。それを受け継いで、それを発展させていくというのは。その人の哲学はこうでしたというような。当事者たちが一万件の友愛訪問をするなんて、誰だって最初から信じなかったもんね。まさかと思っていたけれど、そういうことを当事者たちも一生懸命やっているし。

蜂矢　教えというと大げさだけど、僕は自分がそもそも学生時代から、病気する前から普通の医者じゃなくて、セツルメントで働く医者になろうと思っていた。そうしたら身体を壊して、三年半もかかっちゃった。ともかく最初から平民思考ではあったんです。

栄　どこからそういう「セツルメントで働く医者」や「平民思考」というお考えが生まれたのでしょうか。

蜂矢　偉そうなことは言えないんだけど、戦争が終わったときに、学校は期限なしの休校。学生食堂は飯が出せないから休みで。それで大学の授業が再開されるまで鎌倉の家に何カ月かいたわけ。隣に海軍の偉いさんの息子なんだけど、旧制一高在学中に結核になって、それから五年ぐらいずっと療養している人がいた。その人が文庫本のマルクス・エンゲルス全集を全部持っていた。昔のだから、××××ばっかりの本だよ。だけど、いる間中それを、片っ端から借りてきて読んでいた。特にエンゲルスの『家族・私有財産・国家の起源』というのを読んでいるうちに、これはいい加減な医者になっちゃいかんと思って、そのあたりから傾倒して。

学校始まってからあまり勉強もしないで、活動的な連中と一緒に行動していた。あの頃は食うものがないから、学生消費組合というのを作って活動している上級生がいたわけ。そのメンバーの四年生に佐藤壱三さんという、後に精神科の教授になった理論家の上級生がいて。私は一年生だった。で、その佐藤壱三さんに教育されて、セツルメントで働く医者になろうかと思うようになったわけ。そうしたら、セツルメントへ行くどころか肺結核になっちゃった。

だから親にはずいぶん心配かけたね。学生運動なんかやっちゃって、勉強をあまりしないで。とにかく親は強制疎開で岐阜の田舎へ行っちゃっていたから見ていないわけです。一学期分の小遣いを出すだけですから。その小遣いを変に使っちゃうと大変だから、学生消費組合の会計に入れて、無利子で貸して、その代わり自分が必要なときにひき出して、それで学生時代は終了。

その頃からあまり勉強はしなかったけれど、平民思考だけは残った。だから松沢に行ったときも、最初は勉強するつもりで行ったんだけど、その時の医長さんたちが実は学生時代はアカだった人たち。江副（第九代院長）先生は、六〇歳で亡くなられたけど、この先生は東大の学生のときに、それこそ共産主義運動で検挙されていて。最初から平民思考。それが戦後、松沢病院に組合を作って活動しだすわけ。その活動の中心が後の江副院長と後に東大教授になった臺先生だった。松沢に行ったらすぐに臺先生の担当病棟の手下にされちゃったわけ、好むと好まざるとにかかわらず、そこで勉強をさせられた。勉強は厳しかったですけどね。ドイツ語もたいして読めないのに、「これ読んどけ」といってM・ブロイラーの分裂病学の本を寄越されたりしていた。

その頃、江副先生が（その頃には医長でしたから組合運動からは退いていたけれど）、若者を集めて、一人前の医者に仕立てる活動をしていた。だから、私は臺先生と江副先生の教育を受けて医者になりました。自分は最初から学者になるつもりは全くない。ところが松沢病院の医者の半分は学者でしたからね、その先生たちが一対一で教育してくれるわけです。それは重荷でもあったけど幸せだった。

やがて、その先生たちの半分は大学教授になって出て行っちゃって、こちらはどうにか臨床医になった。一人前の医者になるには学位は取っておかなければいけないと若手の教育に一番熱心だった立津政順先生（後の熊本大学教授）に言われて、学位だけは取りましたけれど、そこから先は自分の好きなことばかりやっていた。その前から好きなことばかりやっていたけど。若い頃はコーラスをやったり、バレーボールのコーチをやったり。その頃のメンバーとは長い付き合いになってね。それこそ六〇を過ぎて養老院で亡くなるまで、年賀状を必ず寄越すとかね。今でも松沢病院時代の患者さんが一人、もうそろそろ七〇半ばを過ぎた女性が手紙をくれる。この間、喜寿を過ぎたと書いてあったから、そろそろ八〇になるんですね。

寺谷　先生、そういう仲間の一人が私です。

蜂矢　いやいや、患者さんの話をしてるんだよ（笑）。

寺谷　あ、そうか。

蜂矢　でもね、僕は東京武蔵野病院に行って、すごくよかったと思うのはね、ひどい病院だったけれども、理事長さん、常務理事さんたちに病院を改善しようとする気はあったし、近くに寺谷さんがいたから。行ったときから声掛けられていたんです。板橋で仕事しろって。だけど、すぐには地域の仕事をやれなかった。病院をよくするためには、とにかく職員の教育はしないといけないし、医者の姿勢を変えさせなきゃいけないし、三年間とにかく忙しい思いをして、大動脈瘤で手術したところで院長としての仕事は終わって、それから板橋地域に少しは手助けできるようになって。そこから少しは寺谷さんのお役に立ったかもしれないと思うんだけどね。

寺谷　いや、でも本当に蜂矢先生がいなかったら、クラブハウスはスタートしませんでした。石塚区長さんだって、やりたいという気持ちはあっても、蜂矢先生がＯＫを出して、自分が顧問医になると言っているんだから、それも安心材料の一つだったんですよね。この事実を日本の歴史に残してほしい。なぜクラブハウスが板橋からスタートしたのかという歴史。

座談会まとめ

この座談会は二〇一五年の三月に寺谷さん・栄さんと編集部の中村さんに拙宅までご足労願って、小生の書斎で行ったものです。都合三時間に近い座談会となって、後半はご覧のように纏まりを失い、終盤は司会・進行役の栄さんを無視して、九〇歳と七四歳の老人が勝手に思い出を語り続ける締りのない対談になってしまいました。「むすび」がないので、この続きをもう一度、という意見も出たのですが、健康を損ねている老人たちにその余力はないので、録音テープを起こして貰った原稿を睨みつつ、まとまりの悪い座談会の「まとめ」を、ともかくも蜂矢が文章化しました。

思考力・記憶力の衰えを感じはじめた七〇歳から日記代わりにメモをつけ始めて、いつのまにか二〇年が経過しましたが、幸いこの座談会はメモに頼らず、私の記憶が保たれている範囲内で終わることができました。しかし中盤以後、エンドレス・テープの様相を呈した座談会は、恥ずかしながら遂にゴールに達することができませんでした。やむを得ず、最高齢の私の不出来な「座談会のまとめ」で締め括ることになりました。ご容赦ください。

二〇一六年二月一七日

あとがき——生涯二番手

「力が衰え、研究に必要な情熱が失せたときには、白髪・老眼の師は、思い切って武器を放棄すべきである。人は自分自身で研究していることしか教えられない。だから研究していない人はその専門について、もはや講義をしてはならない」

これは故秋元波留夫先生が「呉秀三著作集第五回の付録小冊子」に引用なさった脳病理学者ラモン・イ・カハールの言葉（柴崎通信第五号）である。凡人の私が、偉大なる往年の研究者の言葉を孫引きで引用するのはおこがましい話だが、「研究を実践」に、「白髪の師を禿頭の先輩」に、「武器をペン」に、「講義を執筆」に置き換えて

「力が衰え、実践に必要な気力・体力が衰えたときには、禿頭・老眼の先輩は、思い切ってペンを措くべきである。人は自分自身で実践していることしか教えられない。だから実践していない人はその専門について、もはや執筆してはならない」

とすれば、ほぼそのまま（著書を世に問おうとしている）現在の私への警鐘となる。

体調不良のため一〇年以上現場から離れ、不勉強のため最近の情報に疎くなっている今の私には、カハールの教えに背くほどの力量も積極性もないから、この本も、第一部の思い出話のような小論と各部のまとめ、それに最後の座談会を除けば新しく書きおろしたものはなく、すべて二〇世紀中の論文や講演そのままである。もちろん、我がペンが武器になるなどという不遜な考えももっていない。

こんな内容の本が、二一世紀に生きる現在の読者に役立つだろうかと疑問にも思ったが、二〇世紀後半に私が経験した「精神障害リハビリテーション」の足跡を辿っていただくことが全く無益だとも限るまいと思い、恥ずかしげもなく収録することとした。

◇　◇　◇

双生児の弟のほうとして生まれた私は、幼少時から兄よりも幾らか小さく、中学時代までは体格も運動能力も兄より劣っていた。家庭内ではもちろん対外的にも私は常に弟扱い、要するに生まれながらにして私の人生は〝二番手〟から始められた。私の小学校では居住地によって東西二クラスに分けられ、兄は居住地どおりに東組に、私は居住地と反対側の西組。戦前というのに極めて民主的で、毎学期ごとに級長は選挙で選ぶことになっており、一学期の級長はいつでも文武両道に秀でたU君、そして副級長は毎年のように私。学業成績で首席が変わることはあっても、ここでも私はいつも〝二番手〟。

いずれも意識的に選んだわけではないが、〝習い性となった〟のか、体操の時間に四ツ足競争でトップだったときも、ゴール間近で意識的に速度をゆるめて首位を譲り二着。中学時代のクラス対抗バレーボールの試合でも、体操教師が選手を集めたときに自発的には手を挙げず、自選で集まった選手諸君から推挙されて始めて参加する、という具合であった。要するに引っ込み思案で〝二番手志向〟だったわけだ。こんな私に積極性が芽生えたのは、実は旧制高校一年生のときに〝留年〟を経験をしてからであった。

中学四年から旧制高校に入学したいわゆる「四修」は私を含めて五名。級友の六割強は浪人経験者。一歳年長の「五卒」はともかくとして、この年代で二〜三歳も年長の浪人経験者たちは、一六歳なかばの私からすればどうみても

〝おじさん〟。彼らから多少こども扱いされても仕方がない。もっとも他の四修者四名は秀才ぞろいだったので、私ほど子供扱いにされてはいなかったような気もする。

入学前の二次試験のとき、待ち構えていた出身中学の先輩に強引に勧誘されて入部したのが未経験のラグビー部。入ってみて驚いたのは二年・三年の上級生部員は僅か八名。試合には一五名が必要な競技だから七名は新入生で賄わなければならない。新入生でラグビー経験者は一名だけ。あとは未経験者を育てるわけだが、短距離の早いのが一人、長距離にすぐれたのが一人。周囲は痩せたのや小さいのばかりで、走りながらではボールが蹴れないのまでいる。結局体力もあり球蹴りも器用だった私が正選手のひとりに選ばれ、即席でフッカーを育てるために、全体練習が終わってから、毎夕ひげづらの先輩の個人指導で、日の暮れるまで練習をさせられることとなった。今年のW杯で活躍した五郎丸の全日本を頂点とすれば、わがラグビー部は底辺の角からこぼれ落ちる程度だったといえようか。

受験勉強あけで体力の落ちていた身体に居残り練習がこたえたのか、一学期には肺炎で自宅休養三週間。どうやら治って部活に復帰して間もなく今度はフロント・ロー両翼の三年生が二年半で繰り上げ卒業してしまったので、秋のシーズンからド素人の私があとを任されることとなった。果たして勝てたのは東京府立高校一校だけ。尋常科から育てられて試合運びがスマートな七年制の成蹊・成城高校にはいいように翻弄されて大敗し、何試合目かの対一高戦では肋骨を骨折してしまった。まぁ試験の前になると毎度長編小説が読みたくなって、ろくに勉強もしなかったから当然なのだが、出席日数も不足して見事〝留年〟となった。

落第するとふつうは周囲からバカにされそうなものだが、旧制高校とは面白いところで、一年間人生経験を積んだとみなされ〝降臨〟したのだからと新たな級友から〝サン付け〟で呼ばれる（ちなみに二度続けて落第すると退学になるが、仲間ウチでは〝凱旋〟とよばれていた）。このサン付けの尊称はその後、二〇年たとうが三〇年たとうが、同窓会・同期会での交流のたびについてまわる。降臨しても級友の半数近くは浪人を経験した年長者だったのだが、不思議なもので、降臨者として遇されるうちに、いつのまにか対人関係でも自信めいたものが身につくようになった。少なくともそれまでついてまわった〝二番手意識〟は薄らいできた（もっともこの年度は理乙八〇名中一五名が降臨。水高に限らず全国の旧制高校で留年は合計数百名と報じられていた。理系増員という国の方針のツケが回って、いくらか質が落ちたためかもしれない）。次の年度には一刻も早く実戦に役立てようと図ったらしく、一人の留年者もなく、そのうえ僅か二年間（！）で全員繰り上げ卒業となっている。今では三年間在籍させて貰えたぶん、降臨も悪くはなかったと実感している。さて、話を本題に戻そう。

◇　◇　◇

安倍政権の文部科学省は二〇一五年六月、全国の国立大学あてに「教員養成系や人文社会学系のリストラ」を求める通知を出した。科学技術振興の土台となる理系人材の育成は必要だが、実利実益との結びつきが見えにくい文系は不要、というわけだ。だが、そんな理由で人文科学系を切り捨てていいものか。文系が減員されたらどうなるのか。戦中派の私は、いやでも七五年前を思い出さざるをえなかった。

昭和一六（一九四一）年の太平洋戦争の開戦の年から、全国二〇数校の国立旧制高校では、文系を減らし理系を増員するよう強制された。私の母校水戸高校でも、翌昭和一七年春の入学試験から、それまでの文系三クラス（一二〇名）を二クラス（八〇名）に減らす一方、理甲二クラス（八〇名）を三クラス（一二〇名）に、主として医学部への進路となる理乙を一クラス（四〇名）から二クラス（八〇名）に増員した（おかげで鈍才の私なども入学できたわけだが）。

二〇一五年九月一三日の東京新聞社説は「〝文系不要論〟の愚かさ」と題して文科省の国立大学改革案における

文系・理系の配置変更方針を批判している。その記事を目にして戦中派の私はおおいに同感するとともに、むかし嗅いだのとよく似た〝ある種のキナ臭さ〟を感じざるをえなかった。

昔々の同窓会名簿を見ると、二級上（三年で卒業のところを二年半で最初の繰り上げ卒業となった同年代の先輩）の文系一一四名中七名が大学在学中に戦死、（皮肉なことに文系三クラス卒業生のうち一四名が〝徴兵を避けて〟大学は筋違いの医系に進んでいる）。私と同時期に入学した文系二クラスの八〇名のうち六名が戦死（他に一名が戦病死）しているが、この中には一緒にスクラムを組んだ二浪経験者のラグビー部員もいる。

◇　◇　◇

戦況悪化につれて一九四三（昭和一八）年秋には法文系学生の徴兵延期は停止され、理系学生だけが入営延期とされた（昭和史全記録　毎日新聞社刊　一九八九）。一〇月二一日の神宮外苑競技場における出陣学徒の壮行大会雨中行進の模様は、戦後七〇年の今日もテレビで放映されたりしている。一九四四（昭和一九）年から徴兵検査年齢は満一九歳に引き下げられ、翌四五年一月には私もわが国における最後の徴兵検査を受けている。三月には高校を卒業し、千葉医大への進学が決まっていた（当時は戦況の悪化で交通機関の運行が怪しく、入学試験は行われずに希望大学への合否は内申書で決められた）ので、検査票には甲種合格の印とともに、徴兵延期を示す㊩のハンコが押された。

食料もままならぬ時代だったので、私は自宅から通学するつもりだったが、東京の下町が三月一〇日に大空襲をうけ、牛込神楽坂の我が家は次の空襲に備えた「強制疎開命令」で取り壊されてしまった。両親は生まれ故郷の岐阜県山間部に疎開、やむなく私ひとり千葉市内に下宿することとなったが、果たせるかな五月二五日には東京山の手が空襲をうけ、我が家も焼失した（あの夜、B29の大編隊が轟音とともに北上すると間もなく、東京方面に真っ赤な火の手があがる有様を下宿の二階から目撃させられたし、川崎市の空襲では工場地帯に焼夷弾とは違った爆弾の閃光が地を這う有様を、東京湾ごしに眺めさせられている）。

同年七月には千葉市内が空襲をうけ、わが下宿も焼失。幸いわれわれ一年生は勤労奉仕と称して県内の農村に泊りがけで駆り出されていたため無事。医書や布団は大学病院の地下に運んでおいたので焼失を免れたが、被災者のひとりとして「行き先自由の往復切符」が支給されたので、立ちん棒の夜行列車で岐阜の両親の疎開先まで往復。噂によれば「米軍は九十九里浜に上陸か」との情報もあり、両親とは「今生の別れ」になるかも知れぬ、と覚悟したものであった。

この年の八月一五日に戦争は終わった。大学の講堂に集められたわれわれ学生は、ラジオを通じて昭和天皇による「終戦の詔書」を聞かされた。玉音放送である。敗戦の口惜しさよりも戦死を免れることになった安堵感のほうが強かった。明らかに敗戦なのだが、わが国ではその時も、その後も〝終戦〟と呼ばれて今日に至っている。

◇　◇　◇

終戦直後の食料事情の悪化にかんがみて、国立医大系では学生の転学が認められ、千葉医大には東北・新潟・金澤はもちろん遠くは熊本医大などからも転入してきたが、千葉から転出した学生はいなかった。医学生の父兄は東京近辺に多かったからだろう。理乙増員の影響で、定員八〇名のクラスにすでに百名を越える新入生を抱えていた千葉医大では、戦後になってからの地方医大からの転入生を合わせると一三〇名を越える有様となった。

臨床講義を受ける病院内の教室へは、基礎医学教室の集中する一角から運動場を隔てる連絡道路を渡って移動するわけだが、病院内の教室には一三〇名を収容するだけのスペースがない教室もあったので、学生は座席確保のために連絡通路を駆け足で渡る具合であった。どうみても学校側（文部省側というべきか）の不手際としか言いようがない。解決の方法を検討したクラス会は喧々囂々、あれこれの意見が延々と戦わされた。しかし最後に「学校側の結論を認める。理由はない！」という（高校時代に共に留年し、後に精神科医になった級友）高橋侃一郎君の名セリフで落ち着いた。混乱の責任は「敗戦」にあるわけで、どこにも文句のつけようはなかったわけだ。解決していないのだから、その後も全員が出席すれば座席が足りなくなる状況は続いたはずだが、まもなく勝手に欠席するものが増えて、問題はうやむやのうちに解消してしまったようである。

同窓会の名簿で調べてみると、定員八〇名の医大に、終戦直前の昭和一九年秋・二〇年春入学の二回に限って卒業者は（五〇名増の）一三〇名、そのうえ付属医学専門部ではなんと二〇〇名近くが卒業している年度もある。軍部にとっては、医者も消耗品だったからだろう。

世の中が落ち着いてくると、運動部や文化部の復活が活発になった。戦時中には敵性スポーツという理由で禁じられていた野球・庭球・排球・卓球などは、敵・味方入り乱れて戦うという理由で許されていた篭球・蹴球とともに復活した。一方、戦時中に推奨された柔道・剣道などが創部される気配は全くなかった。

解放感から体力を持て余していた私は、中学時代に経験しただけの排球部を選んだのだが、高校時代に選手生活を経験した者はキャプテンただ一人。私同様に中学時代に選手生活を経験した者も僅か二名。幸い付属専門部から十数名の若者が集まってチームを形成することができたが、驚いたことに千葉県内では最初から最強チーム。二年もたつと（東京・神奈川を除く）南関東で最強チームとなり、やがて全国大会（国体）にまで出場した。もちろん、一回戦で敗退ではあったが。

もうひとつは文化的な活動。毎週一回夕方から、二年上級生を中心に世界の歴史の「読書会」が始められており、「フランス革命」の章から私も参加した。全国共通の入学試験に「武士道とは何か」などという問題が出題されるような時代に旧制高校生としての青春時代を送った私にとって、上級生たちが戦後早々に始めた唯物史観に基づく世界歴史の勉強会は、実に魅力的に感じられたものであった。

やがて「全学民主化運動」なるものが起こり、全学集会が開催されると、どういう訳か何回目かから私が学生大会の副議長に選ばれたりしたが、所詮は田舎の医科大学の政治には疎い医学生ばかりの大会。田舎の大学などと表現すると現代の千葉市民や千葉大学生から叱られそうだが、東京都心部から電車で一時間の近間ではあっても、終戦直後の当時は近辺の農家で薩摩芋や南京豆が買え、坂を下って港にでれば烏賊・鰯・あさりなどの食料が簡単に手に入るという、飢えた医学生にはおおいに役立つ田舎であったのだ。

全学民主化大会と銘打って始められた大会であったが、勇ましい掛け声のわりに何の実績も残していないところをみると、大会が終われば四散する程度のものだったのだろう。間もなく一九四八年九月に全国一四五大学の学生を糾合した「全国日本学生自治会連合（自治連、のちの全学連）」が結成されるのだが、その頃には千葉で活動の中心となっていた上級生は卒業して不在、私のほうも卒業試験に追われて上京どころではなく、結局千葉からは誰も参加しなかった。

昼間はスポーツに、夜は左翼的学生運動に、あれこれと関心を示し、かなりの時間とエネルギーを費やした学生の私が、学業面で成績優秀というわけにはいかないのは当然の話。それでも私自身は、ともかくビーコン wieder kommen（また、おいで…再試験）をくらわない程度には勉強もしたので、卒業だけは無事にできたけれど、過労のせいであろう、その間にすっかり健康を損ねてしまった。

◇　◇　◇

さて、その後のいきさつは、先に第一部に書いた通りで、私は卒業後まもなく肺結核のため療養生活に入り、三年半後に都立松沢病院に研究生として勤務し始めた。数カ月後だったろうか、研究生の先輩たちが新宿の居酒屋で歓迎会を開いてくれた。談論風発、元気の良い若者ばかりであったが、彼らの多くが毎晩遅くまでそれぞれの研究室に残って勉強しているだけでなく、何人かは毎晩のように医局当直室に寝泊りして、先輩医局員の当直業務まで手伝っていることがわかった。半人前の新人にとっては何とも羨ましい暮らし方に思えたので、体力が回復してくると、ときどきは私もその仲間入りをするようになったが、先輩の研究生との雑談の中からさまざまな話題を聞くことになった。

臺先生の最後の著書「誰が風を見たか　増補版　ある精神科医の生涯　星和書店二〇一五」にも書かれていることだが、一九五〇年のこと、レッドパージの嵐が吹き荒れた際、（後に第九代の松沢病院長となる）江副　勉先生は、GHQの指示による首切りリストの筆頭者とされていたが、時の院長林暲先生が「彼は結核でもうじき死にますから」と首切りリストから外したため助かった〟という逸話が、研究生仲間の雑談から聞こえてきた。戦後まもなく松沢病院に労働組合が結成された際、委員長は江副先生、副委員長は臺先生だったのである。いちおう肺結核を理由に「左翼学生という経歴」の足を洗ってから松沢病院医局に入門した私にとって、この医局の自由な雰囲気は、何とも気が楽になる環境であったわけで、正式医局員になると早々に労働組合の文化部長などを務めている。

ところが、一応治っていたはずの肺結核が五年後に再発。研究生時代に指導を受けていた医師から胸部成形手術などをすすめられたりもしたが、上司の江副先生に休職願いを申し出たところ、直ちに肺結核の権威　北錬平先生に受診するよう命じられた。

久我山病院長の北先生は、当時の私でもその令名を知っていたような肺結核治療の権威者だが、実は江副先生の大学時代の同期生。しかも受診してみると、その病院には、偶然にも中学・高校・大学を通じて二年上級だった顔馴染みの先輩が内科医師として勤務していた。以後、北先生の指導を受けつつ、ついでに先輩を補佐して、その病院職員の精神健康管理を手伝うことになった。北・江副両先生の配慮によるものだろう。

たまたま松沢病院では入院患者の間接撮影で多数の肺結核患者が発見され、その対策として一病棟に結核患者を集め、結核予防会の指導を仰ぐこととなっていた。この病棟を担当させられた私は、午後の二時間を（病棟の患者とともに）安静時間として休養することを許され、担当病棟患者の治療は継続しつつ、自分自身も療養することとなった。

五〇年以上も昔のことなので記憶が定かではないが、久我山病院受診は午後からだったので病気欠勤の手続きなどをとったという覚えがない。受診ついでに、北院長の指示で久我山病院職員の精神健康管理にも携わったからであろう。ともかく勤務時間内の受診・服薬と休養が保障されたことだけは確かに覚えている。その結果として、再発しかけていた肺結核のほうはいつのまにかほぼ安定してしまった。昭和三〇年代半ばの受療状況は、現代の公的病院の医療制度や堅苦しい勤務体制のもとでは到底考えられない何とも柔軟な対応で、私にとってはまことに有難い時代であった。久我山病院長の北先生にも、後に松沢病院長となった江副先生にも、ただただ感謝するほかない。

◇　◇　◇

ところで、本文では第一部の「沖縄派遣医」からただちに第二部の「障害論」に跳んでいるが、実は世田谷リハビリテーションセンターに勤務する前の三年半ほど、東京都職員共済組合青山病院で、都・区職員とその家族を対象とする外来診療ならびに職員の精神健康管理に携わっている。

松沢病院の医長時代から、東京都職員の精神神経疾患患者の休職・復職診断を担当してきた立場から、共済組合事務局長宛に、建設計画中の総合病院には「精神神経科を併設すべきだ」との意見を医長連名で具申してきたが、その結果として青山病院に精神神経科外来が併設されることとなり、ゆきがかり上、私が初代医長として転勤したわけである。

当時の東京都には、下町の一部を除いては地域精神科医療の萌芽すら見当たらず、Community Psychiatry を志すなら、職域精神科医療こそ我が進むべき道と考えざるを得なかったのである。

三年半の間に、青山病院神経科の外来診療を充実させるだけでなく、都の勤労部長を説得して（当時の国鉄や電電公社にならって）衛生管理課に〝常勤の精神科医を中心とする精神衛生管理チーム〟をつくらせ、数年後には都共済組合清瀬分院に精神神経科の病床設置を実現させる道筋をつけるなど、行政側を動かす活動は積極的に行った。新設の神経科ひとり医長で、五〇数名の医師団のなかでは卒業年度でも年齢でも序列四〇数番目の若い医長の活動としては突出しており、定年間際の医師が多くて沈滞気味だった総合病院医局のなかでは少々目立ちすぎた。やがて新参者のくせに労働組合幹部に担がれて「病院改革」を目指したりするようになると、はじめのうちは三年後の「海外研修」まで約束していたはずの病院長も多分もてあましたのであろう、三年後には私を含めた不穏分子を追い出す転勤計画が進められ、気負っていた私は事実上失脚することとなった。（幸い運よく衛生局の新設施設に拾われることになったわけだが…）。

振り返ってみると、この三年半の間には私もいささか気分高揚状態だったらしく、〝二番手意識〟など頭にも浮かばなかった。中学時代の先輩である共済組合事務局の部長や、程なく局長級にまで出世していった中学・高校時代の文系同期生までが、私の暴走を制御すべく病院まで脚を運んで説得に努めるにおよんで初めて、自分がいささか冷静さに欠けていたことも反省させられたものである。

一九七二年六月、私は中間医療施設（後の世田谷リハビリテーションセンター）開設準備室に転勤した。実のところは火中の栗を拾う心境であった。

◇　◇　◇

六〇年代の後半からは学会紛争の真っ最中。昭和史全記録（毎日新聞社）から医学部関連事件だけを拾ってみても、私が沖縄派遣医として出張する前の六六年一一月に全国一五大学の無給医が〝インターン生を有給にせよ〟と「全国無給医統一行動」を起こし、六七年一月には東大医学部四年生が臨床研修をめぐって大学側と対立し、試験をボイコットしたとある。沖縄派遣医から帰国してしばらくは、ことの経緯がよく分からず、困惑したものである。

この時期の医学部関連事項を前掲の記録から拾ってみただけでも、◇六八年六月・東大紛争。安田講堂占拠。紛争解決には医学部の問題解決が鍵。医師国家試験受験者六割弱、◇七月・東大全共闘結成。◇八月・全共闘　医学部本部を占拠　◇九月・医師国家試験九割が願書提出―東大・東京医歯大が孤立　◇一〇月・東大全学部無期限スト。一方医歯大学はスト解除、◇一一月・東大闘争、全共闘×体育会系学生乱闘、◇一二月・東大・入学試験中止、◇六九年一月・東大安田講堂攻防戦、と続く。

この間私は、東大精神科教室出身者が大多数を占める松沢病院医局から離れて、無風状態ともいうべき青山病院に転じて、私なりに職務に没頭していたわけだが、安田講堂の攻防戦はテレビで観戦（?）した。昭和史全記録の記事は、これ以後大学紛争からはなれて「赤軍派」の血なまぐさい事件のレポートに傾斜している。しかし東大医学部の混乱はその後も依然として続いていて、部外者には甚だ分かりにくかった。

以下、全く個人的なことながら、その後の私の生き方、仕事の進め方を決定したことがらとして、その経緯の一端に触れておきたい。なにしろ世田谷ＲＣ設立の推進者であった江副松沢病院長が急逝され、設立推進の跡を継ぐべき加藤伸勝さんが京都府立医大教授に転出してしまって、運営責任者が決められない状況にあったからである。

松沢キャンパスから外部に転出していた私も、衛生局が運営責任者の人選に困難していることは承知していたが、開設準備室の一員として関与してきた南雲與志郎さんから運営責任者としての就任を打診されたとき、最初私はお断りした。なにしろ数年前まで職場の同僚であった〝松沢病院の新左翼系若手医師たち〟がこの施設の設立に反対していることは漏れ聞いていたから、彼らの意向に反してまで運営責任を背負い込む気にはなれなかったのである。

しかし、一時は臺教授に反旗を翻して新左翼系の若手に同調しているようにみえた松沢時代の同僚浜田晋さんを先頭に、青山病院神経科の私の後継候補者長谷川源助君まで従えて説得にきた南雲さんには根負けした。何しろ美濃部都知事時代に、東京つくし会（家族会）とともに施設設立の必要性を知事に訴え、推進の機運に関与した者としての責任もあったからである。

引き受けてからの予想外の困難さは、いくつもあった。まず東京都衛生局の行政側からは、予定の人員が揃わぬうちから事業の開始を迫られたうえ、欠員補充の責任まで負わされたことである。他の職場からの転勤者が中心だった看護師・保健師などの職種はともかく、作業療法士（OT）・臨床心理士（CP）・精神科ソーシャルワーカー（PSW）などの職種は、それこそ殆ど新卒の若者ばかりが発令されていて、それぞれの職種の責任者となるべき経験者は「施設側で探せ」というのが衛生局側の指示であった。こうして開設準備室長の最初の仕事は各職種の責任者探しであった。

看護職・OTの責任者には、松沢病院医局時代から親しかった（この仕事に適任の）主任たちを説得することができたが、都立病院にはまだ不在の職種であったPSWとCPは、他施設から適任者をスカウトしなければならない。幸いPSWは以前から交流があった都内の民間病院から見浦康文君を割愛してもらえたが、CPは都内の病院からは求められず、他県から自発的に応募してきた経験者を採用することとなった。

このようにして各職種とも欠員を完全に補充できぬまま開所せざるを得なかったのだが、開所の準備段階から新規採用の若手職員による攻撃をうけることとなってしまった。戦後生まれの彼らの多くは大学紛争世代で、実際に紛争活動に参加した経験をもつ者もいたようである。施設管理者の私は、さしずめ彼らの「敵」と見なされ、学生運動時代の経験を生かして玄関にタテカンを立て、高架で通過する電車から丸見えの正面の壁には「所長糾弾」と大書した横断幕まで掲げたりしたのである。これには参った。

思いがけなくその運営を引き受けさせられた世田谷RCは、就任してみれば運営方針さえ充分には固まっておらず、正面玄関のタテカンやら「所長糾弾」の張り紙だらけの新施設は、開所早々に美濃部都知事が視察に訪れた頃まで続いていた。

全学連的活動から始まった若手職員の抗議活動は、対象者（社会復帰を望む施設の利用者）に関わり始めると、当然のことながら私との関係も「施設管理者 対 労働者」ではなく、ともに利用者たちの「社会復帰援助活動を進める専門職同志」という関係になった。実践活動の場面では、南雲さんだけでなく、群馬大学ならびにその系列病院で、長年に亘って社会復帰活動を実践してきた菱山珠夫さんの参入が大きな支えとなった。

やみくもに反権力闘争を始めた若手職員らもまた、ほどなく東京都職員労働組合衛生局支部の分会として、松沢病院労組と密接にかかわるようになり、管理者側と話し合う姿勢を見せ始めたことも大きく影響した。精神障害者リハビリテーションは、新規採用職員にとって未経験の業務であっただろうが、施設の運営は実はわれわれ施設管理側にとっても未経験の業務であった。先発の川崎市リハビリテーション医療センターがわが国におけるモデルではあったが、ようやく開設二年目で、彼らも模索中。すでに成果を上げつつある欧米先進諸国の経験に学ぶといっても、国情も制度も異なる他国の情報は、そのまま使えるわけもなく、すべてに亘って管理者側のわれわれと一般職員の合議で進めざるを得ず、いつの間にか使用者側と一般職員という労使関係ではなくて、目標を共有する専門職同士の「協働関係」になっていった。

戦力が充足されてから以後は、われわれの援助技術が向上する一方、当初は反対意見もあった周囲もリハビリテーション施設の活動に協力的となって、所内は比較的平穏であった。

リハビリテーション活動が軌道に乗るにつれて、全国各地から講演の依頼を受けるようになったが、こちらも積極的に応ずる姿勢を続けたので、その後東京都内の二・三の大学や全国各地の病院協会などから講演依頼をうけるようになった。中でも強く印象に残っているのは次の二件。ひとつは臺　弘先生の指示で東京大学の医学生に講義をしたときで、講義が終わって先生が次週の予定を話し始めたとたんに、女子学生が教壇に向かって金切り声を張りあげて文句をつける無礼を働いたことである。ちょうど東京大学医学部の紛争の終わり頃だっただろうか。他の会場でこんな驚くような経験をしたことはない。これは勿論マイナスの印象である。プラスの印象が強く残っているのは医学生諸君からの講演依頼であった。

一九八〇年には京都大学の「十一月祭」に招かれたが、道路に面した壁に貼られたポスターには気恥ずかしくもメイン講演者として私の氏名が大書されてあった。翌一九八一年には千葉大学で開催された「(第二四回）全国医学生ゼミナール」に招かれた。会場の千葉大学は私の母校なのだが、このときまで二五年以上も訪れたことがなかった場所である。これらの講演会に私を招いてくれた学生君のひとり京都大学の遠山照彦さんは、卒業後精神科医となり、その後も私を京都での講演会に招いてくれたし、私が編集した専門誌（精神医学レビューNo.15）に寄稿をしてもらうなど、今日も淡い交流が続いている。

さて、ゼミナールの講演が終わってから街なかで夕食のもてなしを受けたが、招いてくれたのはもちろん学生諸君ではなくて、千葉大学医学部の吉田亮学長と精神科の佐藤壱三教授とであった。この学長さん、かつて学生時代に私どもの左翼グループの一員で、早くから社会医学研究会（略称：社医研）を主宰していたような活動的人物だったが、常にその舌鋒の鋭さで群を抜いていた上級生であった。佐藤壱三さんとは国の審議会や都の委員会などで会う機会があったが、吉田亮さんとは実に三〇年ぶりの再会であった。

横道に逸れついでに書き加えると、卒業以来この日まで私は千葉大学同窓会の名簿上で「消息不明」とされていたらしいが、この日以後久しぶりに名簿上に肩書きとともに復活し、以来今日まで同窓会誌が送られてくるようになっている。

その後「世田谷ＲＣという リハ専門施設から中部総合精神保健センターという総合施設への発展」を目指す新たな業務が始まり、施設職員、とくに労働組合の幹部諸君とは相互に協力しつつ事を進めることになった。労働組合分会長諸君の殆ども、今ではすでに定年退職して第二の人生を歩みつつあるが、私が東京都を定年退職してから四半世紀になる今日でも、当時の歴代分会長諸君の大半とは、淡いながらも交流が続いている。かつて新たな茨の道を共に切り開いてきた戦友でもある、というわけであろう。

◇　◇　◇

第二の人生である民間精神病院の運営に際しても、最初の一年間は労使間の問題で苦労を強いられた。なにしろ私が院長に就任する前から、病院外の知人たちにあれこれの噂話を聞かされていたからである。使用者側の代表である常務理事は、噂によれば気に入らぬ病院長や事務長を首にする権限を振るう所謂「やり手」であり、一方医労連所属の労働組合側は、医療施設であるにもかかわらず、事あるごとに正面玄関前に赤旗を立ててストライキを打つ、という対立状態にあった。しかし、実際に院長業務を始めてみると、聞くと見るとでは大違いであった。

労働組合幹部諸君は、新院長である私に「当院は今後どうあるべきか」と本気で質問し、建設的な討論をするだけの真面目さを持っていたし、常務理事もまた「民間精神病院医療は今後どうあるべきか」を本気で学ぶ気構えをもっていた。私自身はどちらにも与したわけではないが、精神科病院の院長として、民間精神病院のあるべき姿を実現するために、労組幹部とも常務理事とも話し合う姿勢を保った。

幸い当時の私は「あるべき精神科医療」について幾つかの論文や著作を発表している最中だったから、読書家の常務理事にはこれらの著作を片っ端から読んでもらった。また労働組合に対しては相当に高圧的に見えた常務理事も、実は同時に「民間病院はどうあるべきか」について真剣に悩んでおり、幸いにして私の考え方に賛同するとともに、病院改革の実現に向けて強力な協力者となってくれた。

病院の増改築計画が進められ始めた一～二年後には、労使問題も和らぎ、改革が軌道に乗ってからはむしろ協力的になった。しかし残念なことに医療の中心となるべき精神科医局員との意思疎通には少なからぬ困難を感じさせられた。看護職員、技術系職員ならびに事務系職員の意識改革が進むなかで、最後に取り残された医師の姿勢の変革には、竹村新院長の力に頼らざるをえなかった。あの頃からでもすでに二〇年以上が経過している。

東京都立松沢病院に始まり東京武蔵野病院までの臨床精神科医五〇年間を振り返ってつくづく思うことは、実に多くの方々に支えられてきたわが人生の幸運であろうか。病弱な病み上がり研究生を一人前の精神科医に育ててくださった松沢病院時代の恩師、林　暲・江副　勉・臺　弘・猪瀬　正・立津政順・横井　晋らの諸先生、都共済青山病院時代のような思い上がりの高姿勢に陥ることなく、常に二番手を意識しつつ、落ち着いた姿勢で数々の改革を進めるに際して、動揺しがちな私を支えてくれた加藤伸勝・吉岡真二・浜田　晋さんら大正二桁生まれの先輩・同僚をはじめ、岡上和雄・長谷川源助・南雲與志郎・菱山珠夫・見浦康文・林　幸男・村田信男・有働信昭・野中　猛さんらの、より若い昭和生まれの同志諸君ら、すでに故人となられた多くの先輩・同僚たちに改めて感謝の意を表したい。

著者略歴

蜂矢英彦（はちや　ひでひこ）

1925 年　東京に生まれる
1949 年　千葉医科大学卒業
1953 年～ 1968 年　東京都立松沢病院勤務
1968 年～ 1972 年　東京都職員共済組合青山病院神経科勤務
1972 年～ 1985 年　東京都立世田谷リハビリテーションセンター所長
1985 年～ 1987 年　中部総合精神保健センター所長
1987 年～ 2003 年 3 月　東京武蔵野病院

著　書　精神分裂病の治療と社会復帰．金剛出版、1977
　　　　精神障害者の社会参加への援助．金剛出版、1991

編　著　精神分裂病のリハビリテーション．医学書院、1981
　　　　精神障害者の地域リハビリテーション．医学書院、1989
　　　　精神保健と精神科医療．中央法規出版、1989
　　　　精神保健とリハビリテーション活動．中央法規出版、1989
　　　　精神科における医療と福祉．（精神科 MOOK26）金剛出版、1990
　　　　新しい精神病院・保健施設．ソフトサイエンス社、1990
　　　　精神障害者リハビリテーション学．金剛出版、2000

私の精神障害リハビリテーション論

2016 年 5 月 10 日　印刷
2016 年 5 月 20 日　発行

著　者　蜂矢　英彦
発行者　立石　正信

印　刷　あづま堂印刷
製　本　東京美術紙工協業組合
装　丁　臼井新太郎
装　画　畑口佐知子

株式会社　金剛出版
〒 112-0005　東京都文京区水道 1-5-16
電話 03(3815)6661(代)
FAX03(3818)6848

ISBN978-4-7724-1485-2　C3047

改訂増補 統合失調症患者の行動特性
その支援とICF

［著］＝昼田源四郎

●A5判 ●上製 ●260頁 ●定価 **3,600**円＋税
● ISBN978-4-7724-1005-2 C3047

治療の中心的な場が入院から外来へ
さらには家庭や地域へ移るなかで
行動特性を知り生活の場で支えていくことが
ますます必要とされる。

新訂 統合失調症とのつきあい方
対人援助職の仕事術

［著］＝野坂達志

●四六判 ●並製 ●268頁 ●定価 **2,800**円＋税
● ISBN978-4-7724-1360-2 C3047

セラピストでありソーシャルワーカーである著者が，
統合失調症者への面接テクニックのノウハウを公開した
実践的な臨床指導書，
新訂増補版。

統合失調症の語りと傾聴
EBMからNBMへ

［著］＝谷晋二

●A5判 ●上製 ●256頁 ●定価 **3,600**円＋税
● ISBN978-4-7724-0889-9 C3047

生物学的アプローチや操作的診断体系の
知の限界を明らかにし，これを補完するために，
統合失調症治療にNarrative Based Medicineの視点を
導入することを試みる。